改訂第2版
新生児・小児医療にかかわる人のための看取りの医療

編集 船戸　正久 大阪発達総合療育センター副センター長
　　　鍋谷まこと 淀川キリスト教病院ホスピス・こどもホスピス病院院長

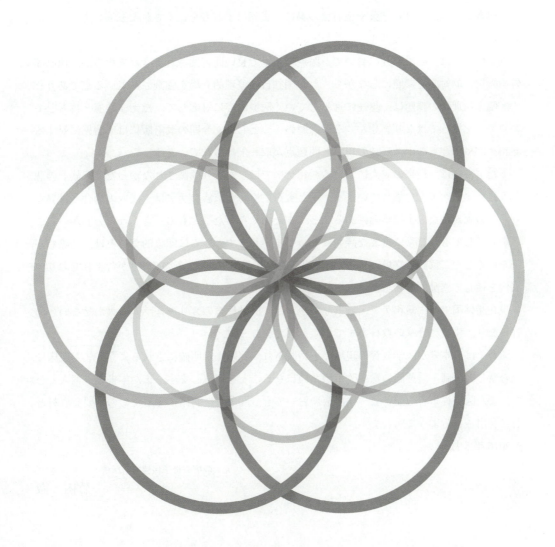

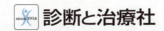
診断と治療社

推薦の言葉

本書は，私の敬愛する旧友 船戸正久博士編集による「新生児・小児医療にかかわる人のための看取りの医療」（2010 年）の改訂版になります．

小児における「看取りの医療」については，この数年間，日本周産期・新生児医学会や日本新生児成育医学会（旧日本未熟児新生児学会）・小児保健学会などにおいて，シンポジウムや特別講演・教育講演の形で，学際的にまた積極的に討論される時代になってきました．

振り返ってみますと，小児の緩和ケアの問題は，1970 年頃までは，わが国同様，諸外国においても，学会員のみに出席が許される閉鎖的な会場で討議されるという非常に sensitive な話題でした．しかし現在では，学会のみならず，研究会や研修会の形でオープンに議論される時代になりました．しかも参加者には，医師・看護師など医療従事者だけではなく，臨床心理学・倫理学・法律学の専門家さらには宗教家も含まれるようになってきました．また特記すべきことは，これら学会や検討会の場に，実際に子どもを亡くされた家族の方々も参加されるようになったことです．

本書の特徴は，総説部分において，医療の現場で長い間苦闘されてきた先生方が，西欧諸外国の倫理的対応を参照にしながら，わが国独自の倫理的立場を強調されている点であります．臨床倫理学の課題は，急速に進歩していく医療内容に対応して，たえず熟慮・再考していく努力を怠ってはなりません．その課題の一つとして，今回の改訂版には，胎児に対する緩和ケアや子どものホスピスの現状と問題点が取り上げられています．

また本書には，従来の成人における緩和ケアでは，あまり強調されなかった「家族」の悲しみに対するケアも含まれています．子どもを亡くした家族のケアは，成人の場合とは異なり，その両親はなお生殖年齢にあること，また亡くなった子どもの「きょうだい」がいることを考慮しても，非常に重要な課題になってまいります．さらに印象的なことは，実際わが子を亡くしたご家族の立場から「家族の望む看取りのケア・悲しみのケア」が含まれており，実例を通して感動的な物語が述べられていることです．

現在諸外国では，緩和ケア・看取りのケアは，医学教育のカリキュラムに欠かせない一分野になり，すでに分厚い教科書まで出版されております．

願わくば，本書が医学教育の現場でも精読され，問題点が明確にされるよう，また臨床に望む新しい医師・看護師の意識改革の糸口になることを切望します．また本書を，個人として，また医療従事者の読書会・検討会においても，問題点を明確にするための重要な資料として利用されるよう推薦します．

2016 年 5 月

元大阪府立母子保健総合医療センター 院長

竹内　徹

推薦の言葉

　本書は 2010 年に「診断と治療社」から発行された「新生児・小児医療にかかわる人のための看取りの医療」の改訂版である．この 6 年間にこの分野に起こった大きな変化，発展は目を見張るものがある．このことは，この改訂版の執筆者の専門分野の広がりに如実に表れている．医師や看護師はもちろんのこと，ソーシャルワーカー，チャプレン，臨床心理士，教育者，理学療法士，哲学者など，実に多彩な専門分野の著者が名を連ねている．これは「看取りの医療」がいかに広い領域の協力を必要とするかを如実に物語るものである．

　私は本書の初版の推薦文も書かせていただいた．これは編集者の一人である船戸正久先生からの依頼によるものであった．私は淀川キリスト教病院で初めてのホスピスプログラムを1973 年にスタートさせた．ホスピスケアを実践する中で，新生児や小児医療の分野でも，看取りの医療が大切なのではないかと思い始めた．そのきっかけを作って下さったのが，当時淀川キリスト教病院の小児科部長であった船戸正久先生であった．新生児医療の専門家であった先生から，重度の障害や致死的疾患を持った新生児や小児のケアや看取りについて相談を受けることがあり，ホスピスのスタッフと小児科のスタッフがカンファレンスを持ったこともあり，私自身が病児の母親のケアに参加したこともあった．

　淀川キリスト教病院では，2012 年にアジアでは初めての「こどもホスピス」をスタートさせた．その中心的な働きをして下さっているのが，本書のもう一人の編集者である鍋谷まこと先生である．日本の各地で「こどもホスピス」の働きは広がりつつある．その名称はともかく，目指すところは「ホスピスのこころ」を持った「看取りの医療」である．

　本書は船戸，鍋谷両先生と，お二人がこれまでに築き上げて来られた専門家の方々が執筆された，誠にユニークな好著である．この分野の最新の知見が紹介されており，内容が充実している．執筆者が比較的若く，それぞれの臨床経験に基づく内容になっているというのも本書の魅力である．新生児・小児医療にかかわる，医師，看護師，ソーシャルワーカーや他のコメディカルスタッフのみならず，「看取り」に関心を持っておられる方々の一読をお進めしたい．

2016 年　5 月

淀川キリスト教病院 理事長
柏木哲夫

序　文（初版）

　1979 年，竹内徹・柏木哲夫訳の名著「母と子のきずな—母子関係の原点を探る」（Klaus & Kennel, 医学書院）が発刊されました．その後 2001 年には竹内徹訳の「親と子のきずなはどうつくられるのか」（Klaus & Kennel & Klaus, 医学書院）が続いて発刊され，NICU（Neonatal Intensive Care Unit）を含む周産期医療の分野に大きな影響を与えました．これらの本は，今まで医療技術中心であった新生児医療の分野に，母子関係，親子関係の重要さ，愛着行動への研究の大切さを喚起する大きな誘因となりました．1970 年代に発刊されたこの「母と子のきずな」の本の中に下記のような記述があります．

　「この言葉は面接をした者にとって驚きであった．幾人かの親が，子どもが死ぬ前の最後の数分なり数時間，子どもの世話に加わりたかったという気持ちを表現した．……エール大学ニューヘブン病院のダフ博士は，子どもの死が免れないことが明らかになった時，子どもが死んでいく間，親が抱くことができるようにすべてのチューブや器具を子どもから取り去ることを望むかどうか，両親に聞いているという」

　1970 年代以前の日本では，新生児の死は忌むべき出来事としてタブー化し，戸籍が汚れるといって死産扱いにされ，写真一枚もなく，お葬式も出さない状態で赤ちゃんの死が闇に葬られる時代でした．とくに母親に対しては心理的負担を避けるためという理由で一目会うことさえ許されず，父親と相談の上秘密裏にこうした手続きが行われることも多かったといわれています．まさに家族の一員として亡くなった新生児の人権や尊厳に対する配慮などは皆無といってよい時代でした．この記述は，米国においてさえ赤ちゃんの亡くなる前に「子どもの世話に加わりたかった」という当然の要望を家族，とくに母親がもっていたということは驚くべきこととして捉えられていたことを示しています．

　この本が竹内・柏木両氏により翻訳されてから「闇の谷」におかれていた日本の新生児医療にも光が当てられ，家族の一員としての胎児・新生児という視点で徐々に大きな変化が起こってきます．同時に患者として人間（人格）としての「赤ちゃんの人権と尊厳をどのように守るか」という視点も導入されるようになってきました．たとえ終末期においても子どもの死をタブー化せず，「こどもの最善の利益」を中心に何が赤ちゃんにとって一番大切かという視点で Family-centered care の臨床や研究を積極的に進められるようになってきました．

　海外では欧米を中心に新生児や小児の Ethical Medical Decision-Making, End-of-Life Care, Palliative Care in NIC and PICU, さらに Home Hospis Care や Fetal Palliative Care の研究が進められ，学術論文やガイドラインとして多く公表されています（資料編参照）．一方日本の個々の施設レベルにおいても「東京女子医科大学病院 NICU における倫理的観点からの医療方針決定のポリシー」ならびに「東京女子医科大学病院 NICU における治療方針決定のクラス分け」（1985/1987），「近畿大学医学部分娩育児部における新生児の倫理的方針決定のガイドラ

イン」（1997），さらに「淀川キリスト教病院における倫理的・医学的意思決定（倫理的許容範囲）のためのガイドライン」（1998，2001 一部改訂）などが公表されました．さらに成育医療研究班田村正徳（主任研究者）班の「重篤な疾患を持った新生児の医療をめぐる話し合いのガイドライン」報告書や同じ班で船戸正久（分担研究者）班の「NICU における緩和的ケア—赤ちゃんとご家族に対する医療従事者の配慮」報告書などが作成され，新生児の終末期医療の分野が非常に大切な医療分野の 1 つとして認識されるようになってきました．このように学会や研究班のレベルでも新生児・小児医療における倫理の問題は医学的にも学問的にも非常に大切なテーマの 1 つになりつつあります．

　2009 年 10 月 29〜31 日に行われた第 56 回日本小児保健学会（大阪大学教授大薗恵一会長）で私が「新生児医療の進歩と生命倫理」のテーマ招待講演をさせていただきました．この講演がきっかけとなりこの本の出版の話が現実になりました．また 2010 年 11 月 5〜7 日，神戸国際会議場において第 55 回日本未熟児新生児学会学術集会（会長：船戸正久）が開催されることになりました．そのテーマは「いのちの輝きを支える—Baby-first, child-first の社会を目指して」です．その大切な招待講演の 1 つとして，オーストラリア・Monash 大学名誉教授で現在聖公会の牧師になった Victor Yu 教授に「Ethical and Medical Decision-making and Compassionate Care in NICU」（NICU における倫理的・医学的意思決定と慈しみのケア）で講演していただくことになりました．また私が会長講演として「臨床倫理学の基本的考え方—胎児・新生児の人権と尊厳をどのように守るか？」というテーマでやはり臨床倫理に関する講演をさせていただきます．

　この学会開催の機会に「新生児・小児医療にかかわる人のための看取りの医療」が診断と治療社から新たに出版されることになりました．この本の目的は，子どもの死をタブー化し忌むべき出来事として闇の中に葬るのではなく，「事実を直視して子どもと家族を中心とした最善の医療を，家族と医療チームで多面的に考え，子どもを慈しみ意味ある存在として尊ぶ光の医療にしたい」との願いのもとに各著者に原稿をお願いし編集させていただきました．今回多面的に光を当てていただくために新生児・小児医療に直接関わる医師，看護師，臨床心理士さらにご家族の立場だけでなく，こうした末期医療に造詣が深い倫理学者，法学者，神学者などにもそれぞれの専門の立場から非常に大切な原稿を頂きました．また新生児や小児悪性腫瘍の末期医療や緩和ケアに加え，同じように今後大切になるであろうトピックス（コラム）として胎児緩和ケアの紹介，PICU（小児集中治療）における侵襲的治療の選択と緩和ケアの今後，重症心身障害医療おける侵襲的治療の選択と緩和ケアの今後，英国の小児ホスピス（ヘレンハウス）の活動紹介などの文章も掲載させていただきました．

　明治時代のキリスト教思想家内村鑑三は，「真理とは二つの中心をもった楕円である」との

有名な言葉を残しています．「やりすぎの医療」「やらなすぎの医療」ともに非倫理的といわねばなりません．この本の出版がきっかけとなり，「こどもの最善の利益」を中心に医療技術の発展による救命の努力と同時に，終末期における人間らしい尊厳をもった医療が多面的に研究され，子どもと家族のために「いのちの輝き」と「安らかな看取り」を支える最善の医療が開発されることを心から願います．今回この本の出版のために貴重な原稿を寄せていただいた各著者の方々，推薦文を書いていただいた元大阪府立母子保健総合医療センター院長竹内徹先生，金城大学学長　柏木哲先生に心から感謝いたします．そして今回の発刊を担当していただいた診断と治療社編集部寺町多恵子氏に深謝いたします．

2010 年　10 月

淀川キリスト教病院前副院長

船戸正久

序　文（改訂第2版）

　2010年，第55回日本未熟児新生児学会（現，日本新生児成育医学会）学術集会（会長：船戸正久）を神戸国際会議場で開催しました．その際，医療現場の臨床倫理の問題について16名の執筆者の協力を得て，「新生児・小児医療に関わる人のための看取りの医療」を編集し，発刊しました．これは，2009年の第40回小児保健学会学術集会（会長：大薗修三）において「新生児医療の進歩と生命倫理」という教育講演の機会が与えられ，会場でたまたま聴講していただいた診断と治療社から発刊依頼を受けたことが切っ掛けでした．当初新生児・小児医療において死はタブーであり，本の題名をどのようにしようか，色々迷っていましたが，最終的に出版社の了解を得て「看取りの医療」という言葉を使うことにしました．それは，推薦文を書いていただいた柏木哲夫氏（現淀川キリスト教病院理事長）の本に「愛する人の死を看取るとき」（PHP研究所，1995年）という著書があり，その言葉が大変気に入っていたこと，そして竹内徹氏（元大阪府立母子保健総合医療センター院長）らが訳された有名な「母と子のきずな」（Klaus & Kennell著，竹内　徹・柏木哲夫訳，医学書院，1979年）や「周産期の死＊死別された両親へのケア＊流産・死産・新生児死亡」（SANDS，竹内　徹　訳，メディカ出版，1993年）など様々な著作から，医療現場において「看取りの医療」が大切な学問分野として多面的な研究が必要であると考えたからです．

　筆者が，こうした臨床倫理学の問題にかかわるようになった切っ掛けは，1987年朝日新聞に掲載された「仮死のまま新生児2年半：安らかに逝かして（両親）- 外せぬ人工呼吸器（病院）」という記事でした．1980年代に開発された新生児用人工呼吸器の流用により，本来救命不可能であった脳死状態に近い重度脳損傷児の半永続的な延命が可能になり，日本のNICU（新生児集中治療室）において大きな問題になった時代です．しかし日本では，未だにこうした臨床倫理学や緩和ケアの教育が医学部で基礎教育としてなされておらず，子どもの最善の利益を中心に法的代理人である家族と医療チームの倫理的な話し合いが十分されていません．そのため25年以上経っても未だにこの問題は解決されず，NICUや小児病棟の長期入院とも関係し，臨床現場における大きな倫理的ジレンマになっています．臨床的脳死などを含んだ重篤な疾患を持った子どもに，「どこまで傷害行為にあたる侵襲的治療介入をend-lessに継続するのか」，今なお医療現場で続く臨床倫理学の大きな課題です．

　現在学会レベルでも，今までタブーであった臨床倫理学の課題が公に議論できるようになってきました．また胎児緩和ケアなど新しい倫理問題に関する新知見やガイドラインも国内外から発表されるようになってきました．それらをすべて網羅することはできませんが，今回新たな執筆者を含め28名の方々から多面的な執筆をいただきました．また編集者として淀川キリスト教病院ホスピス・小児ホスピス鍋谷まこと氏にも加わっていただきました．今後この本が，新生児・小児医療の現場で倫理的ジレンマを抱えて，子どものより良い医療・

vii

より良い看取りを研究または追求する関係者の方々に少しでもお役に立てば幸いです.

【謝辞】

　この本の発刊のために協力いただいた各執筆者の方々，推薦文を書いていただいた竹内徹氏，柏木哲夫氏に心から感謝いたします．発刊のために実務に携わっていただいた診断と治療社の寺町多恵子氏に感謝いたします.

　またこれらの研究過程で教示いただきました下記の共同研究者，厚生労働省・成育医療研究班，精神神経疾患研究班，その他協力者の先生方にも深謝いたします.

・共同研究者：玉井　普，鍋谷まこと，和田　浩，西原正人，池上　等，川野克子，高尾恭子，宮田亜紀(淀川キリスト教病院)，島田誠一(日本バプテスト病院)，竹本　潔，飯島禎貴，塩川智司，杉浦みき，井ノ上智世，香月みよ子，土井知栄子，近藤正子（大阪発達総合療育センター）

・成育医療研究班(2002－2004)：主任研究者：田村正徳(埼玉医科大学)；仁志田博司(東京女子医大)，池田一成（慶応大学），玉井真理子（信州大学）

・分担研究班(2002－2004)：分担研究者：船戸正久(淀川キリスト教病院)；竹内　徹,北島博之，平野慎也(大阪府立母子保健総合医療センター)，和田和子（大阪大学），竹中まりな(聖隷三方原病院)，千代豪昭（大阪府立看護大学），窪寺俊之（関西学院大学），橋本洋子(聖マリアンナ大学)，岡田由美子（加古川市民病院），大和田摂子（神戸松蔭女子大学），坂下裕子（小さないのち）

・厚生労働省精神・神経疾患研究班(2007－2008)：主任研究者：佐々木征行(国立精神・神経センター)；山田美智子(神奈川県立こども医療センター)，宮坂道夫(新潟大学)，松田一郎(北海道医療大学)，多田羅竜平(大阪市立総合医療センター)

・成育医療研究班(2009－2010)：主任研究者：阪井裕一(国立成育医療研究センター)；西畠　信(総合鹿児島生協病院)，会田薫子(東京大学)，伊藤龍子(国立看護大学)，白石裕子(日本看護協会)，甲斐克則（早稲田大学），河原直人（早稲田大学）

・その他協力者：堀内　勁(聖マリアンナ医科大学，細谷亮太(聖路加国際病院)，掛江直子(国立成育医療研究センター)（敬称略）

2016年　5月

大阪発達総合療育センター小児科
船戸正久

序　文（改訂第2版）

　今回船戸先生から，「新版新生児・小児医療に関わる人のための看取りの医療」について編集を一緒にやるようにお声かけをいただき，気軽な気持ちでお引き受けした．ところがその執筆陣を拝見すると各界の著名な先駆者ばかりで，私が編集など大変なことと重責に押し潰されそうになった．ただ，私自身が限られた時間の中にあっても輝く生命と，そしてその生命の旅立ちを看取ることを真っ向から取り組んでいる，日本で最初のこどもホスピス病棟で働く唯一の存在として，このお話をいただいたと理解した．そうであるならば，船戸先生も述べられているが，今まではタブー視されてきた子どもの死という問題に取り組み，新たな道筋を示す貴重なこの本の編集者として加わることも，私の一つの責務としてお引き受けすることとした．甚だ若輩者ではあるが，限られた時間の中にある子どもの生命という深い悲しみと葛藤の中から再生していくこどもと家族の物語を支える援助者として，読者がこの本を通して様々な気づきを得ることができるならば幸いである．

　2016年　5月

淀川キリスト教病院　ホスピス・こどもホスピス病院　院長
鍋谷まこと

目　次

推薦の言葉 ………………………………………………… 竹内　　徹　ii

推薦の言葉 ………………………………………………… 柏木　哲夫　iii

序　文（初版） …………………………………………… 船戸　正久　iv

序　文（改訂第2版） ………………………… 船戸　正久／鍋谷まこと　vii

執筆者一覧 ……………………………………………………………… xii

Ⅰ　総論 ……………………………………………………………… 1

1　医療現場の臨床倫理学と看取りの医療 ……………… 船戸　正久　1

2　新生児・小児医療において子どもの権利と尊厳をどのように守るか… 田中　恭子　11

Ⅱ　総説 ……………………………………………………………… 21

1　周産期医療における臨床倫理学の軌跡 ……………… 仁志田博司　21

2　新生児医療の倫理とナラティヴ・ベースド・メディシン(NBM) …… 堀内　　勁　35

3　侵襲的治療介入の選択・非選択の権利と法的根拠 …………… 甲斐　克則　49

4　小児におけるエンド・オブ・ライフケアの臨床倫理 …………… 清水　哲郎　59

Ⅲ　話し合いのガイドライン …………………………………… 73

1　重篤な疾患を持った新生児の話し合いのガイドライン ………… 福原　里恵　73

　reference　重篤な疾患を持つ新生児の家族と医療スタッフの話し合いのガイドライン… 78

2　重篤な疾患を持った"子ども"の治療をめぐる話し合いのガイドライン … 加部　一彦　80

　reference　重篤な疾患を持つ子どもの医療をめぐる話し合いのガイドライン …… 85

Ⅳ　緩和ケアと看取りの医療 …………………………………… 87

1　胎児緩和ケア（fetal palliative care） ……………… 和田　　浩　87

2　新生児緩和ケア …………………………………………… 関　　和男　95

3　小児緩和ケア ………………………………………… 鍋谷まこと　99

4　在宅緩和ケア ……………………………………………… 前田　浩利　108

5　小児緩和ケア教育プログラム（CLIC プログラム） ………… 多田羅竜平　115

6　英国の小児ホスピス ……………………………………… 馬場　　恵　121

Ⅴ　家族のグリーフケア ………………………………………… 129

1　医師の立場からできるグリーフケア …………………… 和田　和子　129

2　看護師の立場からできるグリーフケア ………………… 羽鳥　裕子　134

3　臨床心理士の立場からできるグリーフケア …………… 橋本　洋子　141

4　宗教家の立場からできるグリーフケア ………………… 藤井　理恵　146

Ⅵ 家族が望む看取りのケア ────── 152

1 家族が望む看取りのケア ────── 坂下　裕子　152
2 看取りケアの基本スキル ────── 諏訪免典子　159
3 子どものアドバンス・ケア・プランニング ────── 井上みゆき　167

Ⅶ 医療・ケアチームで安らかな看取りを支援した心に残る天使たち ─── 174

1 胎児緩和ケアを行ったＥちゃん（無脳症） ────── 宮田　　郁　174
2 NICU・GCU において看取りの育児を行ったＭちゃん（低酸素性虚血性脳症）
　────── 榎本　真宏　179
3 医療型障がい児者入所施設で看取ったＨさん（重症心身障がい） ─── 井ノ上智世　186
4 在宅で看取ったＴくん（神経芽腫） ────── 宮田　章子　190
5 小児ホスピスで看取ったＴくん（脳腫瘍） ────── 福本　留美　195
6 赤ちゃんと家族の幸せを支える医療（18 トリソミー） ────── 五十嵐桃子　200

Ⅷ コラム：援助者のメンタルヘルスケア ────── 205

1 子どもの看取りにかかわる援助者のストレスケア
　〜ストレスの理解と具体的な対処方法〜 ────── 瀬藤乃理子　205

Ⅸ 資料 ────── 211

資料1 厚生労働省・学会の決定プロセス・話し合いのガイドライン ────── 211
資料2 グリーフケア・全国のケアグループ，相談機関 ────── 212
資料3 ご家族への確認に際して（参考資料）終末期の迎え方についての確認
　　　（大阪発達総合療育センター例）────── 213
資料4 事前ケアプラン（advance care planning：ACP）の具体例①
　────── 船戸　正久　215
資料4 事前ケアプラン（advance care planning：ACP）の具体例②
　────── 船戸　正久　217

PICK UP 一般社団法人 京都グリーフケア協会の活動 ────── 219

執筆者一覧

編集

船戸　正久	大阪発達総合療育センター 副センター長
鍋谷まこと	淀川キリスト教病院ホスピス・こどもホスピス病院院長

分担執筆者（執筆順, 敬称略）

船戸　正久	大阪発達総合療育センター小児科
田中　恭子	国立成育医療研究センターこころの診療部
仁志田博司	東京女子医科大学名誉教授
堀内　勁	聖マリアンナ医科大学新生児分野
甲斐　克則	早稲田大学大学院法務研究科
清水　哲郎	東京大学大学院人文社会学研究科
福原　里恵	県立広島病院新生児科
加部　一彦	埼玉医科大学総合医療センター新生児科
和田　浩	大阪発達総合療育センター小児科
関　和男	横浜市立大学附属市民総合医療センター 総合周産期母子医療センター
鍋谷まこと	淀川キリスト教病院ホスピス・こどもホスピス病院
前田　浩利	あおぞら診療所新松戸
多田羅竜平	大阪市立総合医療センター緩和医療科
馬場　恵	Paediatric Palliative Medicine Specialist, Children's Hospice South West
和田　和子	大阪大学医学部小児科
羽鳥　裕子	淀川キリスト教病院ホスピス・こどもホスピス病院看護課
橋本　洋子	山王教育研究所臨床心理士
藤井　理恵	淀川キリスト教病院チャプレン
坂下　裕子	こども遺族の会ちいさないのち
諏訪免典子	ケイツーマネジメント ケア・コーディネーター/看護師
井上みゆき	山梨県立大学看護学部小児看護学
宮田　郁	大阪医科大学附属病院看護部リエゾン精神看護専門看護師
榎本　真宏	高槻病院新生児小児科
井ノ上智世	大阪発達総合療育センターフェニックス病棟看護師
宮田　章子	さいわいこどもクリニック
福本　留美	患者家族（母）
五十嵐桃子	患者家族（母）
瀬藤乃理子	甲南女子大学看護リハビリテーション学部

I 総論

1 医療現場の臨床倫理学と 看取りの医療

大阪発達総合療育センター小児科
船戸正久

1 あなたがたお母さまを殺す気ですか？

「あなたがたお母さまを殺す気ですか？」この言葉は，私の知人の母親がある老人保健施設に入所していたとき，医師である施設長から投げかけられた言葉です．100歳の母親が施設で徐々に食べられなくなり，胃瘻の適応が提案されました．家族は年齢のこともあり胃瘻の適応を拒否しますと，施設長からこの言葉を投げかけられ，結局胃瘻造設に同意したとのことでした．この母親は最終的に2年後亡くなりました．このエピソードを聞いて私が思ったのは，現在の医学教育のなかで死がタブー化され，自然死の容認（allow natural death：AND）の元で「看取りのベストプラクティス」のための教育・研究がまったくなされていないという事実です[1]．

2 尊厳とは？

それでは尊厳とはどのように考えられるでしょうか？「個人の尊厳とは，個人の尊重ともいい，すべての個人が人間として有する人格を不可侵のものとし，これを相互に尊重する原理をいう」とあります．医療現場においては，たとえ善意の治療介入であっても，①無断で侵襲的傷害行為を強制されないこと，②自分の意思でさまざまな選択ができること，③一人の人間として大切に（尊重）されることがあげられます[2]．今後医学教育のなかに医師の基本的スキルとして「よりよい看取りの医療」のための教育が必要となると思われます．

3 臨床倫理学とは？

本来「倫理」とは，「倫」（人の輪，仲間）と「理」（模様・ことわり）を合わせたもので，"仲間での間のきまりごと，守るべき秩序"をいいます．それゆえ倫理は，国・時代・文化・宗教などにより異なり，時代とともに変化するものです．

アメリカで1960年代より，倫理，哲学，法律といった医療以外の研究者を中心とした脳死，臓器移植，遺伝子治療などの先端医療の倫理的問題の議論のなかから生命倫理 bioethics という学問が発展してきました．それに対して，1980年代に特に医療関係者から，もう少し

I 総論

表1 ● Jonsen の 4 分割法

Medical Indication　医学的適応 （恩恵・無害の原則：Beneficience・Non-malcifience） 〈チェックポイント〉 1. 診断と予後 2. 治療目標の確認 3. 医学の効用とリスク 4. 無益性（futility）	Patient Preference　患者の意向 （自己決定の原則：Autonomy） 〈チェックポイント〉 1. 患者の判断能力 2. インフォームド・コンセント（コミュニケーションと信頼関係） 3. 治療の拒否 4. 事前の意思表示（living will） 5. 代理決定（代行判断・最善利益）
QOL　いのちの輝き・いのちの質 （幸福追求：Well-being） 〈チェックポイント〉 1. QOL の定義と評価 2. 誰がどのように決定するか 　偏見の危機，何が患者にとって最善か 3. QOL に影響を及ぼす因子	Contextual Features　周囲の状況 （公平と効用の原則：Justice・Utility） 〈チェックポイント〉 1. 家族や利害関係者 2. 守秘義務 3. 経済的側面，公共の利益 4. 施設の方針，診療形態，研究教育 5. 法律，慣習，宗教 6. その他

〔文献 5）より〕

日常臨床に根ざした倫理的な問題を検討する必要性があるのではないかという問題提起がなされ，それに呼応した倫理研究者などとの共同作業により，臨床倫理 clinical ethics という考え方が発展してきました[3]．

　一方日本では，医療倫理，特に人を対象とした研究に関する倫理に対しては，倫理委員会が通常機能をしていますが，医療現場の臨床倫理に関しては現場のスタッフが抱え込むことが多く，倫理委員会が十分な機能を果たしていません．そのため医療現場の多くのスタッフが倫理的ジレンマに悩んでいます．

　臨床倫理という言葉を最初に用いた Siegler らは臨床倫理の目標を，「日常診療において生じる倫理的課題を認識し，分析し，解決しようと試みることにより，患者を向上させること」[4]としています．白浜は，現時点での日本における臨床倫理の定義を「クライエントと医療関係者が，日常的な個々の診療において発生する倫理的な問題点について，お互いの価値観を尊重しながら，最善の対応を模索していくこと」としました．その具体的な対応の一つの方法として Jonsen らの提唱する「医学的適応」「患者の意向」「情報収集」「周囲の状況」からなる臨床倫理の 4 分割法[5]（**表1**）が，わが国に紹介され大学や教育の場で応用されています．

4　近畿大学医学部付属病院の臨床倫理（ホームページより）

　近畿大学医学部付属病院では，こうした医療における倫理問題を臨床倫理と位置づけ，次のように公にしています[2]．

　（1）医療を受ける人々の権利を最大限尊重するとともに，医療を受ける人々の最善の利益

表2 ● 医学的, 倫理的意思決定における具体的な医療選択 (仁志田らの分類を一部改訂)

＊Class A【積極的医療】あらゆる治療を行う.
＊Class B【制限的医療】心臓手術や血液透析など, 一定以上の治療は行わない.
＊Class C【緩和的医療】現在行っている以上の治療は行わず, 一般的養護 (保温, 栄養, 清拭および愛情) に徹する.
＊Class D【看取りの医療】これまでの治療をすべて中止する.
↓
よりよい医療の選択とは？

〔文献9) 10) より〕

を追求する医療を提供する.

(2) 医療を受ける人々の信条や価値観に十分配慮する.

(3) 医療内容, 治療の選択について詳しく説明し, 医療を受ける人々の自由な意思に基づいて医療行為を決定する権利を尊重する.

(4) 倫理的な問題を含むと考えられる医療行為については, 法令やガイドラインを遵守するとともに, 院内において十分審議検討を行う.

この概念は, 臨床倫理の考え方の基本と考えられ, すべての医療者はこうした視点をもっていることが重要です.

5 臨床倫理の大切なキーワード

倫理には4つの基本原則があります[6]. ①恩恵 (beneficence), ②無 (危) 害 (non-malfeasance), ③自己決定 (autonomy), ④正義 (公正・公平) (distributive justice) の法則です. 特に末期において, 侵襲的治療介入が本当に恩恵になる行為か, それとも無意味に危害を与える傷害行為になっていないかの検証が必要です.

さらに倫理的意志決定の根拠として, ①医学的適応 (medical indication), ②自己決定権 (autonomy), ③最善の利益 (best interests), ④外的要因 (external factor) があります. 特に新生児や小児のようにみずから意思表示ができない場合, 法的代理人 (通常両親) が児の「最善の利益」に基づいて意思表示することが倫理的基本となります[7].

米国小児科学会「治療中止に関するガイドライン」によると, "forgo" には "差し控える" と "中断する" という2つの意味があります. それゆえ「初めから (侵襲的) 治療を加えないこと」と「一度始めた (侵襲的) 治療を中止すること」の間には倫理的にも, 法的にも重要な違いはないことが強調されています[8].

さらに仁志田らは, 医学的, 倫理的意思決定における具体的な医療選択を**表2**のように分類しています[9]. 筆者が以前勤務した淀川キリスト教病院では, それぞれ「積極的医療」,「制限的医療」,「緩和的医療」,「看取りの医療」と命名し, それぞれの医療分野が今後の大切な医療と位置づけ, 患者の最善の利益に基づいて治療選択ができることが重要であると考えています[10].

Ⅰ　総　論

6　欧米における動き

　欧米では，新生児・小児の生命・障害予後が不良でこれ以上の侵襲的治療介入が児の最善の利益に反すると判断した場合，家族の希望に沿って医療チームで治療の差し控え・中止が日常臨床のなかで「通常の医療行為の範疇」として行われています．同時に終末期ケア（end-of-life care）やグリーフケアのためのさまざまな研究が進んでいます．

1) 英国小児科学会における治療の差し控え・中止のガイドライン

　2015年英国小児科学会から新たなガイドライン「Making decisions to limit treatment in life-limiting and life threatening conditions in children：a framework for practice」が新たに改定されました[11]．英国小児科学会Cass会長の前文で，「新しい遺伝子治療や小児外科を含む医療の奇跡的な発展で多くの生命が助かる一方，進んだ医療技術が必ずしも子どもの最善の利益にならない状況が多く出現しています．現在は，インターネットや社会メディアの普及により多くの情報が得られるようになっています．そうした中家族（法的代理人）だけでなく，子ども本人も治療選択の決定に参加し，医療チームと協働意思決定を行うことが重要です．さらに医療者は，出生前から続く緩和ケアや終末期のケアについても情報を共有し，死後もグリーフケア支援を提供する義務がある」と述べています．

2) トロントこども病院における臨床倫理教育

　トロントこども病院ではNICU（新生児集中治療室）の新生児科専攻医に対して臨床倫理学の必須教育が行われており，2013年そのことに関する論文が発表されました[12]．その項目は，①予後不良児に対する治療中止の検討：児の最善の利益・同意（コンセンサス）意思決定・予後不良・治療選択，②両親に対する非蘇生の説明：緩和ケア選択・慰安のケア，③蘇生非適応指示：蘇生非適応の意義，④協働意思決定の情報と参加：情報共有・家族の選択・意志決定における家族の役割，⑤文化の差異への配慮：文化・信念・精神状態，⑥内部意見の違い調整：宗教・不確実性です．そのことによって患者の最善の利益に基づいたより良い医療選択を医療チームと家族で話し合う基本ができるものと思われます．

3) 文化の違いと看取りの医療（諫山哲哉，2014）

　トロントこども病院のNICUで働いている諫山氏は，Neonatal Careに次のような寄稿を行っています[13]．

　「トロントのNICUで働き始めて驚いたことの一つは，重篤な赤ちゃんの看取りの医療に対する日本とカナダの考え方の違いです．日本では，生命予後が極めて不良な赤ちゃんでも，一度，人工呼吸器が装着されると，人工呼吸器を止めることは，倫理的にも司法的にも極めて難しい判断となり，ほとんど行われていないと思います．カナダや米国では，人工呼吸器の継続は，その時その時の治療決定とみなされ，それが患者の最善の利益の観点からみて望ましくないと判断される場合は，患者（赤ちゃんの場合はその保護者）の同意の下で，人工呼吸器の中止が日常的に行われています．

例えば，Aちゃんは在胎23週で生まれ，両側に重篤な脳室内出血を起こし，生後数日の間，高い設定で人工呼吸管理が行われていました．生後1週ごろ，NICUチームとご家族との話し合いで，今後も続く治療による苦痛と，将来の重篤な合併症の予測に基づき，治療の中止が決定されました．予定された日時に，家族専用の個室が用意され，モルヒネの点滴でしっかり鎮痛されながら，人工呼吸器が中止（抜管）され，Aちゃんは，お母さんの胸に抱かれ，お父さん，兄弟，親戚，友人たちと，多くの人々に見守られながら看取られていきました．その際，皆さんが涙を流しながら，Aちゃんの周りで歌を歌い，何か宗教的な儀式を行っているようでした．どういう儀式か私にはわからなかったのですが，とても尊厳の感じられる雰囲気でした．ご両親は穏やかな表情で，Aちゃんの誕生とその意義を，皆で忘れずに生きたいとおっしゃっていました」

今後日本においてもすべての医師，とくにNICUやICU（集中治療室）など救急医療に携わる医師は必須教育として医療現場での臨床倫理や安らかな看取りに関する教育がなされるべきだと思われます．

4) ICU以外の最適な看取りの場所についての議論

Laddieらは，2014年にICU以外の最適な看取りの場所について発表し，PICU 11例，NICU 4例がそれぞれの集中治療室から出て，家庭で5例，ホスピスで8例，その他2例が，家族が望む最適な看取りの場所で人工呼吸器を中止し看取られたことを報告しました[14]．英国ではこうした臨床倫理学の普及により最適な看取りの場所についても「通常の医療の範疇」で検討できる形になっています．

日本においても，こうした終末期の臨床倫理をタブー化せず率直に話し合いができるようになると，本人や家族が希望しない傷害行為に当たる侵襲的治療介入を漫然と継続するだけでなく，欧米におけるように終末期ケアの充実，緩和ケアやグリーフケアに対する研究が進むものと考えられます．すなわち「いのちを慈（いつく）しむ」医療へのパラダイムシフトと研究が今後重要となります．

7　臨床倫理に関する医学生の教育

現在筆者は，関西医科大学と神戸大学において医療現場における臨床倫理の問題を特別講義しています．ここでTake Home Messagesとして下記の3つを強調しています．

(1) 死は辛い悲しい出来事であることは間違いないが，「死をタブー化」して悪い出来事にしてはならない．

(2) 「安らかな看取り」を提供することも，医療者の大切な役割（責務）である．

(3) 今後，医療現場の臨床倫理を考える場合，「協働意思決定」（shared decision-making）や「事前ケアプラン」（advance care planning）など，大切な倫理のキーワードを覚えておく．

医学生の反応は非常によく，こうした具体的な倫理的課題を現実的に考えるきっかけとなるようです[2]（**表3**）．

Ⅰ　総　論

表3 ●臨床倫理学の講義に対する医学生の感想

・「先生は実体験や冗談をまじえて生命倫理という重い話題を伝えてくださった. いろいろな実例を聞くと, 先生が『すべての医療従事者は臨床倫理学を学ぶべきである』という理由がわかった気がした.」
・「非常にわかりやすい, 先生の人柄がにじみ出たユーモア溢れた講義だった. 死はもちろん悲しくてつらい出来事には違いないが, 故人, 遺族ともにできる限り後悔しない別れ方を提供するのも医療従事者の仕事だと思った.」
・「今回の授業を通し, 生まれてすぐに亡くなる子どもたちというある種のタブーとされる部分を聞くことができ, とてもよかった.」
・「私は小児科に将来進みたいと考えているので, 今回の講義を聞くことはとても大切なことであり, とても意味のあることであったと思った」
・「いままであまり意識したことはありませんでしたが, 今回の先生の講義を受け, 小児科に興味を持ち, なってみたいと感じた.」

〔文献2) より〕

8　今後の適正な医療発展のための提言

　2013年広島での第116回日本小児科学会学術集会（小林正夫会長）において, 著者は「新生児医療の進歩と生命倫理—医的侵襲行為の差控え・中止の基本的考え方」という教育講演を行い, 最後に下記のような5つの提言を述べました[2].

　(1) 死をタブー化しないで, 看取りのベスト・プラクティスのために, 多面的に学問の光を照て研究する.
　(2) 医学教育の中に臨床倫理学, 緩和ケア（全人医療）の基礎教育を導入する.
　(3) 医的侵襲行為は, 原則傷害行為であることを認識する.
　(4) patient & family centered care の医療現場への導入と普及を行う（尊厳・尊重, 情報共有, 参加, 協働）.
　(5) 倫理的意思決定において, 子どもの最善の利益を中心に協働意思決定を推進する.

　その講演の中で「通常の医療行為の範疇」における倫理的・医学的意志決定のプロセスの基本的な考え方と具体的なプロセスと対応についても述べました.

9　「通常の医療行為の範疇」における倫理的・医学的意志決定のプロセスとは？

1) 倫理的・医学的意志決定のプロセス

　それでは,「通常の医療行為の範疇」における倫理的・医学的意志決定のプロセスとはいかなるものでしょうか？　現在筆者が考える基本的な考え方および具体的なプロセスと対応を図1に示します[2)15)16]. 特に重篤な新生児や小児のように自分で意思表示が困難な場合, まず複数医師による生命・障害予後の客観的な科学的判断, 本人の最善の利益（best interests）を中心に家族と医療チームで本来傷害行為にあたる侵襲的治療介入の是非＜制限・差し控え・中止＞の検討と十分な話し合い, 情報共有の上法的代理人である家族の希望表出と決定への参加です. さらに家族の希望が医療チームの倫理的許容範囲であれば協働意思決定を行

1 医療現場の臨床倫理学と看取りの医療

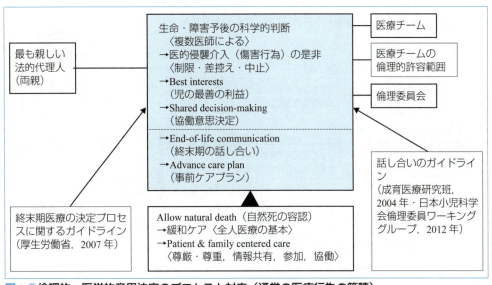

図1● 倫理的・医学的意思決定のプロセスと対応（通常の医療行為の範疇）
〔文献 2）15）16）より〕

います．そして急変時の対応を含めた終末期の話し合い（end-of-life communication）を行い，協働でよりよい看取りのケアのため事前ケアプランを作成します．そして家族の署名をもらい希望文書（wish document）としてカルテに保管します．その場合，何度でも変更が可能であるとの情報を家族と共有します．

一方，協働意思決定において家族の希望が医療チームの倫理的許容範囲を超える場合，倫理委員会で法的手続きを含めた多面的な検討が必要です．そうしたプロセスをきちんと辿り，その過程をカルテに記載すると同時に，希望文書を保管することで「通常の医療行為の範疇」に入ると思われます．これらの土台となる考え方の基本は，自然死の容認（allow natural death：AND），全人医療の土台となる緩和ケアの導入，そして patient family centered care（本人と家族中心のケア）[17]です．

2）協働意思決定の土台となるガイドライン

2012 年 8 月日本小児科学会倫理委員会小児終末期ガイドラインワーキンググループが，「重篤な疾患を持つ子どもの医療をめぐる話し合いのガイドライン」を公表しました[18]．その大切なキーワードとして「協働意思決定」が挙げられました．すなわち法的代理人である家族と医療チームが，「こどもの最善の利益」を考えて協働意思決定を行うプロセスの重要性を学会として正式に推奨したものです．この基本精神は，2004 年成育医療研究班の報告書「重篤な疾患を持つ新生児の医療をめぐる話し合いのガイドライン」[19]，そして 2007 年に公表された厚生労働省の「終末期医療の決定プロセスに関するガイドライン」[20]の精神に沿ったものです．2015 年には，題名を「人生の最終段階における医療の決定プロセスに関するガイドライン」[21]に改訂しました（図 2）．

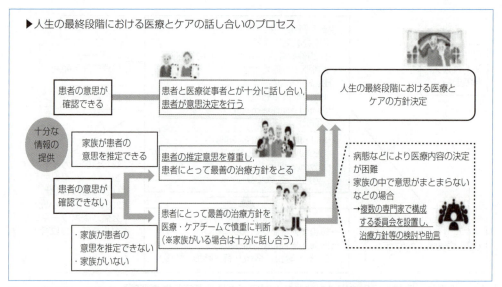

図2 ● 倫理的・医学的意思決定のプロセスと対応（通常の医療行為の範疇）

　厚生労働省のガイドラインでは，とくに患者の意思確認ができない場合には，次のような手順により，医療・ケアチームの中で慎重な判断を行う必要があります．

　①家族が患者の意思を推定できる場合には，その推定意思を尊重し，患者にとっての最善の治療方針をとることを基本とする．②家族が患者の意思を推定できない場合には，患者にとって何が最善であるか家族と十分に話し合い，患者にとっての最善の治療方針をとることを基本とする．③家族がいない場合及び家族が判断を医療・ケアチームに委ねる場合には，患者にとっての最善の治療方針をとることを基本とする．

3) 侵襲的治療介入の制限・差控え・中止を考慮する病態とは？

　それでは，医療の現場で侵襲的治療介入の制限・差控え・中止を考慮する状態とはどのような病態でしょうか？

　2004年の英国小児科学会によるガイドラインでは，治療の差し控え・中止が考慮されうる5つの病態として，①脳死，②植物状態，③回復可能性がない状態，④治療目標がない状態，⑤これ以上治療が耐えられない状態の5つの状態が挙げられています[22]．これらの状態に対して，本人の最善の利益のためにどこまで侵襲的治療介入をやり続けるのがよいのか，現在問われています．

　一方新生児医療の現場において「倫理的・医学的意思決定」の対象と考えられる疾患群は，(1) 無脳症，(2) ポッター症候群，(3) D (13)-トリソミー，E (18)-トリソミー，(4) 重度の頭蓋内出血，(5) 重度の低酸素性虚血性脳症，(6) 在胎23週未満の超早産児などです[23]．

　こうした予後不良な児に果たしてどこまで侵襲的治療介入を加えるのが倫理的に許されるのかという視点も必要であり，これらの疾患群は，「こどもの最善の利益」を中心に法的代理

人である家族による「治療選択の余地がある疾患（optional zone）」とも考えられます[24].

とくに在胎 26 週未満の超早産児に対するアプローチとして，欧州（EU）からは次のような家族（法的代理人）による「選択の余地のある治療」も含んだ提案がされています[24]. しかし Guillen らは，先進 20 ヵ国および 4 つの国際専門機関から出されている 31 のガイドラインを調査し，その対応は世界各国において様々であることを報告しています. とくに在胎 22 週では 87％が慰安ケアまたは個別ケア，25 週では 65％が集中ケアを推奨していますが，日本を含むいくつかの国ではこうした推奨ガイドラインがないのが現状です[25].

(1) 23＋0 週未満：通常蘇生を推奨しない.

(2) 23＋0 週～23＋6 週：蘇生は，両親の希望に沿う.
　　希望により緩和ケア適応.

(3) 24＋0 週～24＋6 週：児が重篤な合併症がない場合，蘇生と NICU 管理.
　　状態により治療中止し，緩和ケア適応.

(4) 25＋0 週以上：積極的蘇生と NICU 管理を適応.

10　今後の新たな課題

近年，妊婦の採血だけで施行可能な NIPT（Non-invasive prenatal test）という新型出生前診断が導入され，遺伝カウンセリングを含む臨床倫理の重要性がますます大切な分野となってきました. その中で「意思表示できない胎児の人権と尊厳をいかに守るか」，とくに予後不良な致死的胎児や新生児への医学的対応を今後どうすべきかが，私たち医療者一人一人に問われています. 通常先天異常と出生前診断を受けた児の多くが人工死産される一方，「fetus as a patient」（一人の患者としての胎児）として実験的に胎児治療の対象となったり，出生後は徹底した侵襲的治療介入で延命の対象とされています. たとえ短いいのちであっても，与えられたいのちを「fetus as a person」（一人の人間としての胎児）としてどのように慈しむか，そうした医療選択が果たしてあるのかが問われています. 2004 年に Leuthner により「胎児緩和ケア」という新しい選択肢が提案されました[26][27].

今後こうした胎児分野の臨床倫理学の発展や研究もますます重要になってくると思われます.

●文　献●

1) 船戸正久：小児医療における終末期の倫理的課題. 小児看護 38：680-687, 2015.

2) 船戸正久：新生児医療の進歩と生命倫理—医的侵襲行為の差控え・中止の基本的考え方. 日児誌 117：1560-1568, 2013.

3) 白浜雅司：臨床倫理とは何か. 緩和医療学 3（1）：3-12, 2001.

4) Siegler M, Edmund D, Pellegrino PA et al：Clinical medical ethics. J Clin Ethics 1：5-9, 1990.

5) Jonsen AR, Siegler M, Winslade WJ：Clinical Ethics：A Practical Approach to Ethical Decisions in Clinical Medicine. 3rd ed. McGraw Hill, 1992.

6) 宮坂道夫：医療倫理学の方法—原則・手順・ナラティブ. 医学書院, 2005.

7) Schneiderman LJ, Spragg RG：Ethical decisions in discontinuing mechanical ventilation. N Eng J Med 318：984-

I 総論

988, 1988.

8）American Academy of Pediatrics Committee of Bioethics：Guidelines on forgoing life-sustaining medical treatment. Pediatrics 93：532-536, 1994.

9）仁志田博司，ほか：新生児医療における倫理的観点からの意志決定（Medical Decision Making）．日新生児誌 23：337-341，1987.

10）船戸正久：臨床倫理学の基本的考え方—胎児・新生児の人権と尊厳をどのように守るか？　日本未熟児新生児誌 23：16-24，2011.

11）Royal College of Paediatrics and Child Health（RCPCH）. Making decisions to limit treatment in life-limiting and life-threatening conditions in children：a framework for practice. Arch Dis Child 100：s1-s23, 2015.

12）El Sayed MF, et al：End-of-life care in Toronto neonatal intensive care units：challenges for physician trainees. Arch Dis Child Fetal Neonatal Ed 98：F528-533, 2013.

13）諫山哲哉：文化の違いと看取りの医療．Neonatal Care 27：1，2014.

14）Laddie J, et al. Withdrawal of ventilator support outside the intensive care unit：guidance for practice. Arch Dis Child 99：812-816, 2014.

15）船戸正久：新生児医療における終末期医療と家族へのグリーフケア．新生児医療連絡会，編：NICU マニュアル，第 5 版，金原出版，pp648-651，2014.

16）船戸正久：小児医療と生命倫理．水口 雅，市橋 光，崎山 弘，総編：今日の小児治療指針，医学書院，pp94-95，2015.

17）St. Jude Children's Research Hospital：What is Patient Family Centered Care?　https://www.stjude.org/

18）加部一彦：小児終末期の治療方針を考える—話合いのガイドラインから「協働意思決定」をめざして—加部一彦氏に聞く．週刊医学界新聞 第 3002 号，2012．https://www.jpeds.or.jp/modules/guidelines/index.php?content_id＝31

19）田村正徳（主任研究者）：重篤な疾患を持つ新生児の医療をめぐる話し合いのガイドライン．厚生労働省成育医療研究事業「重症障害新生児医療のガイドライン及びハイリスク新生児の診断システムに関する総合的研究」平成 16 年報告書．2004．https://www.jpeds.or.jp/modules/guidelines/index.php?content_id＝31

20）厚生労働省：終末期医療の決定プロセスに関するガイドライン．2007.

21）厚生労働省：人生の最終段階における医療の決定プロセスに関するガイドライン．2015 www.mhlw.go.jp/file/06-Seisakujouhou-10800000.../0000078983.pdf

22）Withholding or withdrawing life sustaining treatment in children：a framework for practice. 2nd ed. Royal College of Paediatrics and Child Health, 2004.

23）船戸正久：小児医療と倫理的諸問題 重症染色体異常を伴った小児の治療方針（1）．小児外科 40（10）：1133-1137，2008.

24）ロバート・F・ワイヤー，著，高木俊一郎，高木俊治，訳：障害新生児の生命倫理—選択的治療停止をめぐって．学苑社，1994.

25）Guillen U, Weiss EM, Munson D, et al. Guidelines for the management of extremely premature deliveries；a systemic review. Pediatric, 2015；136：343-350.

26）Leuthner SR：fetal palliative care. Clin Perinatol, 2004：31：649-665.

27）船戸正久，宮田 郁：周産期生命倫理における胎児緩和ケアの意味．窪田昭男・斎藤滋・和田和子編著，周産期医療と生命倫理．メディカ出版，2014；pp49-61.

I 総論

2 新生児・小児医療において子どもの権利と尊厳をどのように守るか

国立成育医療研究センターこころの診療部
田中恭子

1 背景：医療の発展から生じた倫理的課題

　分子標的治療や移植に代表されるような高度先進医療の著しい発展により，従来救命不可能であった疾病に対する治療介入の選択の可能性が生じ，より積極的な治療が可能となりました．その一方で，NICU や小児病棟で長期入院を余儀なくされる子どもたちも増えてきており，超重症児など重篤な多くの疾病を合併した児にとって，何を本人の「最善の利益」としてとらえるのかということが問われるようになってきました．

　死という限り知れない未知の世界を目の前にした人間が"死をどのように生きるのか"．小児医療は，心も身体も発達過渡期にあり，どんな時も生きるベクトルに向かう子どもを対象にした医療であり，自身の意思決定が可能でその表明が直に医療に生かされる成人期の医療とは異なる側面をもつのは周知の事実です．子どもの認知発達はまだ発達途上であり，その決定力は十分ではないかもしれませんが，子ども自身が自分自身のおかれる状況を可能な限りで認知し自身の意思決定をしていくことを妨げる医療であってはなりません．また，その場限りのごまかしや嘘で，大人自ら状況から一時的に逃れることも子どもの尊厳を尊重しているとは言えません．小児医療に携わる私たちは，健気な子どもを目の前に，決して容易には答えの出ない"子どもの最善の利益，子どもの権利保障"について日々頭を悩まし，何が医療であるのかを心の中で問うてきました．

　子どもの権利条約，世界医師会オタワ宣言において，ヘルスケアにおける子どもの権利が明確に示されたのち，国際的に小児医療における倫理的視点に関する姿勢は徐々に発展を遂げています．

　ここでは，国内外における臨床倫理の動きを踏まえ，日本の小児医療における臨床倫理の実践を目的とした具体的方策を提言したいと思います．

2 臨床現場における倫理的問題の実情

　2012 年に提言された「重篤な疾患を持つ子どもの医療をめぐる話し合いのガイドライン」では，**表1** に示す基本的精神に則った方針による多職種チームによる話し合い（協働意思決

I 総論

表1 ●基本精神

1. すべての子どもには適切な医療と保護を受ける権利がある
2. 子どもの気持ちや意見を最大限尊重する
3. 治療方針の決定は子どもの最善の利益に基づくものとする
   - 注1：父母（保護者）や医療スタッフの利益ではなく子どもの権利を最優先させることを父母（保護者）と医療スタッフが確認する
   - 注2：子どもの最善の利益の判断に際しては，それぞれの治療方針を選択した場合に予想される利益・不利益について慎重に考慮する．考慮すべき項目には生存期間だけでなく治療による，身体的・精神的苦痛を含む
4. 父母（保護者）および医療スタッフは，子どもの人権を擁護し，相互の信頼関係の形成に努める．
   - 注1：医療スタッフは，子どもと父母（保護者）が非日常的状況にあることを考慮して，精神的な負担を軽減するよう配慮する
   - 注2：医療スタッフは父母（保護者）の立場を理解するよう心掛け，父母（保護者）の意見を尊重するよう努める
   - 注3：子どもと父母（保護者）のプライバシーに配慮する．

〔重篤な疾患を持つ子どもの医療をめぐる話し合いのガイドライン　公益社団法人　日本小児科学会　倫理委員会小児終末期医療ガイドラインワーキンググループ　2012年4月20日〕

表2 ●子どもにとって大切なこと

- ・家族と共に暮らすこと
- ・普通に暮らせること
- ・質の高いケアを受けられること
- ・苦痛から解放されること
- ・社会は家族の負担を共有する義務がある
- ・知る権利：発達段階と希望に応じた情報提供
- ・意思を表明する権利：方針決定への参加

〔ICPCN CHARTER：International Children's Palliative Care Network〕

定）のプロセスの重要性が明記されています．このガイドラインは年齢や疾患を問わず適用されるべきガイドラインです．終末期医療の需要の高い領域として，周産期，小児がん，重症心身障害，集中治療室，などがあげられます．子ども自身が医療において何を望むのか，子どもにとって大切なことは何であるのか（**表2**），私たちはこの大事な視点を医療行為を行う際には，常に忘れてはなりません．

とくに血液・腫瘍では疾患の重篤さは言うまでもなく，治療が過酷で長期にわたり，再発の可能性のみならず，晩期合併症の問題，移植にまつわる人権や兄弟を含めたインフォーム・ドコンセント，さらに脳幹部腫瘍など含めた終末期における子どもの意思決定など，様々な倫理的側面を有します．実際，再発を繰り返し治癒の見込めない15歳の児にその病態をどのように説明し治療の選択を問うことができるのか，親権者の意見と異なった場合にはどのような意思決定を遂行できるのか，さらに年齢が小さな場合の本人への説明と同意の手順において誰がどのように関わりどのように反映できるのか．このような課題は，本人，家族，主治医，その他関わるスタッフが常に心を馳せる臨床的課題として実存しています．

また，集中治療室（ICU）においては延命，救命を目的とした治療と死に向かうケースへ

の終末期ケアが並行して実存する領域です．ICU で死を迎えることが予想される場合，今後の救命・延命治療にどこまで力を注ぐのか，もしくは緩和ケアを選択し移行していくのか，刻一刻と病態が変化する中で，子ども，家族，医療スタッフで，意思決定するプロセスが必要となります．集中治療と緩和医療は正反対の位置にあると考えられていますが，高度先進医療が進む中で，落ち着いて心地よい死の受容への支援も焦点があてられる必要があります．特に，ICU では高度先進医療の遂行と緩和ケアがそれぞれのチームとして両立すべきであり，そのための専門的スキル，技術の獲得，そして真摯でサポーティブな支援を扱うチーム医療により子どもの最善の利益の追求が行われるべきでしょう．

3 諸外国における終末期医療

1) 英国小児科学会によるガイドライン

治療，とくに侵襲的治療介入の差し控え・中止が考慮されうる5つの病態として，①脳死，②植物状態，③回復可能性がない状態，④治療目標がない状態，⑤これ以上治療が耐えられない状態の5つが挙げられています．これらの状態に対して積極的な治療介入をどこまでやり続けるのが本当に良いのかが問われており，各医療現場で家族や医療従事者の大きなジレンマとなっています．こうした場合の倫理的根拠としては，自分で意思表示が可能な場合，「自己決定」の法則を第1としますが，上記の5つの状態のように自分の意思表示が不可能な場合，本人の「最善の利益」を考えて法的代理人（通常ご家族）による代理意思決定することが基本原則となります．一方で，新生児領域では，子どもの代理者として機能することが十分に果たせなかったり，小児科領域においても，虐待や親の精神疾患等，それまでの親子関係や家族の状況が，その決定に影響を及ぼすこともあり得ます．また，医療者と家族の意見が同一にならず，医療者は積極的な医療の対象と思っても，親が治療の差し控えを求めることもあり得ます．その場合であっても話し合いのプロセスを尊重したうえで，倫理委員会等で法的手続きを含めた多面的な検討が必要と第2版のガイドラインに記されています．さらにその後生命倫理学と法的組織の構築などの状況下，第2版改変の必要性が討論され，2015年10月に第3版が出版されました．その第3版では，個々の意思決定の重要性を強調した「緩和ケア」という概念が追記されました．さらに自身で意思決定できる年長児の意思決定理論も加え，小児の終末期医療に関するいわゆる"医師の指示"ではない多職種による話あいの枠組みを構築することの重要性が記されています．終末期における延命，救命医療の意思決定に関する倫理的考察としてその根幹は，子どもの権利，最善の利益（家族を含む）という概念に帰着します．子どもの最善の利益とは何か，家族の最善の利益とは何か，議論は尽きませんが Royal College of Paediatrics and Child Health（RCPCH）は，その意思決定プロセスが重要であると考え，医療スタッフ，家族，子ども自身，子どもの最善の利益を遂行する義務のある関係者がよりよいパートナーシップの下，子どもと家族の関係性に尊敬の視点を持ち，ケアに携わることの必要性が記されています．

I　総　論

表3 ● WHO 子どもの緩和ケアの定義

・子どもの緩和ケアは特別である一方で成人に対する緩和ケアとも密接に関連している．WHOは子ども
とその家族に対して適切な緩和ケアに対して以下のように定義しており原則的にこれらは子どもの慢
性疾患に適応される．
・子どもの緩和ケアは子どもの身体，精神，sprit に対するトータルケアであり家族への支援も含まれる．
・病気の診断の時から始まり，子ども達が病気に対する直接の治療を受けているか否かに関わらず継続
される．
・医療者は子どもたちの抱える，身体的，精神的，社会的苦痛を評価し，それを緩和する必要がある．
・効果的な緩和ケアのためには多くの専門分野にわたったアプローチを必要とする．そこには家族も含
まれ，適切な地域資源を用いて行われるが，たとえそうした資源が限られたとしても，緩和ケアを行う
ことはできる．
・こうしたケアは高次医療機関であっても地域の医療機関でも，たとえ子どもたちの自宅であっても，提
供されるべきである．

2）小児緩和ケア：Oxford Textbook of Palliative Care for Children

　2012年に再刊された Oxford Textbook of Palliative Care for Children では，子どもの緩和ケア
は"hybrid vigour"，いわゆる子どものケアに関するより深い多角的な知識を要する領域と記
されています．そして，子どもの緩和ケアの考え方は，医療者に新たなジレンマを引き起こ
したと記され，このケアの実践にはいくつかのステップのトレーニングを必要とすると明記
されています．成人領域の緩和ケアは1960年代から発展しましたが，子ども領域においては
1980年代に始まり欧米においてさえまだ十分に議論されているとは言えず，わが国ではすで
に数十年遅れをとっている現状があります．成人領域ではすでに evidence based の方法での
アプローチ法が提言されていますが，子ども領域では少なくとも以下の項目が緩和ケアを実
践する基本的姿勢とされています．

・patient & family centered care の実践
・個々の子どもと家族に会わせてフレキシブルで多様性に富むものであること
・ケアは，子どもと家族を中心とした，医療専門職，非専門職などの多職種によるチームで行
う必要性がある
・常に実践からの反映や，可能な限り evidence based である必要性がある．

　また WHO が提唱する小児緩和ケアの定義を**表3**に記します．

4　倫理的視点からみた意思決定のプロセス

1）小児特有の要素

　成人と異なる点として，小児の場合，その両親は若い世代であったり社会的・経済的に未
成熟であることも多く，また同胞への影響や，祖父母の影響など，が挙げられます．病気の
子どもを養育するという義務に苛まれたり，自身が精神的疲労・混乱状態の中，代理意思決
定を求められ，子どもの最善の利益を代弁する困難さなども存在します．

以下に子どもと大人の緩和ケアに関する相違点を掲げます．

①症例が少ない（悪性新生物による年間死亡数：368,103 人，悪性新生物による子どもの死亡数：541，生命をおびやかす疾患の子どもの年間死亡数：2,224 人）

②対象疾患が多岐にわたる（先天性疾患・代謝性疾患，神経疾患，小児がん，非進行性の脳障害など）

③子どもは成長発達する

④倫理上の課題：子どもの自己決定権（認知・言語発達が発達途上にあり自己の意思表示ができつつある年齢とくに思春期，出生後間もない未熟児新生児など）

⑤家族支援の重要性：親，同胞，祖父母…

⑥死別体験の峻烈さ

2）Patient-Family Centered Care（PFCC）（表4）

この概念は国際的に広く認知され，わが国でもその理念に基づいた全人的医療を目指した動きがあります．その実現には，「尊厳と尊敬」，「情報の共有」「参加」「協働」の4つのケアが提唱されています（Institute for Family-Centered Care）．

北米の Patient-Family Centered Care, 北欧の Child-Friendly health care（The European Association for Children in Hospital-EACH, Action for sick children）では 1950 年以降小児医療における心理社会的支援の需要性が問われ，多職種によるチーム医療の必然性が提言されてきました．PFCC の実践による効果として，本人，家族の心理的効果のみならず，医療者の専門性向上，子どもと家族，医療スタッフ間の信頼性/コミュニケーション促進，費用対効果（救急受診の減少，鎮静薬使用頻度の減少，など）なども示されています．わが国においても，2000年前後より，欧米に習った心理社会的支援の認識が拡大されてきましたが，日本の医療文化，経済的文化，子どものとりまく社会の現状，などをベースにした小児医療における多職種連携のありかた，その具体的方法論，子どもの意思決定支援における臨床倫理教育などに関しては，欧米の動きからは大きな遅れをとっているのが現状です．

3）子どもの意思決定

意思決定能力が発達段階にある子どもの場合，家族が法定代理人として，治療方針を考えていくことが多いですが，たとえ低年齢の子どもであったとしても，自分の体のことをその年齢なりに理解し，受け止めていく必要があります（図1）．子ども自身の疾病受容は，療養にまつわる精神的合併症（不安，抑うつ，心的外傷など）を減少し，その後の QOL 改善をもたらすといわれています．また，様々な治療過程における子ども自身の協働意思決定は，不安，抑うつなどを緩和し，医療者とのコミュニケーションを促進し，信頼関係構築にも影響すると指摘されてきました．さらにその後のアドヒアランスに繋がると報告されており，とくに小児がん領域では，その取り組みが推奨されてきました．しかし，現時点では，子どもの発達に応じた情報提供の方法や，どのように意思決定に参加すべきであるのかに関しては十分なエビデンスが存在せず，小児医療における倫理的事項として急務の検討課題とされ

I 総論

表4 ● Patient-and Family-Centered Care を実行するための要素

1. 尊重する（子ども，家族，スタッフ間）
2. 家族の長所に注目，エンパワーメント
   →適切な意思決定のステップを踏む．
3. 正確な情報提供，発達段階に応じたインフォームド・コンセント，意思決定を行う手順を踏む選択肢を与える
4. 柔軟な対応（組織的な対応，本人や家族の信念を傾聴）
5. 心理社会的支援の方法論を学んだ専門家による支援
6. 十分なコミュニケーション（子ども，家族，スタッフ）
7. ピアサポートの機会を作る．
8. 子ども，家族，各スタッフ同士の協力・協働

〔Institution of Patient-and Family-Centered Care〕

ています．親権と子ども自身の権利，子どもの年齢・認知発達から，総合的に事象を鑑み，基本的姿勢として子ども自身の意思表明，自己の意思決定を多職種で支えていく必要があります（図2）．

4）きょうだいケア

病気をもつ子どものきょうだいは親の期待（いい子であってほしい，健康であってほしい，病気のきょうだいの面倒をみてほしいなど）に沿って自身の QOL は二の次になる可能性，過剰な責任感，孤独感，疎外感の存在，罪悪感や羞恥心，誤解，など複雑な心理反応を示すといわれています．しかし，負担が高いことが報告される一方で，きょうだいは忍耐力や寛容さ，誠実さ，洞察力などが養われ，自分自身の能力や家族に対して感謝の念を抱くなどのポジティブな側面も報告されています．小児血液がん学会では，現在きょうだい支援のガイドラインを作成していますが，今後 WHO による国際生活機能分類（ICF）の人間環境・相互作用モデルに基づき，障害児・者に対する支援にとどまらず，その子どもを取り巻く親，きょうだい，医師，療育担当者をも含み支援を考えていく近年の新たな動向が期待されています．

5）チームによる協働意思決定プロセス

家族と主治医のみでない多職種で構成された医療チームが同じ土俵にたち，率直に，子どもにとってどういった治療的介入が子どもの最善の利益になるのかを話し合うプロセスを取ること自体が，"子どもの権利に根ざした子どもの最善の利益の追求"に重要です．とくに成人と異なり，小児の緩和チームには心理士，保育士，チャイルドライフスペシャリスト/子ども療養支援士，教師などが協働で児と家族が過ごす時間を最大限支援し，緩和ケアを土台とした専門的ケアが提供されるべきでしょう．これらの土台となる考え方の基本は，自然死の容認（allow natural death：AND），全人医療の土台となる緩和ケア（palliative care）の導入，そして本人と家族中心のケア（patient family centered care）であり，その大切なキーワードは，尊厳・尊重，情報共有，参加，協働です[1]．すなわち本人の尊厳を尊重し，家族と情報を共有し，決定に参加し，愛情深いケアを協働で行うことが基本となります．

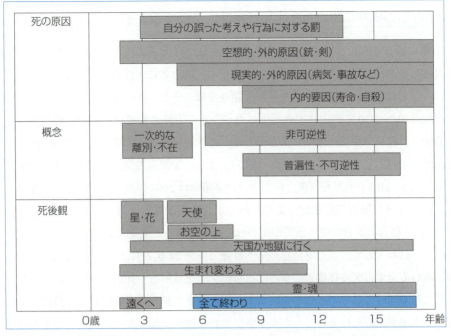

図1 ●子どもの死の概念

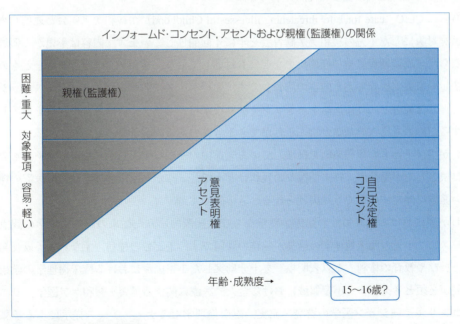

図2 ●子どもの権利と医療
〔文献2）より〕

7 子どもの権利に根ざした小児終末期医療を実現する

　2010年に設立された日本子ども療養支援協会では，子どもの権利を遵守した小児医療の発展を目指し多職種協働の重要性を啓発しています．2012年に本協会が行った厚労科研究において，子どもの権利から見た小児療養環境調査では，子どもへのインフォームド・コンセントへの取り組みは10年前より改善しましたが，その方法としては言葉での説明が中心であり，認知・言語発達が発達段階にある子どもへの情報提供として果たしてその方法が適切であるかが，課題として挙げられました（図3）．また，子どもの発達支援や家族支援を担う保育士や，CLS・HPS・子ども療養支援士などの雇用率は2007年度調査と比較し，保育士や心理士雇用は徐々に増加傾向を認めましたが，子ども療養支援士等に関しては横ばいであり（表5），日本独自の教育制度の需要が問われる結果であると考えられました．

　国の取り組みとして，がん対策推進基本計画（平成24年6月閣議決定）において，「がん診療に携わる全ての医療従事者が基本的な緩和ケアを理解し，知識と技術を習得する」ことが目標として掲げられていることを踏まえ，がん診療に携わる医師に対する緩和ケア研修会に関する事項が定められました．がん診療に携わる医師が緩和ケアについての基本的な知識を習得し，がんと診断された時から適切に緩和ケアが提供されるようにすることを目的とするものであり，臨床倫理学の視点を学べる機会の一つになっています．

　さらにCLIC（care for Life-threatening illnesses in Childhood）が緩和ケア学会と連携し小児科医を対象にした小児の緩和ケア講習会を年に4回開催しています．内容は小児がん領域のみならず，周産期疾患や神経筋疾患などにも対応しており，緩和ケアの視点から子どもの意思決定や家族支援を考える内容の講習会です．模擬ケースに関するグループディスカッションを通じた他者とのコミュニケーションを図りながら，対象ケースの最善の利益を追求し実行するための考え方の基礎が学ぶことができる意義のある内容となっています．

　わが国は子どもの権利条約を批准している先進国の一つです．しかしながら，子どもの権利に根ざした小児医療，終末期医療の現状はどうでしょうか．臨床倫理学は先端医療の輝かしい発展に伴走する形でくり広げられるべき学問です．

　わが国における成人領域の臨床倫理学ならびに国際的にみた従来の臨床倫理学の観点をベースに，小児の臨床倫理学の構築が急務の課題です．子どもの権利，すなわち，成長発達権，遊びや教育の権利，意思表明権，を十分勘案した小児医療における臨床倫理学の学術的発展が必須と考えます．小児領域における全人的医療に関する講習・緩和ケア医学，リエゾンコンサルテーション医学の啓発・充実，臨床倫理学セミナー，ケース提示による多職種ワークショップなどの開催，さらにチーム医療の構築，多職種雇用の拡大等，具体的取り組みが望まれます．個人，病院独自の努力でなされるのではなく，組織として国としての取り組みとなることが期待されます．

2 新生児・小児医療において子どもの権利と尊厳をどのように守るか

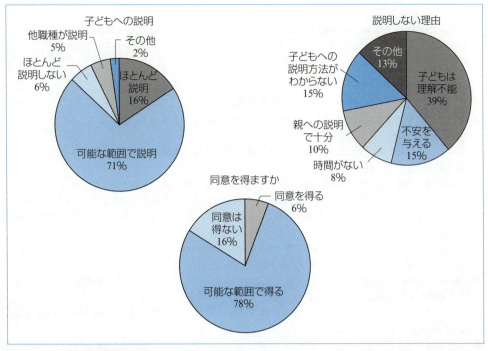

図3 ●子どもへの説明と同意

表5 ●雇用率の推移

	CLS, HPS, CCS		保育士		心理士	
	雇用率	必要性有	雇用率	必要性有	雇用率	必要性有
H13*	2.6% (0.5%)	58%	26% (21%)	82%	4.2% (22.2%)	89%
H17**	4.4% (N/A)	62%↑	31% (N/A)	84%	46% (N/A)	89%
H24	14% (64%)	67%	55% (N/A)	N/A	49% (N/A)	N/A

（　）内は常勤率

＊田中ら　日児誌106　2002　626施設を対象
＊＊石崎ら　日児誌110　616施設を対象

●引用文献●

1) St. Jude Children's Research Hospital：What is Patient Family Centered Care？ 2015. https://www.stjude.org/
2) 増子孝徳：医療における子どもの人権．子ども療養支援～医療を受ける子どもの権利を守る～，五十嵐隆，ほか，監修．田中恭子，編．中山書店，2014.

●参考文献●

(1) 船戸正久：新生児医療の進歩と生命倫理―医的侵襲行為の差控え・中止の基本的考え方．日児誌 117：1560-1568，2013.
(2) 船戸正久：臨床倫理学の基本的考え方―胎児・新生児の人権と尊厳をどのように守るか？ 日本未熟児新生児学会 23（1）：16-24，2011.
(3) 窪田昭男，斉藤 滋，和田和子，編著：周産期医療と生命倫理入門．メディカ出版，2014.
(4) 仁志田博司：新生児医療における倫理的観点からの意思決定．日本小児科学会誌 23：16-32，1987.
(5) 玉井真理子：新生児医療と生命倫理：「親による治療拒否」と「選択的治療停止」．医療と社会 8（4）：99-105，1999.
(6) 仁志田博司，編，仁志田博司，鈴森 薫，森川 功：出生をめぐるバイオエシックス―周産期の臨床に見る「母と子のいのち」．メディカルビュー社，1999.
(7) 週刊医学界新聞：小児終末期の治療方針を考える―話し合いのガイドラインから「協働意思決定」をめざして．医学書院；第 3002 号，pp11-12，2012.
(8) 厚生労働省：終末期医療の決定プロセスに関するガイドライン，2007. http://www.mhlw.go.jp/shingi/2007/05/s0521-11.html
(9) 田村正徳（主任研究者）：重篤な疾患を持つ新生児の医療をめぐる話し合いのガイドライン．厚生労働省・成育医療研究事業「重症障害新生児医療のガイドライン及びハイリスク新生児の診断システムに関する総合的研究」平成 16 年報告書，2004.
(10) Withholding or withdrawing life sustaining treatment in children：a framework for practice, 2nd ed. Royal College of Pediatrics and Child Health, 2004.
(11) Fraser J, Harris N, Berringer AJ, et al：Advanced care planning in children with life-limiting conditions-the Wishes Document. Arch Dis Child 95：79-82, 2010.
(12) 船戸正久，馬場 清，竹本 潔，ほか：事前ケアプランに従って看取った超重症児（者）の 1 例．日児誌 118：1502-1507，2014.
(13) Sayed M F El, Chan M, McAllister M, et al：End-of-life care in Toronto neonatal intensive care units：challenges for physician trainees. Arch Dis Child Fetal Neonatal Ed 98：F528-533, 2013.
(14) Coyne I, O'Mathúna DP, Gibson F, et al：Interventions for promoting participation in shared decision-making for children with cancer. Cochrane Database Syst Rev 6：CD008970, 2013.
(15) 田中恭子：介入の効果，子ども療養支援～医療を受ける子どもの権利を守る～，五十嵐 隆，ほか，監修．田中恭子，編．中山書店，2014.
(16) 田中恭子：子どもへの説明．今日の小児治療指針 第 16 版，7．医学書院，2015.
(17) Albert RJ, Mark S, William JW, 著．赤林 朗，訳：臨床倫理学―臨床医学における倫理的決定のための実践的なアプローチ．新興医学出版社；第 5 版，2006.
(18) 服部健司，伊東隆雄，井部俊子：医療倫理学の ABC．第 2 版．メヂカルフレンド．
(19) Oxford Textbook of Palliative Care for Children Second Edition Ann Goldman, Richard Hain, and Stephen Liben
(20) Coyne I, O'Mathúna DP, Gibson F, et al：Interventions for promoting participation in shared decision-making for children with cancer. Cochrane Database Syst Rev 6, 2013.
(21) Shields L, Zhou H, Pratt J, et al：Family-centred care for hospitalised children aged 0-12 years. Cochrane Database Syst Rev 10, 2012.
(22) Larcher V, Craig F, Bhogal K, et al：Royal College of Paediatrics and Child Health. Making decisions to limit treatment in life-limiting and life-threatening conditions in children：a framework for practice. Arch Dis Child 100, 2015.

Ⅱ　総　説

1 周産期医療における臨床倫理学の軌跡

東京女子医科大学名誉教授
仁志田博司

はじめに

　筆者は小児科医として新生児を専門として半世紀にわたって仕事をしてきましたが，新生児の既往歴および現症歴は妊娠分娩時を知らなければならないところから，仕事の半分は産科医との母体胎児管理および出生時に関する情報を得ることでした．しかし，歴史的に周産期さらには早期新生児の医療も産科のテリトリーであり，現在でも新生児にかかわる小児科医の多くは，呼吸循環器などの専門家ですが母体胎児に関して踏み込んで産科医と同等な議論をすることには不十分です．本稿では，筆者の個人的な経験を中心に，周産期医療のレベルからの予後不良の児の対応に関する倫理的議論が積み重ねられてきた経緯を解説します．

1　胎児はいつから人とみなされるか

　人の尊厳に抵触しうる出生前診断や胎児への人為的操作が日常に行われるようなった周産期新生児医療の現場においては，まず倫理的議論が必要となる「胎児はいつから人とみなせるか」についてまず論じられます．

1) 生命の始まりから人間とみなせる発生学的レベルに達した時

　カソリックでは受胎の瞬間から人としての生命が始まるとされ，中絶のみならず避妊も教義に反するといわれていましたように，受精卵を出生前診断や分子生物学的研究に用いることの倫理学的議論においては，人として命の始まりをいつとするか，の考え方が重要です．そのような背景から受精卵からつくられる ES 細胞の使用は非倫理的とされ，iPS 細胞がそれに代わって研究や医療に用いられることが倫理的に可能となりました．

　受精卵が倍々と分裂した 8 細胞期胚までは，そのおのおのがすべての臓器になる能力を有し同一の個体（クローン）となり得ます．この時期が生命体発生の分岐点で，出生前診断などへの使用はこの時期までとされ，8 分割以降の受精卵の管理にはより厳しい倫理的規制が課せられているのは，すでに人のどの臓器になるかまで発達しているから，という判断です．また 1984 年の有名なウオーノックの「受精卵の取り扱いについての勧告」では，原始線条（内胚葉と外胚葉の間にできる溝で個体の頭部と尾部さらに体の左右が定まる）が形成される

受精後15日頃（妊娠週数では4週頃）を人としての形成の始まりとしています。また脳幹などの中枢神経系が形成されて、体の動きなどが観察されるのは妊娠9週頃であり、それ以後は胎児（それ以前は胎芽）とよばれるところから、その頃が人としての始まりの時期という考えもあります。

2) 胎児から人へのドラマチックな変化時期である出生の時

一個の受精卵が母体内で平均285日の在胎期間（母から見れば妊娠期間）に、胎芽期を経て胎児になる過程を個体発生とよびますが、それはこの地球の原始の海で最初の生命体が生まれ約40億年の進化の過程で人類となった系統発生をくり返した結果です（個体発生は系統発生の速やかなくり返しである：Ernst Haeckel）。もっとも進化の過程のなかでドラマチックな出来事は、約1億5千万年前に私たちの祖先が海から陸に上がった時です。それはまさに胎児が羊水という原始の海に似た環境から、大気に囲まれた子宮外に出た出生の時です。その意味で、胎児はいつから人になるか、の答えの一つが生まれた時、といえます。

法的な解釈の多くが、出生を境に胎児から人となって権利が認められように、これまで目に見えずどんな状態か不明であった胎児を人と認めることができなかったことは当然でしょう。しかし、超音波などの進歩により、出生前の胎児の発育の様子が観察されるようになり、胎児もわれわれと同様の能力をもっていることが明らかとなり、単に胎児だからと切り離すことが医学的にも生命倫理学的にも適切でない、と考えられる時代となりました。

3) 胎児が成育限界に達した時

臨床の現場においては、胎児をどの時点からわれわれと同様な人間としての生きる権利や医療を受ける権利を有するかを、医学的・社会的・法的さらに倫理的な観点から判断して人為的にある線を引かなければなりません。それが成育限界であり、出生前診断や胎児治療を巡る倫理的議論のきわめて重要なキーワードとなります。ちなみに生育限界という言葉もあるが、その場合は「生命の質や時間的長さにかかわらず単に子宮外で生きることができる限界」の意味で「生存限界」と同義です。

現在のWHOの国際疾病分類（ICD-10）における live birth（生産）の定義は、「在胎週数にかかわらず出生時に生命徴候が認められる場合：any evidence of life at birth, regardless of gestational age」とされています。生命徴候とは心拍・呼吸・体の動きなどであり、在胎20週以下の流産児でもそれらは短い時間ながら認められ得ます。その定義を臨床に適応して数分生きた児を live birth（生産）として扱うならば、法的には出産届を出して名前をつけて戸籍に載せると同時に死亡届も出さなければなりません。母体保護法の「胎児が母体外で生命を保続することができない時期」の「生命の保続」の意味が曖昧ですが、WHOの定義に類似した意味合いと考えれば、生きる期間や生命の質に無関係に単に母体外で生きることのできる限界の「生存限界」といえるでしょう。

それに対し、世界的に有名なウエブスター辞書の胎児に関する viability of fetus の記載は、「胎児が単に生きて産まれるだけでなく正常に発育・発達する能力」とされており、その意味

表 1 ● 成育限界（viability limit）

viable：vite＝life（生きる）＋able（可能）：（生きることができる）
viable fetus：having attained such form and development of organs as to be normally capable of living outside the uterus 　（成育可能な胎児：各臓器の形態と発育が子宮外で正常に生きることができるだけに達している胎児）

〔Merriam-Webster, Inc. USA, 1993 年〕

表 2 ● 成育限界を考える際の観点

1．医学的観点	・小さすぎる（技術的限界） ・未熟すぎる（生理学的限界）
2．社会経済的観点	・生存率や障害発生率が高すぎる ・それによる経済的負担が高すぎる
3．法律的観点	・人工妊娠中絶の法的根拠 ・母と子の権利の競合
4．生命倫理的観点	・超早産児でも生きる権利 ・尊厳をもって死ぬ権利

するところが「成育限界」といえます．viable seed とは単に生きている種ではなく，芽を出し花が咲き実を結ぶ能力がある種の意味です．この viability limit（成育限界）こそが，われわれが臨床現場で「どのくらい未熟な早産の児に積極的な医療を開始するか」のキーワードと考えます（**表1**）．

　当然のことながら成育限界は，日本の周産期・新生児医療のレベルでどのくらい小さな子どもが助かるか，に基づいて規定される．1976 年に旧優生保護法の事務次官通知で「満 24 週未満」とされていた“いわゆる成育限界”が，1991 年に「満 22 週未満」と改められました．それは 1989 年に WHO が，これまでの周産期の定義を，「妊娠満 28 週から出生後 7 日目」から「妊娠満 22 週から出生後 7 日目」に変えたことに連動して厚生省（当時）から学会に諮問があり，日本のデータ上からも在胎満22週の児の生存が記録されている回答がなされた背景があります．

　実際の臨床の場で成育限界を考える際には医学的な観点がその中心となりますが，**表2** に示す観点も考慮しなければなりません．倫理的観点に加えて法的観点からの議論が必要となるが，以下に述べる母体保護法の人工妊娠中絶が許される妊娠週数に関与します．社会経済的な観点からは，限られた医療資源の有効な利用のためには，助かる確率が低くかつ障害発生率も高くなるのはどのような在胎週数からか，などが議論されます．くり返しますが，成育限界は単に生きるだけでなく，種が花を咲かせ実を結ぶように，成長発育する能力を有する意味です．

2 胎児の権利と母体保護法

　法的な胎児の見方は，生まれた後に十分生存して人としての権利を享有できる胎児であっても，母体内にある間は人とはみなされません．堕胎とは，「自然の分娩に先立って胎児とその付属物を人工的に子宮外に排出すること」とされていますが，母体内の胎児を人工的に死に至らしめることも含まれ，違法に行われれば刑法上の堕胎罪となります．しかし妊婦の生命や健康の保護の目的で緊急避難的に行われる堕胎は，成育限界を越えた胎児においても違法性がありません．このことは，胎児は出生しているわれわれと同様な人のレベルの保護は受けていないことを意味します．

　刑法においては胎児そのものに対する犯罪は成立せず，母体を介する堕胎罪によって胎児の生命が保護されています．たとえば妊婦がピストルで撃たれて胎児のみ死亡したときは，胎児は母体の一部であり人ではない判断で，殺人罪ではなく堕胎罪で罰せられます．しかし医療ミスなどで，出生時に児に危害が加えられ死亡した場合には殺人罪が適応されえます．その判断は完全に出生したときか，一部でも胎児が胎外に露出したときか，判例で異なっています．また1988年の胎児性水俣病裁判は，母体の一部である胎児に障害が加えられたという解釈で業務上過失傷害の判決がなされましたが，それは「生まれる前に加害を受けた児（胎児）が出生後に損害賠償を請求できる」という歴史的な判断でした．しかし，このような胎児への法的な配慮は，児が生きて生まれたときにのみ可能であり，胎児期に死亡した場合は発生しません．

　民法においても，人としての権利は生まれた後に発生するので，胎児は原則としてその保護の対象となりません．しかし民法第886条（胎児の相続権）では，相続権は出生で始まるとされているところから，その意味で順調な経過の胎児に対する配慮が払われます．

　母体保護法では，妊娠満22週未満の胎児は流産とされ出生届（名前を付け戸籍に登録される）の義務はありませんが，死体解剖保存法によって妊娠満12週以降の死児は死体であり届出と埋葬を義務づけています．なぜ医学的な成育限界を大きく下回っている死児にそのような法的義務を課しているのかは，妊娠分娩という人間の基本的な営みを管轄する社会行政的な意味がありますが，それ以外に中国の古典に「3か月までの胎児は血であるが，4か月以降は肉となる」と記載されていることから，そのような小さな胎児であってもわれわれとのつながりを無視しない，人間としての倫理的判断があるからでしょう．

　母体保護法は1996年に当時の日本母性保護医師会（現在の日本産婦人科医会）の坂元正一会長らの努力によって，悪名高い優生保護法から改正されたものです．優生保護法は，その名のごとく優秀な国民を産み育てる目的で命を選別する優生思想が背景にあり，その適応条項には精神疾患も含まれていました．しかしその改訂は残念ながらまだ不十分で，お互いに支え合うことが十分可能な豊かな社会となっているのに経済的適応が残されており，安易に人工中絶を容認する方便を残しています．また胎児適応が加えられていないところから，出

生前診断された無脳児などの例も，母親が精神的に耐えられない，という理由で母体適応にすり替えられています．

　母体保護法では，人工妊娠中絶とは「胎児が母体外で生命を保続することができない時期（成育限界以前）に胎児およびその付属物を母体外に出す行為」と定義されています．成育限界以前の分娩は流産であるが，その時期以降の妊娠の中断は誘導分娩となり死産となり，周産期統計に加えられます．人工妊娠中絶の適応は，妊娠の継続が医学的理由あるいは経済的理由で母体の健康を著しく害する恐れがあるとき，および暴行・脅迫による妊娠のときですが，前述のごとく出生前診断が進歩した現在においても胎児適応の項目はありません．人工妊娠中絶が認められている「胎児が母体外で生命を保続することができない時期」は，法律文そのものは変わらないが医学の進歩に伴って付帯する通達によって変えられ，現在は妊娠満 22 週未満相応とされています．

3　出生前診断のもたらす倫理的問題

　超音波検査を含めた画像診断および DNA 検査の進歩により，生まれて来る子どもの疾患の 8 割は出生前に診断可能な時代となっています．その多くは，早期から診断されることによってよい医学的管理を可能とする意味がありますが，生まれてくる子どもの病気が治療困難か予後のきわめて重篤である場合に，どのように対応するかの倫理的問題が生じてきます．

1) 出生前診断とは

　出生前診断は生まれて来る児の状態や疾患の有無をあらかじめ評価することであり，広い意味では遺伝相談による児の異常発生の確率予想までも含まれるが，一般的には実際の妊娠・分娩に直接かかわる医療行為によるものです．そのなかで，一般的な妊婦健診に行われている超音波検査による胎児評価によって，これまで見つからなかった胎児の異常（多くは形態学的異常）がまれならず出生前診断されるようになりました．明らかな心奇形など出生前診断され適切な医療管理が行われるプラスの面がある反面，正常とはいえないが臨床的に問題となる可能性は少なく妊婦にとっては必ずしも知らなくてよい所見が認められたとき，どのように対応すべきか，倫理的考察の必要が生じています．

2) 出生前診断の方法と倫理的観点からの評価

　出生前診断には多くの手技や方法がありますが，スクリーニング検査と確定診断検査に分けられ，前者は一般の妊婦を対象に超音波や母体血で行う検査で，後者はハイリスク妊婦を対象に行われます．

(1) 遺伝相談（遺伝カウセリング）

　遺伝カウセリングは，キャリアであることをクライアントに告げることなどで生まれる可能性のある生命を左右することがあり，遺伝学問的のみならず生命倫理的素養をもった遺伝カウセラーの養成が必要です．

Ⅱ 総 説

(2) 受精卵（着床前）診断

　受精卵はすでに両親から独立した一個の生命体の始まりと考えれば，異常が見つかったときに受精卵を排除するのは命の選別につながります．

(3) 母体血清中の胎児胎盤由来の化学物質の評価による胎児診断

　トリプルマーカー検査（アルファフェトプロテイン，ヒト絨毛ゴナドトロピン，エストリオールの3種類）さらにクアトロマーカー検査（さらにインヒビンを加えた4種類）は，それらの血清濃度の測定値からダウン症の発生確率が算定されるものです．ハイリスクと判定された妊婦はさらに羊水検査等の確定検査を受けなければならず，さらにローリスクとの判定でも一抹の不安をもって妊娠を継続するところから，超音波妊婦健診がルーチンとなっている日本では，その出生前診断検査としての価値は高くないと考えます．

(4) 無侵襲的出生前遺伝学的検査（non-invasive prenatal genetic testing：NIPT，母体血中の胎児 DNA 検査，母体血中の胎児染色体検査）

　母体の採血だけで済むところからそのような名称でよばれますが，「母体血中の胎児 DNA 検査」あるいは「母体血中の胎児染色体検査」とよぶべきと考えます．

　検査結果が陰性であった場合は児も陰性の確率が99％と高いですが，陽性の場合は児が正常の可能性があり必ず羊水検査での確認が必要です．しかし，スクリーニングで陽性となった場合確定診断を受けずに中絶する可能性が高いうえ，最終的にダウン症と診断された場合の中絶率はきわめて高く，優生思想を背景として検査と揶揄されており，その倫理的妥当性が問われています．

(5) 直接胎児から検体を取って検査する絨毛採取・羊水穿刺・胎児採血

　これらはハイリスク妊婦を対象とした確定診断であり，母体血からの検査に比べ専門的技術を必要とし，さらに羊水穿刺や絨毛採取による染色体検査には，それぞれ 0.3％と 1％の流産リスクがあります．

(6) 胎児画像による出生前診断

　超音波装置は第2の聴診器とよばれるほど普及し，すでに日本では開業医や助産師でも一般的な妊婦健診のルーチンに超音波画像検査が組み込まれ，胎児発育・胎児の健康状態（well-being）・奇形の有無，がチェックされています．超音波検査によるスクリーニングで異常が疑われた事例において倫理的問題となるのは，ルーチンの検査で偶発的に見つかった必ずしも異常といえないソフトマーカーとよばれる所見（軽度の脳室拡大，腎盂拡大など）を家族に告げるべきかで，妊婦は不安となり不必要な中絶となるリスクが生じます．

3）出生前診断の対象と検査の時期を巡る倫理的問題

　すべての妊娠において早期からスクリーニングとして出生前診断を行うことは，異常の児を早期診断するメリットに対し，重篤とはいえない異常が見つかったときの母親への精神的負担というマイナスの面も考慮しなければなりません．早期に出生前診断されると，健康な児を産みたい（裏返せば異常児は産まない）という優生思想により，十分臨床的に対応可能

な事例が中絶という選別が行われる危険を孕んでいます.

出生前診断の時期は重要で，母体保護法の第2条第2項に記載されている「その胎児が母体外でその生命を保続できない時期（妊娠22週未満相当とされている）」までに致死的奇形などの診断がなされる必要があります．その場合でも，日本では人工妊娠中絶の条件に胎児条項がなく，異常児の妊娠を継続することは精神的に耐えられないという母体条項や，経済的に異常児を育てることができないという経済的条項の転用で対応しています．それは胎児が母親の付属物（母体の一部）であり，その人権を認められていない胎児を主語にする条文は考えず，母体条項のみで違和感がなかったのです.

しかし，日本の歴史のなかでそのような命の選別として行われていた「間引き」は，避妊の知識がないために生まれた子を貧しさ故に，手をあわせて涙を流しながら行ったものであり，虐待のように児に愛情を欠いて行う行為ではないことを附言したいと思います．倫理とはともに生きる前提からの思考であり，現在の成育限界を境にする考え方は，たとえそれ以前の胎児であっても発達の途上にあり，成育可能な児と切り離すことの不条理に思いを馳せなければなりません.

4) 出生前診断を巡る生命倫理的考察のまとめ

出生前診断において生命倫理学的に重要なキーワードは，①医学的有用性とそのリスクなど情報提供を求める権利，②検査を受けない権利および偶発的に見つかった異常を知らない権利，③結果に対する適切な遺伝カウンセラーなどのサポートを受ける権利，④異常であっても容認する（中絶をしないで妊娠を継続する選択）権利，などがあげられますが，どのような決定をしようが，その結論に至るプロセスが大切であることは，生命倫理的判断の原則です.

そのなかで出生前診断が他の医療分野と際立って異なる生命倫理的特徴は，胎児を対象とするところから致死的疾患やきわめて予後不良な事例において，その生命を抹消することを前提とした優生学的医療行為が行われることです．優生学そのものの意味は，歴史的には人類の遺伝的素質を改善するために悪い遺伝素質を淘汰する目的の学問が起源であり，ナチスの例を引くまでもなく，ともに生きるという人間のレベルを下回ったもので，動物の弱肉強食の思想と表裏一体であり非倫理的考えといえます.

Prolife（子どもは胎児といえども独立した人間で生きる権利）とProchoice（女性の幸福追求権と産むか産まないかを選ぶ権利）の議論は，出生前診断を巡る生命倫理としては多くの話題を提供します．しかし実際の出生前診断の臨床の場においては，胎児は母親とは異なった遺伝子をもつ一人の人間であるとしても，医療はすべて母体を介してであり，出生前診断を行うか，産むか産まないかの判断は母親です．極限するようですが，胎児の生死は母親の手に握られているのが出生前診断の生命倫理的特徴といえるでしょう.

最後に，一般の医療における原則である「安全な方に間違う：感染症を疑って治療して結果的に感染症でなかったという間違いと，感染症でないと判断して治療せずに死亡してしまう間違いでは，前者のほうが安全な方に間違ったことになる．」は，出生前診断では，以下の

II　総説

ように多少異なった解釈となります．異常児を見逃すリスク（罪）と正常児を異常と診断するリスク（罪）を比べてみましょう．ダウン症を見逃しても児は生まれ，それなりの家族や社会のケアを受けるでしょうが，正常児をダウン症と診断して中絶となった場合は，助かるべき命を失うこととなります．すなわち出生前診断においては，正常児を異常と誤診する罪は大きいので，疑わしきは（確定診断がつくまで）罰しない（異常と判断しない）ことを基本姿勢としなければなりません．

4　予後不良の児を巡る生命倫理

　新生児医療の現場においては，予後不良の症例に遭遇する機会は珍しくありません．その対応には医学的判断に加え倫理的考察が不可欠ですが，ほとんどの医療者はどう対応したらいいのか途方に暮れていました．幸い筆者は，北里大学の故坂上正道教授や早稲田大学の木村利人の教えを受け，後に解説する「予後不良の新生児に対する倫理的観点からの医療方針：いわゆる仁志田の基準」を独自につくって，実際の NICU の臨床で利用していたが，近年厚生労働省研究班から「予後不良児の家族との話し合いのガイドライン」が公表されています．

1）20 世紀末までの日本の予後不良児に対する倫理的対応の現状

　筆者は 1984 年ワシントンで開催された胎児・新生児の倫理的問題のシンポジウム（Emerging ethical problems on fetal and neonatal medicine）に日本代表で招聘された折に，「我国の NICU で予後不良の事例において恣意的に治療中止を行ったことがあるか」の調査を行いました．その結果は，ほとんどの施設で行われていたが，その決定は倫理的議論のプロセスを踏まずに個人的な判断で，いわゆる阿吽の呼吸で行われていることが明らかとなりました．

　また 1986 年 7 月に久留米で行われた第 98 回日本小児科学会で，東京女子医大 NICU 開設以来 1 年 6 か月間に 507 人が入院し 18 人が死亡したうちの 8 人（44％）は倫理的検討で医療方針が定められてことを発表しました．それは日本で最初の人為的な生命操作の公表といえるものであり，どんな意見や批判が出るか緊張しましたが，発表の後の質疑応答は簡単な医学的な質問だけであっけなく終わりました．みんな同じような経験をしているはずなのに，何の疑いもなく医学的観点だけでやれるだけやっているのであろうかと思いました．それから数年して，脳死・臓器移植などの話題がマスコミにも取り上げられるようになり，医療の世界でもどのような死を迎えさせるかが論じられるようになり，私たちの「予後不良の新生児に対する倫理的観点からの医療方針」はようやく市民権を得たのです．

2）予後不良とは

　予後不良の意味には，生命予後，生命は維持できても生きてゆくうえの能力が著しく損なわれる生命の質（QOL）の予後，さらに家族や社会が経済的・精神的に背負いきれない重荷となる社会的観点からの予後，が含まれます．特に胎児・新生児においては，その児を一生ケアする母親（家族）と養育される家庭環境まで含めた予後を考察することが必要です．

3）東京女子医大 NICU における倫理的考察からの治療方針（いわゆる仁志田の基準）

(1) その作成の経緯とクラス分けの意味

　これまで助からなかった重症新生児や超未熟児が救命されるようになると，命の尊厳を考えればできる限りのことをすべきであり医療者が人の命を左右する判断をするのは僭越である，という考えがある一方，現在の医療現場はそのような考えでは制御しきれず，倫理的観点からの治療方針の決定が必要なレベルとなりました．その場しのぎに主治医の判断で重大な決定をするのではなく，システムとして施設全体で議論すべきであり，その議論の糧となる規範（code）をあらかじめ定めておく必要が考えられました．

　この仁志田の基準（**表3**）は，先行論文のイェール大学のダフ教授等の「NICU における予後不良児に対するクラス分け」を参考として作成されました．ダフの論文のクラス分けは，A：あらゆる治療を行う，B：限られた治療を行う，C：すべての治療を中止する，の3段階でしたが，日本の現状を考慮してクラス C を加えた四段階としたものです．このクラス C は，曖昧であり真綿で首を絞めるようなプロセスである，と批判を受けました．当時は死に至る可能性のある医療方針を決定した医療者を援護する法的環境が整っていないことと，社会一般に医療者が患者の死に至る行為をすることに対する嫌悪感があったところから，後に述べるクラス D の決定ができなかったので，クラス C は苦肉の策でした．しかしそれ以上に，積極的な治療という鉾を納めて自然の流れに任せるというクラス C は，日本的な考えに基づく倫理的判断と広く受け入れられるようになり，仁志田の基準はしだいに日本の NICU に普及し，1999年には淀川キリスト教病院の船戸正久がそれを基に，クラス C を緩和的治療・クラス D を看取りの医療，と命名して事例の経験を発表しています．ようやく，脳死・臓器移植が社会的議論の洗礼を受けて法制化されたので，絶対的に予後不良な事例にクラス D を採用することが可能となりました．また家族が児の死を受け入れるプロセスとしてクラス C のもつ意義は理解されて，現在でもこのクラス分けがもっとも広く臨床現場で採用されています．

(2) 予後不良児のクラス分けの解説

　クラス A の対象はほとんどの患者です．クラス B は，先天性の筋萎縮症などのように長期予後が不良な疾患の児に，心臓手術や透析治療などを施すことは，延命効果よりそれによる侵襲のマイナスが大きいと考えられる場合です．クラス C は，きわめて重篤な疾患を有し短期的にも生命予後が不良であることが明らかで，残された命の時間を痛みやストレスをできるだけ加えないで安らかに過ごさせる対応であり，自然の流れのなかで生を全うすることのメリットを考えたものです．それは，これ以上治療を続けても回復が望めないので積極的な治療を止める「撃ち方止めの医療」，あるいは管理方針を治療から看護に切り替える「cure から care への医療」ともよばれます．一般的養護とは，保温・栄養・清拭・愛情と尊厳の提供，です．これまで行ってきた治療（酸素投与・輸液・投薬など）の継続に関しては事例ごとで異なり，原則的には状態に急変のない範囲で漸減していきます．採血などの検査に関し

Ⅱ 総　説

表3 ●東京女子医大 NICU における倫理的考察からの治療方針（仁志田の基準）

クラス A：可能なあらゆる治療を行う（積極的医療）
クラス B：過剰な侵襲的治療は行わない（制限的医療）
クラス C：現在行っている以上の治療は行わず一般的養護に徹する（緩和的医療）
クラス D：すべての医療を中止する（看取りの医療）

ても同様で，必要最低限が原則ですが中止の方向に進めます．

　初期の論文ではまだ倫理的考え方そのものも目新しいときであり，クラス C を理解しても
らうために議論の対象となりうる例として 18 トリソミーなどの具体的な疾患名をあげまし
た．その後のこの基準が広まるにつれ，マニュアルのように疾患名でクラス分けをする施設
が出てきたところから，その疾患名が独り歩きして家族の会などから非難される原因となり
ました．しかし，現在ではようやく倫理的議論によるクラス分けはステレオタイプに疾患名
で判断するのではなく，事例ごとに臨床所見や取り巻く家庭環境などを加味して判断がなさ
れなければならないことが理解されるようになりました．

　クラス D は，臨床的にすでに回復や治癒が望めない状態のみならず，きわめて短期間で死
に至ることが明らかと判断される症例において，治療を続けることが無益（futile）で児に苦
痛をもたらすだけであり，生命維持処置を止めることが児および家族のためにもなると判断
された場合に選択されます．特に出生のときにすでにその致死的状態が確認され救命治療を
開始しない場合（withhold）と，治療が行われている過程でクラス D と判断され延命治療を
止める場合（withdraw）は，後者の場合がすでに行われている治療を中止することから with-
hold と異なる違和感をもたれますが，withdraw の場合においてもキチンと倫理的議論がなさ
れていれば withhold となんら変わらない判断です．むしろ不確実な状態の場合は治療を開始
してから再評価し，治療を止める選択（withdraw）が，臨床現場では安全な方に間違う（致
死的疾患であった場合に助かるかもしれないと思って治療開始する間違い）方が勧められます．

(3) 予後不良児のクラス分けの運用の実際

　臨床現場におけるその実際の採用には，**倫理的判断の基本ステップ（表4）**を踏んで行わ
れます．経験が積まれていくうちに，亡くなって行く子どもと家族が，静かに心を通わす時
間が持てることの素晴らしさに，むしろ感動さえ覚えるようになり，しだいに倫理的意思決
定は当然の医療行為として受け入れられるようになります．

　その実践においては，プロの医療者にとって技術的に可能なことをしないで死に行く患児
を見守ることは，むしろ辛くもっとも難しい医療行為であるところから，その児に関与する
全員が同じ医療法方針を順守することがきわめて重要です．スタッフ間の意思の伝達が不十
分で，当直の医師が夜間に急変したクラス C とされた児に交換輸血などの積極的治療が開始
されることがあってはなりません．その意味で，慣れに流されずキチンと話し合いのステッ
プを踏むことの意義を忘れてはいけません．

表 4 ● 倫理的考察から治療方針を判断する基本的ステップ

1）判断の基準	患児にプラス（子どもの最善の利益）になるか
2）判断の情報	①学的：治療が可能であるか・後遺症の重篤度 ②社会経済的：家族の精神的負担・限られた医療資源の有効利用 ③法的：医療中止及成育限界の法的解釈 ④倫理的：新生児といえども生きる権利および尊厳をもって死ぬ権利等の情報を収集する.
3）判断のプロセス	①医学的情報を中心とした情報の分析 ②家族への情報提供とそれに対する家族の意見聴取とその分析 ③スタッフ全員によるカンファレンスによる医療側の判断 ④その医療側の判断を家族に提示 のステップを踏む
4）最終判断	家族の意見を最大限生かした判断を原則とする 医療側と家族側の意見が異なる時は結論を急がない
5）最終判断による対応	定まったクラス分けによる医療管理とする 採取判断をスタッフ全員に伝え全員が従う 医学的状況の明らかな変化以外安易な方針変更は行わない

　倫理的判断の基本原則は「患者の最善に利益」であるが，新生児においては，出生からその児とともに生きて行く家族，特に母親の状況に配慮が必要です．判断のための正確な情報収集は不可欠で，そのなかでは特に医学的情報が重要であり，致死的と考えられた疾患が実は治療可能であることがわかれば，その倫理的判断はまったく異なるものになります．その意味で生命予後および重篤な後遺症の発生確率の判定は倫理的判断においてもキーワードとなります．

　治療方針決定の過程で家族の意見・考えを聞くことは重要であり，原則的には可能な限り家族の意思に沿います．しかし新生児においては，問題が出生時に明らかとなることがほとんどで判断までの時間が短いことに加え，癌や脳梗塞のように一般の人にも耳慣れた疾患とは異なる髄膜瘤や18トリソミーのように，家族にとっては初めて耳にする疾患が少なくないところから，理解が不十分である場合が多くあります．それゆえ，多くの家族は医療者側の意見に同意することが多いのは当然で，ほとんどの場合すでに決まっている医療者側の意見を家族に追認させる結果となり，家族は治療中止という重大な決定を自分がしたという心の重荷を一生持ち続けます．それは医療者側がすでに決めている決定を，トランプのババを家族に渡すようなものであり，その重荷は医療者側が負うべきとの考えから，「家族に最終決定を迫らない」ことが原則です．しかし近年になって，家族もインターネットなどで迅速に簡単に医療情報にアクセスで可能となり，倫理の自律主義の原則に沿って家族が苦しみながらも自分たちで決めることのメリットも考慮されるようになりました．

　医療者側の意思統一はきわめて重要で，一人の主治医や所長が決めるのではなく，カンファレンスを通じて可能な限りその児にかかわるスタッフ全員の同意（unanimous agreement）を原則とします．その決定を全員に伝え徹底させるためと，責任の所在を明らかとするため，

カンファレンスの決定を代弁する形で NICU 責任者がみんなに伝え，全員がその方針に従います．安易にその決定を変えてはいけませんが，例外的に臨床状態の大きな変化（予想外の改善や悪化）や家族の意見が変わったことなどが明らかとなったときは，再びカンファレンスを行い，変更することが可能です．

4）予後不良新生児の家族との話し合いのガイドライン

2004 度の厚生労働省・成育医療研究事業「重症障害新生児医療のガイドライン及びハイリスク新生児の診断システムに関する総合的研究」（主任研究者：田村正徳）をベースに，「重篤な疾患をもつ新生児の家族と医療スタッフの話し合いのガイドライン」がつくられました．以下にその 10 項目を示しますが本文には，運用上の注意書きが多く添えられており，原文を参照していただきたい（http://jspn.gr.jp/info/INFORMATION.html）．

1. すべての新生児には，適切な医療と保護を受ける権利がある．
2. 父母はこどもの養育に責任を負うものとして，こどもの治療方針を決定する権利と義務を有する．
3. 治療方針の決定は，「こどもの最善の利益」に基づくものでなければならない．
4. 治療方針の決定過程においては，父母と医療スタッフとが十分な話し合いをもたなければならない．
5. 医療スタッフは，父母と対等な立場での信頼関係の形成に努めなければならない．
6. 医療スタッフは，父母にこどもの医療に関する正確な情報を速やかに提供し，分かりやすく説明しなければならない．
7. 医療スタッフは，チームの一員として，互いに意見や情報を交換し自らの感情を表出できる機会をもつべきである．
8. 医師は最新の医学的情報とこどもの個別の病状に基づき，専門の異なる医師および他の職種のスタッフとも協議の上，予後を判定するべきである．
9. 生命維持治療の差し控えや中止は，こどもの生命に不可逆的な結果をもたらす可能性が高いので，特に慎重に検討されなければならない．父母または医療スタッフが生命維持治療の差し控えや中止を提案する場合には，1 から 8 の原則にしたがって，「こどもの最善の利益」について十分に話し合わなければならない．
   （1）生命維持治療の差し控えや中止を検討する際は，こどもの治療に関わる，できる限り多くの医療スタッフが意見を交換するべきである．
   （2）生命維持治療の差し控えや中止を検討する際は，父母との十分な話し合いが必要であり，医師だけでなくその他の医療スタッフが同席したうえで父母の気持ちを聞き，意思を確認する．
   （3）生命維持治療の差し控えや中止を決定した場合は，それが「こどもの最善の利益」であると判断した根拠を，家族との話し合いの経過と内容とともに診療録に記載する．

（4）ひとたび治療の差し控えや中止が決定された後も,「こどもの最善の利益」にかなう医療を追求し,家族への最大限の支援がなされるべきである.

10. 治療方針は,こどもの病状や父母の気持ちの変化に基づいて見直されるべきである.医療スタッフはいつでも決定を見直す用意があることをあらかじめ父母に伝えておく必要がある.

このガイドラインは「医療スタッフと両親の悩みの安易な解消や思考停止」を目的にしたものではなく,医療スタッフと家族が子どものためにしっかり悩みながら話し合うものです.現代は,好むと好まざるとにかかわらず「どのような死がその患者にもっとも相応しいか」を考え行うことが医療の一部となっています.先行するいわゆる仁志田の基準と今回のガイドラインの違いは,前者が一施設において臨床上の必要に迫られて作成された倫理的考察による医療方針の決定に関するものですが,後者は多分野の専門家によって作成された医療者と家族の話し合いに焦点が絞られたものです.しかしともに,患者の最大の福祉を目的として作成されたものであることに変わりはありません.

おわりに

予後不良児の対応は,周産期・新生児医療においてもっとも重要かつ焦眉の急であるが,残念ながらまだ多くの施設ではキチンとした倫理的考察を加えた対応がなされていません.予後不良の児の倫理的判断において大切なのは,みんなで話し合う過程（倫理的カンファレンス）であり,その児にかかわる医療スタッフが全員で,「児の最善の利益とはなにか」を真摯に考えることです.

倫理は私たち人間がともに生きるための論理であり,その背景には相手を思い慈しむ「あたたかい心」が不可欠であり,その「あたたかい心」を育むのが「連続と不連続の思想」である.特に予後不良の児に対峙するとき,私たちを含めた世界が連続であるが生きるために不連続とする「連続と不連続の思想」で有用です.

●参考文献●

(1) 仁志田博司：新生児医療における生命倫理.仁志田浩博司：新生児学入門,第4版,医学書院,pp141-150,2012.

(2) Nishida H：Future ethical issues in neonatology：A Japanese perspective. Semin Perinatol 11（3）：274-278, 1987.

(3) Duff RS, Cambell AG：Moral and ethical dilemma in the special-care nursery. N Engl J Med 289：890-894, 1973.

(4) 仁志田博司,ほか：新生児医療における倫理的観点からの意思決定（Medical Decision Making）.日本新生児学会誌 23：337-341,1987.

(5) 仁志田博司：予後不良な新生児に対する倫理的観点からの医療方針決定の現状：母子センター5年間の死亡例の検討から.生命倫理 1：138-143,1991.

(6) 船戸正久：臨床倫理学の基本的考え方：胎児・新生児の人権と尊厳をどのように守るか？ 日本未熟児新生児学会誌 23：16-24,2011.

(7) 公益社団法人日本産科婦人科学会倫理委員会,母体血を用いた出生前遺伝学的検査に関する検討委員

Ⅱ　総　説

　　会：母体血を用いた新しい出生前遺伝学的検査に関する指針．http://jams.med.or.jp/rinshobukai-ghs/policy-pdf

(8) 仁志田博司，編：出生をめぐるバイオエシックス―周産期の臨床にみる「母と子のいのち」．メジカルビュー社，1999.

(9) 仁志田博司：新生児の立場からみた優生保護法の改訂―特に成育限界に関して．日本医師会誌 106 (2)：177-181，1991.

(10) 仁志田博司：生存限界と成育限界の意味するところを正しく理解するために．小児科 46：2079-2086，2005.

(11) 仁志田博司：出生と死をめぐる生命倫理―連続と不連続の思想．医学書院，2015.

Ⅱ 総 説

2 新生児医療の倫理とナラティヴ・ベースド・メディシン（NBM）

聖マリアンナ医科大学新生児分野
堀内　勁

はじめに

　新生児の集中治療は 20 世紀後半に急速に発展し，定着した医療となっています．これにより，新生児病態の治療は大幅に改善しました．しかし，その負の影響として未熟児室・NICU（neonatal intensive care unit）での親と子の隔離が，親と子のきずな形成に悪影響を与えることが次第に明らかとなり，親子の面会を促進する方向に転換しています．われわれの NICU でも病院他部署の面会と区別するために親子関係の成立を促す意味を込めてファミリータイムと呼ぶようになりました．その背景にある考え方は，人という存在は関係性の中にこそ存在し，親と子の人としての発達はこの関係性においてのみ達成できるという発達原理が明確になってきたからです．

　一方，生命倫理学という分野も，第二次世界大戦による大量破壊兵器の出現，国家・軍隊という組織の権力構造で起きる人間性への暴虐という体験から，本格的に発達してきました（ニュルンベルグ綱領）．医学・医療の進歩につれて，いかにしても助からない個への医療は無駄ではないか，あるいは QOL（qualty of life，生命の質・生活の質）の観点から生きていることこそ過酷ではないかと思われる個への最善の医療はどうあるべきかなどが討議されるようになってきました．こうした論議は人間とは何かという哲学的考察をもとにして，哲学者，倫理学者や法律家によって考え方の原則が作られてきましたが，実際の臨床の場ではこの原則論だけで対処できない事態が数多く起きているのが現状です．とくに新生児という存在は，そう遠くない過去において将来人格を持ちうる存在であるから，人間に準じて扱うのだと考えられ，一般の人々も，家族の未来を明るくする存在であるから新生児は健康であるのが当たり前であり，異常のある新生児は不吉な存在，家族や社会に害をなす存在として捉えられていました．そうした物事の捉え方に真正面から対峙する取り組みが新生児集中治療の発展であり，われわれ新生児医自身も後遺症なき生存（intact survival）という錦の御旗を掲げ新生児集中治療の普及に努めてきました．しかし，その背景には異常新生児，後遺症を残した児はわれわれ医療者の敗北であるという考えがあり，医療権威的・権力的発想に陥りがちとなっています．

Ⅱ　総　説

　健全な社会は自分たちにとって実利的に役立つ者のみで構成されているわけではなく，実利的に優れた者も，実利的には劣っているとみなされる者も人間として受け入れられ慈しまれ，しかも調和して存在しうるのだといえます．たとえとしていわれていることは，社会を構成する生き物である蟻の世界では，3割のよく働く蟻と4割の普通の蟻と何もしない3割の蟻からなっており，3割の何もしない蟻を駆除してもいつの間に過去の3，4，3の構成に戻っているといいます．

　こうした生き物としての本質，そして関係性の生き物としての人間という観点から新生児医療の倫理の考え方と実践について考えてみたいと思います．

1　わが国の新生児医療の動向

　日本小児科学会の5年に1回の調査によると，超早産の取り扱い数が増加し，死亡率が著明に改善しつつあります．在胎22〜23週出生の児の死亡率も40%そこそこになっています[1]．しかし，この時期には頭蓋内出血Ⅳ度，脳室周囲白質軟化症や未熟児網膜症，慢性肺疾患など重度の合併症が多く一般的にいう発達予後は万全とはいえません．また，高度の先天異常に医療を提供すべきなのかどうかも不確定要素が多く，医療者のそれぞれの立場，家族の考え方，社会の受け入れ度合いなどにより，その取り扱いは国や施設により大きく異なっています．その結果，生命を守る医療技術が高度に進歩している現在，すなわち，技術的には多くの選択肢が生まれてしまった現在，どこまで医療を提供すべきなのか，医療者，家族・社会のとらえ方にギャップが生じることも多くなっています．

2　新生児期の倫理的観点の前提となるもの

　人という存在に普遍的に起きることは，生を受けた瞬間から死ぬまで生きることです．この過程はいわゆる“いのちの質”とは関係なく極めて単一性の高い普遍的なものです．しかし，その死ぬまでの過程には昔から生・病・老・死と言われるように個々の生きざま，死によう，あるいは健康の物語り，障がいの物語りが差し込まれますから極めて多様性に富んでいるともいえます．

　出生時，あるいは生まれる前から何らかの医学的状態を持った新生児たちへの医療提供はこうした人間の生きざまへの関与のほんの一部かもしれませんが，また多様な枠組みで考えなくてはいけないことでしょう．

　仁志田は「生とは単に臓器の機能が継続しているというだけではなく，脳を含めた体全体のシステムとして機能している状態と捉えなくてはならない」と述べていますが，さらに加えて考えるならば生とは社会的な存在であるともいえます．

　人は1人で生きることはできない存在であることから，家族，社会との関係そのものの中にその人の存在理由があります．命は自分1人のものではないということがよくいわれます．生まれたばかりの新生児であっても，そのいのちの質をいかに医学的に評価しても，あるい

はいかに劣悪な評価が下されても，この「関係する存在」としての意味は肯定的な意味でも否定的な意味でも消し去ることはできません.

3 新生児期の親権と自律性

先述したように，生命倫理学は第2次世界大戦以後，医学が時に権力構造のもとに非人間的な行為も犯してしまうという反省から，主として欧米を中心に展開されてきました．その基本的考え方は，哲学的に生命のありようと，こうあるべきだという原則を知的に考察することから始まりました．原則論は倫理的問題を考えるときの規範となるものです．そして現在ではこの原則論は米国型と欧州型の2つの流れがあるといわれています[2]（**表1**）．欧州型では患者の自律性や尊厳，それゆえに尊厳を傷つけてはいけないという不可侵性，そして人間の命は弱いはかないものだという患者の視点を基本としています．米国型は医療者が医療を提供する際にどんな規範が必要かという，医療者の守るべきものとして，患者の自律を尊重し，医療が危害を加えることとなってはいけない，医療はそれにより恩恵をこうむるものでなくてはならない，正義のもとに行われなければならないと考えます．いずれにしても医療提供側も，医療の受益者である患者側も人間として自律性を持つもので，自律性のもとに倫理的決断を合意していくことになります．自律性とは自らを律することにより外からの権威や誘惑などの働きに束縛されず，自らの規範・理性に従って行動することです．倫理的決断を行う上で，尊重するものは患者の自己決定権ですが，自己決定を行いうるのは患者自身に自律性があることが前提となります．自律性は4つの属性からなるといわれています．それは以下の4つです．①思考ができ，人生の目標を設定できる能力，②道徳的直観を持ち，自己律法が行え，プライバシーを守ることができる能力，③外部からの強制を受けずに思考や行為が行える能力，④政治的な行動が行え，自己責任を保てる能力です．さらに医療を受ける上では，⑤インフォームド・コンセントを行える能力，が付け加わります.

インフォームド・コンセントとは「説明」と「同意」と医療者側に立った解釈が一般にいわれていますが，実は医療者側が患者に与えるものではなく，患者側が医療者側から適切な情報を受けた後に，どのような医療を受けるかの意思表示をすることを指します．医療者は十分な医学的そしてそれに付随する情報を提供し，対等の立場にある患者自らが自分自身への医療を自立的に選択していくべきだと考えられます.

ところが，新生児医療が対象とする新生児には自律性を期待することができません．そのため，倫理的決断には親権者と医療者が真摯に話し合い，新生児にとっての最善を選択し，提供することが不可欠となります．しかし，新生児期の親の特性から考えると，親を自律の4原則を持つ者として病的状態にある子どもについて無私的，献身的，そして理性に則って思考し，考える存在として捉えてよいかについて疑問が湧きます.

1）子どもの誕生とは

そこで生命の誕生がなければ，その子の人生はあり得ず，倫理的問題は起き得ないといえ

表1 ●医療倫理の原則

米国型	欧州型
自律尊重（autonomy）	自律性
無危害	尊厳
恩恵（benefit）	不可侵性
正義（justice）	弱さ

〔文献2）より〕

ます．誕生とはどういう意味を持つものなのかを考えると3つのプロセスがあります．

1つは生理的誕生であり，これは客観的・自明なこととして誰にでも解かることです．2つめは心理的存在としての誕生です．その意味は親に子として受け入れられ，愛されることです．3つめは社会的誕生であり，家族・社会に存在が認知され，愛されることだといえます．通常はこの3つはお互いに関連しているのですが，独立して存在しているともいえ，それ故にさまざまな相克を引き起こされる可能性があります．

2）新生児期の親の特性

今度は親の誕生を考えてみます．親としての機能を発揮するには3つの親性が必要です．第1は生物学的親であり，これは多くの場合自明なことです．第2は法的な親であり，通常は生物学的親性に基づいて認定され，親権が発生したとみなされます．第3は心理・社会的親です．

この第3の親性を確立することは実は単純なことではありません．この3つの親性が確立した親と，医療者・その他が合意して初めて新生児期の倫理的決断が子どもにとって好ましく行われます．新生児を除く小児の場合は，倫理的決断に関わる当事者としてほとんどの場合3つの親性を持つものが親権者として存在しています．親が親として機能するには，親の理論といわれる仕組みのもとに子と親という関係性を育むことにより，心理・社会的親に発達し，法的親権を発揮できる親性を獲得した後に，子どもの病的状態に対する倫理的決断の当事者となります．そうした観点から捉えると，新生児期・もしくは産褥早期にある親はいまだ，心理・社会的親になりきっていない，発達途上にある親であるといえます．

3）心理的・社会的親とは

乳幼児と親との関係性は，言語的コミュニケーションよりは非言語的コミュニケーションに基づいて成立していきます．非言語的コミュニケーションは自分が相手になり込み，相手が自分になり込むような間主観的な交流の中で生じます．間主観性は人間に本来そなわっているもので，新生児模倣に代表される一次間主観性から成熟した二次間主観性へと発達していくことが知られています[3]．

親の子に対する機能の多くが育児であるとすると，通常家庭内での乳幼児の育児は直感的になされます．直感的育児とは間主観性に基づく親子の交流です．直感的育児をするためには親は乳児と親密な関係を保つ必要があり，親はその親密な間柄を通して乳幼児の行動を綿密にモニターします．そのモニター機能により，わが子の行動傾向や特性，心情を親のものとしていくことになります．その結果，モニター機能が十分に発揮されるようになり，多くの場合，乳幼児の要求を事前に察知して対応します[4]．しかし，この直感はある程度の期間にわたる直接行動観察が必要です．この直感的育児に基づいて心理的親となっていくことに

なります.

社会的親とは，この心理的親子関係に基づいて，家族にその子どもの存在が認知され，さらにわが子として社会にお披露目を行うなどの儀式的手続きを行いながら親として責任を全うすることです．子どもを持つことの意味はカップルにとって，①男女が愛の結晶を協力して生み出すこと，②自分がどんな親になるのかの期待，③愛の対象として自分たちカップルはどんな子を持ちたいのか，④親から受けたことでわが子にはくり返したくないと思う事が思い浮かぶ，⑤親にしてもらった事で自分も子どもに対してしたいこと，⑥自分たちの夢を語る，⑦自分たちが築き上げてきたすべてを遺産として次代に伝える，などの背景のもとに心理・社会的親になっていきます.

また，女性が，周産期を通して親になっていく過程は，妊娠・出産・その後の泌乳という身体的変化を伴い，さらに脳の機能の変化，心理的変化が激しく起きることが知られ，それらのほとんどが生まれてくるわが子と，自分自身の変化に向けられます．Winnicott. DW はそうした母親の状態を原初的没頭と呼び，ほとんど狂気に近い状態であると述べています．そうした観点からは母親にとってわが子の病いはこの原初的没頭状態を向ける対象を喪失したことになり，また，親になる社会的すべての意味を瓦解させてしまうことになります．こうした状況にある親とともに倫理的決断を下していくには，ほかの時期とは異なったプロセスを考慮しなくてはならないと考えられます.

4）親になるプロセスでの自律性獲得

妊娠は本来他者である胎児が体内に存在するというほかの時期にはない特異な状況であり，そうした事態は潜在的な親性の芽生えを生じさせます．体内の生命体への自覚はその生命体が自分の身体の一部のようであるような感覚と同時に，それは自分ではない存在なのだという認識が生じるため，身体的・生理的変化とともに妊婦は胎児と無人称的と呼ぶべき関わりをしていると橋本は述べています.

出産後には，不可思議な生命体を内部に宿し，それを感じている自分＝妊婦という属性が崩壊し，自分の一部のような胎児の無人称性も消えていきます．それは妊娠中に生じていた自我の一時的崩壊が起きたような状態から，あらためてわが子と出会うという側面を持つことになります．このプロセスには身体的感覚的喪失を伴い，その喪失感を獲得の喜びに変えていくには，原初的没頭準備状態にあった女性にとって全感覚を通した接触が必要になります．そうした喪失と獲得の過程の中で周囲に見守られながら親となる達成感・肯定感が生じてくることになります.

その後，わが子と濃密に接することで原初的没頭が親子の関係作りを前方へ進めることになり，さらにいえば関係性の物語の糸を太くしていく作業を遂行することになり，サナギが蝶に変身するように親としての自分が再生し，2 人称としてのわが子を実感し，親子の関係性が育っていきます．この作業が先，あるいは同時に進行してこそ親としての自律性が保障されることになります.

4 新生児期のデシジョンメイキング

病的新生児に対していかなる医療を提供すべきかを決める倫理的規範は親の現在まで生きてきた中で獲得したもの，また，親の子ども観・家族観とともに上述した親となっていく過程が混じり合う複雑な状況にある親と私たち医療従事者の技術的判断とさらに全体的な社会の支援の枠組みなどの協働のもとに進められます．実際には意思決定の適用は，手探りの中で進められていると言えます．

仁志田らは医療の侵害性，無害性の立場から現在の新生児医療では人間として生きていくにはあまりに過酷な生があると考え，新生児の病態の重症度を治療提供可能性から4つに分類し，病的新生児に無駄な苦痛を与えないようにとしました[5]（**表2**）．そして十分に両親と話し合い，最終決定は医療者が行うという指針を示しました．当時はNICUでの親子の交流はほとんどなかったため，親にわが子の医療の非適用の判断を求めることはあまりにも過酷であるという考え方でした．しかし，このクラス分けは診断名と直結しているとの誤解を与え，たとえばどんなに状態のよい18トリソミーでも積極的医療提供は行わないというように解釈されてしまう可能性がありました．これに対して，患者家族やさまざまな医療者からも批判が出て，その後NICUでの家族への対処が変化したため，再考せざるを得なくなったといえます．

そうした変化に対応して，田村らは，親の特性を配慮しながら重篤な疾患を持つ新生児の家族と医療スタッフの話し合いのガイドラインを提示しました[6]（**表3**）．しかし，このガイドラインは意思決定のためのプロセスについての原則を述べたものであり，実際にどう患者のベストベネフィットを達成するかについての手順は述べられていません．現場での意思決定の手順を適格に行うには，原則論を医療従事者の作業手順の文脈に置き換える必要があります．その一つとして清水は4分割法を提案しています．さらに，法律上の親権者が親として自律性を獲得していく過程にあることを考えると，決められた作業手順を踏むにはそれなりのアプローチの仕方が必要になってきます．それが新生児患者と家族が生きる病いの物語に沿って倫理問題を考えるための物語り（narrative）論に基づく方法です．

5 新生児医療倫理とナラティヴ・ベースド・アプローチ

1）ナラティヴとは何か

現代医療を科学的合理的に提供するには治療に最大の益をもたらし，益のないことをしないという原則に基づいて意思決定を論理的に行うことが求められevidence based medicine（EBM，エビデンス・ベースド・メディシン）として定着しつつあります．EBMは現在患者に起きている問題を定式化し，その定式化された問題についての情報を検索し，得られた情報を批判的に吟味し，その結果を臨床場面で実行し，実行された医療行為を評価するという5つのステップによって達成されます．言いかえると，厳密な対象を規定したある患者集団

表2 ●東京女子医科大学の医学的意思決定のクラス分け

Class A	あらゆる治療を行う ：ほとんどすべての患児
Class B	一定限度以上の治療（手術や血液透析など）は行わない ：表皮水疱症，先天性筋疾患のように短い生命予後が明らかな症例
Class C	現在行っている以上の医療は行わず，一般養護（保温，栄養，清拭および愛情）に徹する ：13トリソミー，18トリソミー，無脳児，重症仮死で出生した500gまたは24週未満の児，高度脳室出血が明らかとなった超未熟児等
Class D	これまでの治療はすべて中止する ：現在はこの適応は使用していない

〔文献5）より〕

表3 ●重篤な疾患を持つ新生児の家族と医療スタッフの話し合いのガイドライン

1	すべての新生児には，適切な医療と保護を受ける権利がある
2	父母はこどもの養育に責任を負うものとして，こどもの治療方針を決定する権利と義務を有する
3	治療方針の決定は，「こどもの最善の利益」に基づくものでなければならない
4	治療方針の決定過程においては，父母と医療スタッフとが十分な話し合いを持たなければならない
5	医療スタッフは，父母と対等な立場での信頼関係の形成に努めなければならない
6	医療スタッフは，父母にこどもの医療に関する正確な情報を速やかに提供し，分かりやすく説明しなければならない
7	医療スタッフは，チームの一員として，互いに意見や情報を交換し自らの感情を表出できる機会を持つべきである
8	医師は最新の医学的情報とこどもの個別の病状に基づき，専門の異なる医師および他の職種のスタッフとも協議の上，予後を判定するべきである
9	生命維持治療の差し控えや中止は，こどもの生命に不可逆的な結果をもたらす可能性が高いので，特に慎重に検討されなければならない．父母または医療スタッフが生命維持治療の差し控えや中止を提案する場合には，1から8の原則に従って，「こどもの最善の利益」について十分に話し合わなければならない
10	治療方針は，こどもの病状や父母の気持ちの変化に応じて（基づいて）見直されるべきである．医療スタッフはいつでも決定を見直す用意があることをあらかじめ父母に伝えておく必要がある

〔文献6）より〕

から抽出した標本を推計学的に処理して得られた結果を妥当な事として捉え，普遍化した医療を行うことです．異なる述べ方をすると，医療を信頼のおける科学としてとして権威化する営みだとも言えます．

Narrative based medicine（NBM，ナラティヴ・ベースド・メディシン）とは私たちはそれぞれの人生の物語を生きる存在であると認識することから始まります[7]．医療者は医療者としての自分の物語を生き，患者は患者の物語を生きているという認識です．したがって，NBMでは，疾病を有する個々の患者の心理・社会的問題も含めて診療に当たり，そこから得られた診療内容を普遍化しようとします．すなわち，エビデンスを適用する上での智慧をも含めて，患者と医療者の人間性が交錯する中で医療をその患者の物語のエピソードとして提供し

ていこうとする営みです．その中心的理念は，医療は単なる病態を除くだけではなく，その疾患を有する人の全体像の中でどこに疾患が位置するかを捉えることであり，同じ疾患診断名でも個人個人にとって意味が異なっていると考えます．

　医療提供者の視点と患者の視点は当然異なっていて，医療提供者は医療の提供という目的のために患者の語りの内容を取捨選択しなくてはならないため，医療提供者にとっては対象患者に病態的に何が起きたかを判定することが大切となります．しかし，患者・家族にとっては病むことで病態的に何が起きたかとともに，それにより引き起こされる何かを体験するかが大切であるという存在論的食い違いが生じることになります．とくに臨床的意思決定の場においては，医療者の疾患カテゴリーが患者の病いの物語りより優先されてしまい，患者の物語りが無視され，混乱させられ，時に適切に対応できなくなる可能性があります．

　捉える視点によって物事の現実性は変わりうるものであり，異なる次元から見ることによりその物事の違う側面が見えてくることがあります．ともすれば，私たちは専門家の視点で意味構成した特定のものを患者に強制しがちですが，専門家が医療を通して親子と関係性をつくっているのだと捉えたとき，専門家と親子の関係に相互変容過程が生じ，事態を乗り越えていく新たな物語を形成することになります．

2) 新生児医療での倫理的ジレンマ（治療拒否）

　重症新生児のケア提供は生存を維持し，救命に向かう積極的な方向と，予後不良と医学的に判定して児の安楽を中心としたケアとに分かれます．それは高度のケアを提供するか，しないかという2分法的選択をするのではなく，段階を追い，行きつ戻りつしながら進展していくべきでしょう．そのどちらに向かうかに影響する因子としては，新生児の病態の，①重症度，②治療可能性，③快適なケアの提供，④日常生活的意味，⑤将来の展望，⑥家族にとっての意味などが挙げられます[8]．それらの因子をもとに医療提供側と患者家族とが織りなすエピソードの積み重ねで物語が進行します．

3) 治療拒否の事例

　成育限界と思われる妊娠22週，出生体重536gで出生した超低出生体重児の治療拒否をあげます（**図1**）．医師のナラティヴの始まりは比較的に単純なことが多く，患者を疾患・重症度・予後予測など，医療モデルに基づいて捉えます．「妊娠22週，出生体重出生体重536g，新生児仮死，うちの成績では生存率30％以上だ，仮死の蘇生もうまくいった．これなら人工呼吸器で補助すれば，生存する可能性が高い」．こうしたナラティヴのもとに治療を開始します．

　看護師のナラティヴは医師よりも子どもへのケア提供，あるいは子どもと家族の関係性を看護の視点でとらえます．「こんなに小さい子のケアは大変，でも精一杯ケアしましょう．若い夫婦だけど，お父さん・お母さんはどんな気持ちなのかしら．さっきおじいちゃんと何か言い合っていたわ．カンファレンスで今後の治療方針を決めましょう」と医療・看護側の取り組みの枠組みを決めていきます．

　ところが家族・親族のナラティヴは今現在生きている実生活から産み出されるものです．

2　新生児医療の倫理とナラティヴ・ベースド・メディシン（NBM）

	0日	2日	3日	4日	9日	10日	11日

在胎22週6日　　　　　　　　　　　　　　　　　　　　　　　永眠
APGAR2/4
出生体重536g

ST-A　2回注入 肺出血　　　　　PDAフロー増加　　壊死性腸炎症状 無尿
　　　　　　　ST-A　3回目　インダシン投与　　出現　　　　心拍低下
　　　　　　　　　　　　　　　　　　　　　　　　　　　　酸素飽和度低下

脳室出血　1度 脳室出血　2度 脳室出血　2度 脳室出血　4度

図1 ●超低出生体重児の誕生と死

母親のナラティヴは「親の反対を押し切って結婚した．新しい家族として幸せにならなくてはならない．妊娠は自分たちにとって幸せをもたらす象徴．早産は幸せの瓦解．この子が生きれば障がい者を持つ不幸な家族となってしまう．幸せをもたらす妊娠は次にでもできる．この子を助けないでほしい．夫に従って自分たちの幸せを守らなくてはいけない．身体感覚と功利心の間で揺れ動く心」としてわが子を自分たちの幸せな未来への侵入者として捉える一方で，同時に胎動を感じ，出産をしたという身体感覚も児への認識の中に存在します．

　身近な親族である祖父母のナラティヴは，「私たちが反対したのに結婚してこのざまだ．これ以上私たち親族を不幸にしないでほしい．私の妹は障がいを抱えてつらい人生を生きている．介護する側も大変だった．障がいを持つ可能性の高い超低出生体重児を助けようとするのは医療の思い上がりだ」としてやはり自分たちの生活への侵入者として疾病状態にある孫を捉えています．しかし実際に孫に会ってみると「会ってみるとこんなに小さいのにおじいちゃんの面影がある」と身近な者としての認識も同時に抱くことになります．すなわち生活の中の1つの挿話として孫への医療は捉えられています．

　たとえば，父母のナラティヴは当事者としての婚姻状況，自分たちの未来像，そして幸せな未来像の崩壊，悲劇的な未来像，夫婦の力関係，身体感覚的認識のずれなどが挙げられます．親族も当然この父母と共通しつつ，異なるナラティヴを生きています．そうしたナラティヴの観点から見ると，それぞれによって認識が異なることが当たり前であることが理解できます．

　そうした背景のもとに生じるジレンマは，医療を提供することが誰のためなのか，両親のためなのか，ヘルスケア専門家のためなのか，それぞれの正義が異なるための混乱を生み出します．望まれる医療提供の内容はそれぞれにとって異なっていて，その背景にあるそれぞれの心理と倫理は異なっています．望まれる医療とは何かを正確に見極めることは困難です．それは「単に生きること？」「人格として発達する可能性のある生存？」「他の人格と意味がある交流をする機会があること？」「生きていることが他者の心にとって意味づけられる生？」「専門家が，転帰が悲劇的であることを知りながら，奇跡に賭けて，親に医療提供を申

し出ることは倫理的に妥当なのであろうか？」「専門家の行動は医療提供を基礎しているが，それが倫理的につねに妥当なのか？」，こうしたことを考慮せざるを得ない事例です．

実際にも，父親はすべての医療を直ちに中止するように申し出ました．

ナラティヴは，時間の流れとともに進行するという特性があります．そこで時系列的にこの両親の語りを表4に示します．医療者とケア現場でのテクストを抽出し，それを丹念にNICUでのイベントと並べ，1つ1つのエピソードを組み立て，物語りを作り出す作業を行います．医療を提供する・しない，治療を拒否する・受け入れるという文脈ではなく，たえず親として成長し，わが子との関係性を作り上げ，患者，家族，医療提供者の間で物語りが組み立てられていくという視点で状況をふかんすることにより，ケア提供者と家族の距離が縮まり始めます．NICUという舞台で，児を主役として，物語りを演じる両親と医療従事者との対話が進み始めます．父親の語りにケア提供者が応え，その両者のやりとりに無言のまま立ち続ける母親，局面の展開とともに両親の語りも変化していきます．自分自身の心に閉じ込め，意識の表面に出さなかった想いが未だ語られなかった物語として語られ始められます．両親の語りにケア提供者が耳を傾け，1つ1つに医療者として意味づけを行います．児と親との距離がさらに縮まり，家族と医療者との距離も縮まります．一方，病状は刻々と悪化し，医療者の希望は絶望に変わります．しかし，両親と児との距離はさらに縮まり，医療者と両親の距離も縮まっていきました．

最終的には医療者の見守る中，両親と患児の再結合が行われ，児は死亡に至りました．希望と絶望の交錯と相克の中，NICUでの親子の一場面は終了したことになります．

医療者と家族が同じ場にいて同じ現象にさらされたとしてもストーリーの相違が生まれます．この母親の体験のプロットを図に示します（図2）．彼女が体験するさまざまなプロットがならんでいますが，主観的世界ではこれらのプロットをすべて同じ重みで体験しているわけではありませんので，NICU入院児を持つ母親個人のストーリーはそれぞれのプロットに主観的体験世界で重み付けを行うことで形成されることになります．その重み付けによって夜空の星座のように表れるストーリーが個人の物語ということになります．母親は図2下（実線）のように自分にとって否定的ないくつかの体験をつなぎ合わせて，わが子を受け入れることができないというストーリーを書き上げ，深く傷ついてしまっていました．医療者はこの親の体験するプロットの一部を医療者として親と違った形で結びつけ，医療者として治療拒否する親と対峙するという物語りを強化し，倫理上のジレンマを作り出していることがわかります．

ところが，実際には親はこのわが子を受けいれられないストーリー（ドミナントストーリー）に組み込んでいなかったプロットも体験しています．そこで，視点を変えた支持的サポートが得られると，わが子を受けいれられないという物語りを歩む親の体験の中から，親は今まで見えていなかったプロットに目を向けられるようになり，切り捨ててきた体験をもう一度見直すことで違った物語りを歩むことが起こり得ます．また，同様に医療者も，親と

2 新生児医療の倫理とナラティヴ・ベースド・メディシン（NBM）

表4 ●両親の語りの変化とケア参加

	父親の語り	母親の語り	両親のケア行動
出生	障がいが残るなら治療はやめてほしい		面会のみ
生後2〜4日	障がいが残るなら治療はやめてほしいという気持ちは変わらない．かわいいとは思っている（医師を名指しし，面会希望）どうしていいか，解らないことばかりなんです	何もなければ，育てていきたい．このまま元気に育ってほしい（夜間面会時，泣いてしまう）	両親タッチング 口腔ケア（母親施行）
生後5日 脳室出血告知	見ているのがつらい この子の命はどのくらいですか Ns：赤ちゃんに触れるのは怖い？ 無言	手に触れたら握り返してくれてうれしかった なんだか，元気がない気がする こんなにたくさんウンチするんですね Ns：赤ちゃんに触れるのは怖い？ 大丈夫，平気です	父親：頭を撫でる 　　　手を握る 母親：タッチング 　　　オムツ交換を手伝う
生後6日目	Dr：何かしたいことはありますか？ この子を手に乗せられますか？ 目，開けてるよ かわいい	小さいけど，モソモソ動いてる あったかい （夜中に面会し）搾乳したんですけど，捨ててください	両親面会・タッチング 初カンガルーケア
生後7日目 母親，退院	ミルクを注入している理由がわからない 断乳している妻に配慮が足りないと思う 本当に断乳したいわけではない （注入がもつ，児にとっての意味を説明）解りました．いろいろわがままを言ってすみません カンガルーケア，温かった	「……」 母親に話を向けても，父親が遮ってしまう	母親の退院時に両親で面会 カンガルーケアせず 夜中，父親1人で面会 児に声をかけてタッチング 面会ノートを読んでいる（1時間くらい）
生後9日	かわいいですね 写真を撮ってもらうことはできますか？ 目，開いてるね （写真を忘れ，取りに戻り）写真忘れちゃって…持って帰ります（笑）	抱っこします 目，開いたんですね まだ，見えてないですよね かわいい	家族3人で写真撮影 両親，交互に抱っこ 母親，オムツ交換を手伝う
生後10日目	何でも話していいんだよ できるだけ，○○の側にいて見守ってあげたい 妻の思いも添ってあげたい （面会中は，ほとんど発言聞かれず）	家にいても，会いたくなります 夜も面会に来たいです 体の色が悪いと思うのですが… 赤ちゃんの貧血は，私の貧血が影響してますか？ （カンガルーケア中） ○○，がんばってね 手足が冷たくなってきてる がんばってね 寒くないかな	母親：カンガルーケア， 　　　ホールディング 父親：タッチング 児の状態が徐々に悪化 休みを入れながら，カンガルーケアをくり返す
生後11日目 永眠	先生方や看護師さん，みなさんによくしていただいて，この子は10日間がんばれました 気持ちよさそうだね ありがとうございました	お風呂，初めてだね 気持ちいい 顔も拭いてあげていいですか？ （帰宅直前に） ありがとうございました	母親にカンガルーケアされ永眠する 沐浴（母親施行，父親介助）

II

総説

45

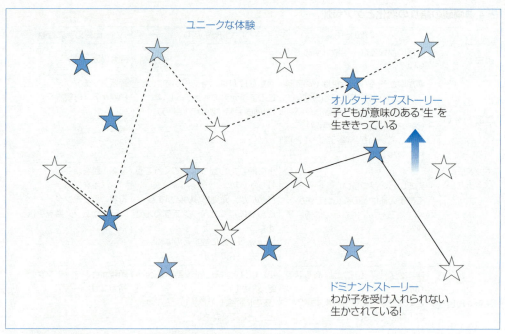

図2 ● ドミナントストーリーからオルタナティブストーリーへ

　子と家族をケアすることにより，自分自身もケアされていることに気づき，「治療拒否」という医療者の立場から見た親・家族への評価が考え方・感じ方はそれぞれの立場で異なりますが，児のいのちの有りようを大事にしている者同士という医療従事者と家族との物語が転換していくことになります（オルタナティブストーリー）．

　それにはきっかけとなる体験に気づくことが大事であり，そのユニークな体験を強化することで，違った物語りへと向くことになります．肯定的な体験を抽出して厚みを増すように肉付けしていく支援が必要となります．すなわち，家族の肯定的物語りも，否定的物語りも，ともに抱え込みながら，新しい物語りへの転換に寄り添うケアが不可欠となります．

4) 医療の意味づけの変化

　医療介入が生命予後の改善にほとんど役立たない時，倫理学的には無益な医療は提供すべきではないとされています．医療の限界を打ち破ろうとする医療者は奇跡を引き起こしたいけれど，その医療提供が短期間の単なる命の延長のためにのみ新生児に苦痛を与えるだけという侵害行為となってしまうことになるからです．しかし，命を延長する医療提供が新生児がよく生ききるという意味を持つとき侵害性よりは有益性が増すともいえます．

　周産期ケアのあるべきモデルを考えると，生活モデルを基盤として予防・育児支援などの保健モデルと，診断・治療を中心にした医療モデルの3つを調和させることが必要になります．そしてこの3つをつなぐものは医療者，ケア担当者，そして患者・家族の語りです[9]．医療者は，専門知識を獲得するために研鑽・努力します．自分もしくは自分の属する組織の

持つ医療能力に基づいて，医療を提供します．そのため医療者は，告知した内容に基づき治療を受け入れる・受け入れないという「あるかなしかの」家族の答えに焦点を当ててしまいがちです．しかし，実際には親は親権者として医療契約するという責任と権利を遂行するためだけに生きているわけではなく，ほかのさまざまな体験をしています．この体験に基づき時々刻々変化する心の場での親にとっての事実は医療者には伝わりにくいといえます．医療提供側の構造として，最優先されているのはバイオロジカルな観点であり，対象となる親子の医学的管理を中心にした診断・治療モデルです．両者の間に生じた非対称性をいかに克服するかが倫理的なコンフリクトを解消するキーとなります．

医療提供者側と受益者側の相互理解の妨げとなるのは医療者と受益者の物語りの間に溝があるからだと考えられます．その溝という落とし穴に落ち込んでしまうと，わが子が無理矢理生かされたのだとして，生きていること自体を無益なこととしてしまいます．両者の間にある溝を埋め，つなぐものが，両者を包含する物語りの成立であるといえます．

おわりに

医療と患者の現在の関係は患者・家族と医療者の契約として成り立ち，疾患を挟んで，受益者側と医療者側が対立するもの，あるいは医療を提供する側が上で，医療を提供される側が下であるという構造になってしまいがちです．そうした対立関係の中で行われる新生児医療での生命倫理の実践はもはや限界にきています．新生児の医療はもともと未熟児哺育，新生児養育から始まり，病的新生児と親のケアを根底とし，そこに医療的・治療的側面を加えたものとして成立してきました．もしそうした認識がなされず，児の病状が狭い意味で医療が意味をなさなくなる状態になると，手のひらを返すように緩和ケアのメニューが提示されます．その結果ケアの連続性と医療の不連続性がさまざまな対立構造を生み出します．

それぞれの親や家族の関わりやパートナーの関わりを視点におきながら，親になる，しかも病気を抱える子どもの親になるという「依存しつつ自立していく」プロセスを親の身体感覚，気力，親としての実感，そして知識が育つようにケアし，支援し，親が心おきなく原初的没頭を達成できるようにエンパワーすることで，親として自立した倫理的決断に参加できるようにしていくことが肝要だと信じます．

そうした姿勢でこの時期の倫理問題に取り組まない限り，成育限界，医学的・発達的見地からの予後の評価が悪い児に対して，父権主義的に医療がデシジョンメーキングをなしてしまう構造は改善しないと考えます．

たとえどんなに小さく重症な新生児であっても，たとえ短時間の生存であっても，人として生まれ，生き，そして死ぬという私たち人間の共通のプロセスを親がわが子とともに歩むことは，医療的意思決定の結果がどのようであろうと，不可欠であると信じます．物語は私たち人間の生きることを意味づける働きがあるのです．

●文　献●

1) 堀内　勁，ほか：我が国の主要医療施設におけるハイリスク新生児医療の現状（2001年1月）と新生児期死亡率（2000年1～12月）. 日児誌 106：603-613，2002.

2) 宮坂道夫：三つの方法論―原則論・手順・ナラティヴ（1）. 医療倫理学の方法，pp48-55，医学書院，2005.

3) Beebe B, et al 著，丸田俊彦，監訳：乳児研究における間主観性のさまざま，Meltzoff，Treverthen，Stern の比較，乳児研究から大人の精神療法へ―間主観性のさまざま―，p62，岩崎学術出版，2008.

4) Rochat P，著，板倉昭二，開　一夫，監訳：The Infant's World 乳児の世界，pp1-28，ミネルヴァ書房，2004.

5) 仁志田博司：出生をめぐるバイオエシックス，p172，メジカルビュー，1999.

6) 田村正徳，玉井真理子：重篤な疾患を持つ新生児の家族と医療スタッフの話し合いのガイドライン. 新生児医療現場の生命倫理―「話し合いのガイドライン」をめぐって，p10，メディカ出版，2004.

7) Greenhalgh T, Hurwitz B，著，斉藤清二，山本和利，岸本寛史，監訳：ナラテイブ・ベイスド・メディスン，金剛出版，2001.

8) Kluge EW：Hope in the Neonatal Intensive Care Nursery：Values, Ethics, and the Injury of Continued Existence. MedGenMed 8：74, 2006.

9) 堀内　勁：周産期医療とナラティヴ. 日未熟児新生児会誌 17：1-8，2005.

Ⅱ 総説

3 侵襲的治療介入の選択・非選択の権利と法的根拠

早稲田大学大学院法務研究科
甲斐克則

1 新生児・小児の侵襲的治療介入と法の関わり

1) 法的根拠の基本的視点：「人間の尊厳」と「最善の利益」

　子どもに対する侵襲的治療介入の選択・非選択の権利と法的根拠はどこにあるのでしょうか．とくにそれが終末期医療ないし看取り，とりわけ重度障がい新生児の処置をめぐる問題となると，侵襲的治療介入の選択・非選択という複雑で法的・倫理的に大変重く難しいものとなります．新生児・小児医療は，生育面でも意思決定能力の面でも本人に対するインフォームド・コンセントや本人自身による「治療を選択する権利」を柱にすることができない点で，成人と異なります．しかも，意思決定能力のない新生児から意思決定能力のある子どもまで幅があるのでより複雑です．新生児・小児をめぐる医療の問題を考える前提としては，やはり「人間の尊厳」を根底に置くべきだと思われます．新生児・小児の「人間の尊厳」は，大人のそれと本質的には変わりがありません．ただ，その表れ方が少し違う部分があります．子どもというのは，病気であろうとなかろうと，本質的に，周囲の人々によって保護されるべき存在です．保護されないことには成長し得ないという前提があります．当たり前ともいえるこの本質を十分に踏まえたうえで，新生児・小児の看取りの医療の問題も考える必要があります[1]．

　また，「こどもの最善の利益（best interests）」が重要であることもしばしば説かれます．しかし，その内容は法律で規定するのに馴じみにくいためか，あるいは小児医療との関係では両親と小児科医・看護師との心理的・物理的葛藤を含みがちなナイーブな領域となるためか，世界的にみても法律の明文で「最善の利益」の内容について規定したものはあまりなく，むしろガイドライン等の生命倫理規範で対応していることが多いようです．

　米国医師会のルールでは，「最善の利益」の内容について5つのファクターを挙げています．第1に，治療が成功する可能性，第2に，治療の実施および不実施に関するリスク，第3に，その治療が成功した場合に生命が延長される程度，第4に，治療に付随する痛みおよび不快さ，第5に，治療実施の場合と不実施の場合に予想される新生児の生活（生命）の質（quality of life：QOL）です[2]．これで十分かどうかなお検討の余地はありますが，これを手

がかりに具現化することは可能でしょう．実際上，この判断は，ケースバイケースで行わざるを得ません．問題は，誰が最終的にその判断を行うかであり，これは法律問題と絡む場面があります．いずれにせよ，特段の濫用がないかぎり，その生命倫理規範が遵守されていれば，それを尊重し，この領域で法は敢えて表に出過ぎるべきではないでしょう．

2) 児童（子ども）の権利条約との関係

小児医療の領域でもしばしば引き合いに出される「児童の権利に関する条約」（1989 年国連総会で採択，わが国は 1990 年署名，1994 年批准，公定訳）は，18 歳未満のすべての者を対象にしていますが（同条約 1 条），同条約 3 条 1 項によれば，「児童に関するすべての措置をとるに当たっては，公的若しくは私的な社会福祉施設，裁判所，行政当局又は立法機関のいずれによって行われるものであっても，児童の最善の利益が主として考慮されるものとする」という具合に，子どもの「最善の利益」を家族の「最善の利益」から独立したものとして位置づけています．

3) 世界医師会オタワ宣言

子どもの治療についてもっとも踏み込んだ宣言と思われる世界医師会「ヘルスケアに対する子どもの権利に関する WMA オタワ宣言」（1998 年 10 月カナダ，オタワにおける第 50 回 WMA 総会で採択，2008 年改定，日本医師会訳）の 4 条は，「すべての子どもは，生まれつき生存権を有し，同様に健康増進，疾病の予防と治療，及びリハビリテーションのために適切な施設を使用する権利を有している．医師並びにその他の医療提供者は，これらの権利を認識し，かつ増進し，物的並びに人的資源がそれらの権利を支持し遂行するために提供されるよう働きかける責任を有する」として，とくに以下の 10 項目に対してあらゆる努力をするよう規定しています．

①子どもの生存と発育を最大限可能な限り擁護し，両親（あるいは法定代理人）が子どもの発育の基本的責任を有し，両親がこの点に関しての責任を共有していることを認識すること．

②ヘルスケアにおいては，必ず子どもの最善の利益が第一義に考慮されるべきであること．

③医療およびヘルスケアの提供においては，年齢，性，疾病あるいは障害，信条，民族的血統，国籍，所属政治団体，人種，性的オリエンテーション，子どもないし両親あるいは法定代理人の社会的地位を考慮したいかなる差別も拒絶すること．

④母子に対して産前産後の適切なヘルスケアを確立すること．

⑤すべての子どもに対して，プライマリ・ケアそして必要とする子どもには適切な精神科ケア，痛みに対する処置および障害児の特別なニーズに関連したケアなどを重視して，適切な医療とヘルスケアの提供を確保すること．

⑥不必要な診断行為，処置および研究からすべての子どもを擁護すること．

⑦疾病と栄養不良を克服すること．

⑧予防的ヘルスケアを発展させること．

⑨子どもに対するさまざまな形態の虐待を根絶すること.

⑩子どもの健康に有害な伝統療法を根絶すること.

ここに示された10項目は,まさに小児医療をめぐる生命倫理と法の問題を考えるうえで重要な具体的内容を明示しています.また,同宣言9条は,同意と自己決定に関して,「小児患者およびその両親あるいは法的代理人は,子どものヘルスケアに関するあらゆる決定に,積極的に情報を持って参加する権利を有する」こと,「子どもの要望は,そのような意思決定の際に考慮されるべきであり,また,子どもの理解力に応じて重要視すべき」こと,そして「成熟した子どもは,医師の判断によりヘルスケアに関する自己決定を行う権利を有する」ことを規定しています.ここには,子どもの権利条約を意識した,子どもの主体性と要保護性を正面に据えた思考をみることができます.これは,妥当な方向でしょう.

2 小児への侵襲的治療介入と家族の役割

通常,両親は「こどもの最善の利益」を確証して対応するでしょうし,医師も両親の判断を尊重します.したがって,侵襲的治療介入の是非をめぐる「最善の利益」の判断主体は,両親であることが多いのです.しかし,両親の考えが社会の支配的な考えと大きく食い違う場合もあり,とくに両親の判断が子どもに著しく不利益を与える場合には,危害防止の観点からあるいはパターナリズムの観点から,法的規制が介入してくる余地もあります.その意味では,家族の役割は重要ですが万能ではありません.

また,子どもの年齢には幅がありますから,子どもの決定と両親の選択とが食い違う場合にいずれを優先すべきか,という問題が生じますが,15歳以上の子どもであれば法的にも一般に同意能力が認められます.また,15歳未満であっても個別的に判断して成熟した子どもについては,可能なかぎり同意能力あるいは事実上の賛意能力を認めてよいでしょう.

さらに,家族の形態が多様化し,伝統的な家族観だけをモデルにして考えることができない時代になりつつありますが,道徳的に多様な社会にあっても,最小の社会的ユニットとしての家族が治療への同意について限定的ながらも大きな役割を果たし続けることは否定できないように思われます.なぜなら,「こどもの最善の利益」をもっともよく知り得るのは,結局は家族,とりわけ(両)親だからです.しかし,家族へのさまざまな社会的支援がなければ,親であっても「最善の利益」の判断を行えないことも自覚する必要があります.

3 重度障がい新生児と延命処置の差し控え・中止

1) 小児の看取りをめぐる法と倫理の前提

成人の場合の問題と異なり,小児・新生児の終末期医療の問題は,「自己決定」を柱に据えることはできないので非常に複雑です.この問題を考える前提としては,上述のように,やはり「人間の尊厳」を根底に置くべきだと思われます.たとえば,子どもが重度の障がいを

持って生まれた場合，医療関係者あるいは家族にしてみると，どこまでどういう治療を施してよいか，あるいはどこまで希望を持って対処してよいか判断が難しいところがあります．まさに侵襲的治療介入の選択・非選択の権利と法的根拠が問われることになります．安易に治療の中止を認めると，「優生思想の濫用」といった事態になりかねません．「人格的生命観」（いわゆる「パーソン論」）を強調すると，たとえば，知能指数の高低にウエイトを置くことにもなりかねず，重度の障がいを持っていた場合には「人格」という面で劣るということに結びつきやすい傾向があるので注意を要します．他方，「ノーマライゼーション思想」によれば，障がいを持っているということを特別視せず「共生」という考えにつながるので，出発点としてはこの考えが妥当でしょう．

2）米国のルール

　諸外国では，どのようなルールになっているのかをみておきましょう．この問題を世界に投げかけたのは，1982年に米国インディアナ州で起きたBaby Doe（ドゥ）事件です[3]．ある病院で生まれた男の子は，ダウン症候群と食道閉鎖症を患っており，この子の処置をめぐって小児科医と産婦人科医の意見が分かれました．小児科医たちは，手術を受けさせるために転院させたらどうかという意見でしたが，産婦人科医たちは，そのまま病院に留めておいて苦痛，不快感を与えないようにするための手当てだけを施して，死にゆくにまかせるべきだと主張しました．手術が成功しても，最低限の適切さを持つ「生活の質」（あるいは「生命の質（QOL）」）が得られる可能性がないというのがその理由でした．病院は両親に判断を求めましたが，両親は，医師たちと相談した結果，転院せずにこの子を死にゆくにまかせるという治療方針に従うことが，この子と自分たちとほかの2人の子ども，そして自分たち家族全体の「最善の利益」にかなうという決定をして，水分・栄養を差し控える趣旨の同意書に署名をしました．病院は，その主張を受け入れてよいのかを確認する訴訟を起こしましたが，裁判所は，両親の意向を尊重してよいという命令を出しました．その数日後にその子は死亡したのです．この事件は，各方面にインパクトを与えました．

　もう1件，1983年に類似のBaby Jane Doe（ジェイン・ドゥ）事件がニューヨーク州で起きました[4]．ある病院で生まれた女児が，脊髄髄膜瘤，小頭症，水頭症等を患っており，やがて小児科医の指示で二分脊椎と水頭症を矯正するために転院されました．両親は矯正手術に反対したのです．病院は裁判所に確認を求めましたが，本件でも裁判所は，両親の決定がその子どもの「最善の利益」に沿うものであると判断しました．米国の裁判例は，総じて「最善の利益」は親が決定するというスタンスを維持しているようです．

　なお，プロライフ（生命尊重）派といわれたレーガン大統領は，即座にこれに反応し，障がい者の差別にならないような配慮が必要であるということから，1982〜1983年にかけて，とくに障がいを理由とする差別禁止の通知を出し，1984年に終局規則ができました[4][5]．確かに，障がいがあるというだけで治療をしなくてよいということになると，障がい者差別の問題につながる可能性があるので，注意を要します．

3）英国のルール

　英国の有名なアーサー（Arthur）医師事件（1981 年）では，ダウン症候群の新生児を両親が受け入れることを拒否したので，小児科医アーサー医師がカルテに，「両親は子どもを望んでいない．ナーシングケアのみ」とカルテに記載し，その結果，子どもが 69 時間後に死亡しました．本件は殺人罪として刑事事件になり，最終的には陪審裁判で無罪になりました[6]．しかし，その裁判の説示の中で裁判官が，「障がいを持ったどんな子どもに対してであれ，いかなる医師もその子どもを殺害する権利を有しない」と念を押している点は重要です．したがって，本件は，その行為が「適法である」ということを正面に打ち出したものではない，と理解すべきです．

　B 事件（1981 年）では，ダウン症候群と腸閉塞に罹患した女児 B は数日以上生きるためにはその腸閉塞を除去する手術を必要とする状態でした．もしその手術が実施されなければ彼女は数日内に死亡するでしょうが，手術が実施されて成功すればおそらく 20 年間か 30 年間は生きることができる状況でした．両親は，その子が精神的に，障がいを持って生きるよりは，死にゆくにまかせたほうがより思いやりがあるだろうと決意しました．病院は，本当に両親の主張を受け入れてよいのかを裁判所に確認しました．判決の中で裁判官は，次のような有名な言葉を述べて請求を棄却しました．すなわち，「赤ちゃんの精神的若しくは身体的欠陥がどの程度まで明白なのか，苦しむのだろうか，それとも部分的に幸せになるであろうか，これは誰にも言うことができない．その子は生きなければならないと決定することが当裁判所の義務である」と．この判決の論理は妥当であり，一般的な理解を得ています．

　C 事件（1997 年）では，生後 16 か月の女児 C が，脊髄性筋萎縮症，SMA Ⅰ型と診断され，人工換気を受けていました．主治医たちは，1997 年の英国小児科小児保健勅許学会（RCPCH）のガイドライン「子どもの救命治療を差し控えることおよび中止すること（Withholding and Withdrawing Life Saving Treatment in Children）」における[3]「見込みのない状況」にあると判断して，無期限の人工換気は C の最善の利益にならず中止すべきだと考えましたが，両親は，実は宗教的理由（正統派ユダヤ教の教え）から，医師らの治療方針は C の最善の利益にならないとして治療中止に同意しませんでした．そこで，主治医たちは「自分たちにはもうこれ以上の治療はできない」と裁判所に申し立てました．裁判所は，人工換気中止が C の「最善の利益」になるとして病院の申し立てを認めました．

　上記ガイドラインは，その中で「小児における生命維持治療の差し控え・中止」についてまとめ，以下の 5 つの状況を考慮するよう提言しています．①脳死状態，②永続的植物状態，③見込みのない状況（疾患が非常に重篤で，生命維持治療は苦痛を著しく緩和することなく，単に死を遅らせるにすぎないとき），④目的のない状況（治療を受ければ患者が生きのびる可能性はあるが，身体的または精神的障がいの程度が非常に大きいため，患者がそれに耐えることを期待するのが不合理であるとき），⑤耐え難い状況（児および/または家族が進行性でかつ不可逆的な疾患に直面して，これ以上の治療を行うことは耐えがたいと考えるとき[7]）．

この提言は，C事件でも裁判所がこれを尊重しているので，法的意義は大きいと思われます．当ガイドラインは，その後2004年に一部修正され，「子どもの生命維持治療を差し控えることまたは中止すること（Withholding or Withdrawing Life Sustaining Treatment in Children）」という題目に改められましたが（第2版），基本的部分は変わっておらず，いぜんとして重要な役割を果たしています．また，2006年にはナフィールド生命倫理審議会（Nuffield Council on Bioethics）が，「胎児・新生児医療におけるクリティカル・ケアの決定：倫理的問題（Critical care decisions in fetal and neonatal medicine：ethical issues）」を公表して，「最善の利益」について詳細に分析しています．さらに2010年には英国一般医療審議会（General Medical Council：GMC）が，成人中心の「終末期に向けた医療とケア：意思決定の良き実践（Treatment and care towards the end on life：good practice in decision making）」を公表し，その中で子どもの終末期医療のあり方についてもガイダンスを行っています．イギリスでは，医学界のガイドラインに即して「最善の利益」が判断されているといえますが，通常は両親の判断も加味しているともいわれています（2010年8月のイギリス調査による）．

4）ドイツのルール

　ドイツでは，難病（脚部形成異常から下肢骨格発育障害，腸開口閉塞，肛門閉鎖症）の新生児の治療を両親の希望で医療を施さずに死にゆくにまかせたフライブルク事件（1980年：刑法上適法行為の期待可能性がないとして捜査打切り）と医師が重度障がいであると勘違いをして新生児の積極的な生命終結を行ったミュンヘン事件（1982年：有罪）の2つの事件を契機として，1986年にドイツ医事法学会がアインベック勧告の中で10項目ほどの勧告を出しました[8)9)]．その第5項目に治療を差し控えてよい3つの例が挙げられました．第1は，生命がそれによって長期にわたって維持できず，もはや確実な死が引き延ばされるにすぎないような場合（例：重度の内臓破裂症候群，手術不能の心臓疾患），第2は，治療にもかかわらずコミュニケーションが不可能な場合（例：重度の小頭児とか最重度の脳障害），第3は，生命機能が集中治療上の措置によってのみ長期に維持されるにすぎない場合（例：治療の見込みのない換気障害あるいは腎機能障害）です．しかし，こうした特定の疾患名を例示して，治療中止を明示的にルール化してよいのかをめぐり争いがあったため，アインベック勧告はドイツ小児科医学会とドイツ医事法学会の連名に変更のうえ1992年に改定され，9項目になりました．

　まず出発点は，「人の生命はドイツの法秩序および良俗の中で最高位の価値であり，また，人の生命の保護は国家の義務であり（基本法2条2項），それを維持することは，医師の最高の任務である」（I．1），という点に置かれ，「社会的価値，効用，身体的または精神的状態に応じて生命の保護に段階を設けることは，良俗および憲法に違反する」（I．2），とされます．また，積極的侵襲により新生児の生命を意図的に短縮することは，殺人であり，かつ法秩序および医師の職業秩序に違反するし（II．1），2．障害を伴う生が新生児に真近に迫っているという状況は，生命維持措置を差し控え，または中止することを正当化しません（II．2）．さらに，「治療義務および人的世話義務は，新生児の死亡の確認と共に終了する．死亡

は，合意を得られた医学的および法的見解により，脳の不可逆的機能停止（全脳死）として定義されるべきである（Ⅲ）」とされます.

つぎに，「医師は，最良の知識と良心に従って生命を維持する義務，ならびに現存する障害を除去もしくは緩和する義務を有する」（Ⅳ. 1）とされますが，医師の治療義務は，医学の可能性のみによって決定されません. それは，「同様に倫理的基準および医師の治療の任務にも従うべきであり，入念な衡量による責任ある個々の事案の決定の原理は，放棄されてはならない」（Ⅳ. 2）とされます. ですから，医師が医学的な治療の可能性の全範囲を汲み尽くしてはならない事案が存在しますが（Ⅳ. 3），この状況が存在するのは，医学上の経験の現状および人間の判断に従って新生児の生命が長く維持されうるというのではなく，まもなく待ち受けている死が引き延ばされるにすぎない場合です（Ⅴ）. さらに，「医学において常に限界づけられる予後の確実性に鑑みて，医師には，医学上の治療措置の適応について，特に，これが新生児に回復の見込みがない外的な重度の障害を伴う苦痛しかもたらしえない場合には，判断の枠が存在するが，それは，現在利用できる治療の可能性による負担が，期待すべき援助を上回り，かつそれによって治療の試みが反対になるかどうかについて吟味する医師の倫理的任務に合致する」（Ⅵ）とされます. しかも，個々の事案において絶対的な延命措置義務が存在しない場合でも，医師は，新生児の十分な基本的扶助，すなわち，苦痛緩和および人間らしい心遣いに配慮しなければなりません（Ⅶ）.

さらに，両親の権限については，両親/配慮権限者は，自己の子どもに存する障害およびその結果，ならびに治療の可能性およびその効果に関して説明を受けなければならず，それを超えて相談および情報を通じて決定過程に共に組み込まれなければなりません（Ⅷ. 1）. また，決定過程において，決定の承認には，子どもの世話および監護を任された人の経験も共に取り上げられ（Ⅷ. 2），さらに，「両親/配慮権限者の意思に反して，治療が差し控えられ，もしくは中止されてはならない」とされている点，および，「両親/配慮権限者が医師により提供される措置への同意を拒否し，もしくは同意することができない場合，後見裁判所の決定が得られなければならず，これが不可能な場合，医師は，医学上緊急に指示される処置（緊急措置）を行わなければならない」（Ⅷ. 3）とされている点に注目する必要があります. なお，取り上げられた所見，採られた措置，ならびに延命治療の放棄の理由は，証明力を有する形式で記録されなければなりません（Ⅸ）.

その後，1999 年に起きたオステンブルク事件は，後期妊娠中絶の後に骨盤位で生まれてきた 26 週目の早産児（690 g）を産科医が放置して死にゆくにまかせましたが，本件も検察による捜査打切りとなっています. この改定アインベック勧告は，現在，法的にも尊重されるべき規範性を有しているとのことです（2008 年 11 月のドイツ訪問調査による）.

5) オランダのルール

この問題について，オランダはデータまでも公表している数少ない国です. 毎年約 600 人が生命終結に関する医療上の決定によって死亡しているといわれています. この種の問題が

表に出てきたのは1990年代に入ってからです．その契機となった事件が，多発性障害新生児の積極的生命終結に関するプリンス事件判決（1995年11月7日にアムステルダム高等裁判所で無罪）と第13トリソミーの生後25日目の新生児の積極的生命終結に関するカダイク事件判決（1996年4月4日にルーワルデン高等裁判所で無罪）という2つの有名な刑事事件です[10)11)]．刑法上の不可抗力に基づく緊急避難が無罪理由でしたが，この論理は，オランダでは，成人の安楽死についてしばしば使われていました．

その後，2001年に安楽死等審査法ができましたが，これは原則として16歳以上が対象です（場合によっては12～16歳までが考慮される余地があります）．ですから，重度障がい新生児の問題は安楽死等審査法の想定外の悩ましい問題でした．オランダ小児科学会はすでにこの問題について検討し，1992年に『なすべきか，それとも差し控えるべきか（To Act or to Abstain）』という報告書を出して，一定の場合に新生児の治療を打ち切ってよいという提言をしていましたが，なおその考えは一般化しておらず議論がずっと続きました．そして21世紀に入り，2004年にフローニンゲン大学のチームが独自に作ったフローニンゲン・プロトコール（the groningen protocol）が登場しました．ポイントは4つあります．

第1に，診断とか予後が確実でなければなりません．

第2に，希望なく耐え難い苦痛が存在するという前提も必要です．

第3に，セカンド・オピニオンが必要とされます．

第4に，承認された医学的基準に合致していることが挙げられます．

以上の4点を充足すれば，場合によっては治療を打ち切ること，あるいは生命終結を行うことが認められます[12)]．このプロトコールは，積極的生命終結を認める点で諸外国から批判を受けました．

その後，このプロトコールを基に，2005年から2006年にかけて『終末期の医療上の決定』という報告書に対応すべく保健副大臣と司法大臣が「相当の注意（due care）」の5つの基準を提唱しました．

第1に，医学的洞察によれば，耐え難い苦痛が存在すること，および回復の見込みがないことが確実であり，その結果，治療行為を差し控えることが正当化される場合．

第2に，両親が生命終結に同意している場合．

第3に，両親が診断および予後について医師により注意深く情報提供を受けている場合．この場合，医師と両親の両方が合理的な他の選択肢がないという結論に達していなければならない．

第4に，医師が，少なくともほかの1名の医師に相談している場合．ほかの1名の医師とは，その新生児を診たことがなければならず，「相当の注意」の基準に従って独立した意見に到達している医師のことです．

第5に，生命が「医療上の相当の注意」を伴って終結された場合[13)14)]です．

以上の基準を遵守していれば，小児についても終末期の決定を行うことができますが，重要なのは，その場合に検察庁も刑事訴追をしないという協約がオランダ小児科学会との間で

結ばれている点です（2009 年 9 月のオランダ訪問調査による）．スイスでも，小児の看取りに関する法律はありませんがガイドラインや勧告があり，これを遵守していれば刑事訴追はないということです（2008 年 11 月のスイス訪問調査による）．

4　治療を選択する権利と日本でのルール作り

日本でも，小児の看取り，とくに侵襲的治療介入の選択・非選択は重要問題として認識されつつありますが，明確なルールはまだありません．諸外国をみても，法律で明文化している国はなく，しかるべきガイドラインや勧告で対応しています．ナイーブな領域だけに，後者の方向が妥当でしょう．今後ルール作りを行う場合でも，いくつかの点を考えておく必要があります．

1）決定権者は誰か

まず，決定権者は誰かという根本問題があります．両親にすべて判断をゆだねていいか，それとも医師にすべて判断をゆだねてよいか，あるいは裁判所に判断をゆだねるべきか．結論からいえば，誰かが単独で決めてよいとは思われません．したがいまして，両親，医師，看護師，法律家，生命倫理等の専門家が加わり，慎重な判断を行うべきでしょう．裁判所が直接最初から関係するということはないかもしれません．

2）「話し合いのガイドライン」

日本でも，公的なものではありませんが，「重篤な疾患を持つ新生児の家族と医療スタッフの話し合いのガイドライン」が 2005 年に公表されています[2]．この中で 10 項目のポイントが挙げられていますが，要するに，医療者と両親を中心とした関係者が話し合いを持って，「こどもの最善の利益」に基づくという基本的スタンスのもとで信頼関係を築いて，子どもの治療をどうするかという方針決定を行うことをルール化したものです．また，日本小児科学会も，2012 年（平成 24 年）に「重篤な疾患を持つ子どもの医療をめぐる話し合いのガイドライン」を公表しました．これは，話し合いを重視しつつ，9 項目のポイントを示してチェックリストを付したものです．これらは，話し合いをして関係者が不満を持つ形での決定はしないという点が重要あり，現時点では出発点として取り込むことのできるものです．しかし，「話し合いのガイドライン」だけでは法理論的にはまだ論拠が弱いと思われます．

3）法理論的課題

そこで，いかなる根拠でどこまで決定できるか，法的処理はどうなるかを検討しなければなりません．英国，ドイツ，オランダのガイドラインないし勧告は，問題点もなおありますが，それを遵守していれば刑事訴追をしないという法的効果をもたらしている点で参考になります．少なくとも，両親，医療者，裁判所がすべて了解する場合には，おそらく延命治療の中止も止むを得ないと思われます．そのときの根拠は，やはり「人間の尊厳」ということになるでしょう．新生児も，もはや人間といえないような扱いを受けてひたすら実験台のように延命されるということであっては，逆に「人間の尊厳」を冒す場面があるだろうと思われます．もちろん，それが一体どういう場面かは，もっと詰める必要があります．

Ⅱ　総　説

　それと関連して，法理論的には，違法性阻却（正当化）の可能性を検討する必要があるで
しょう．しかし，成人の延命治療中止でさえ正当化の是非をめぐり議論があるほどですので，
新生児の場合も「最善の利益」を漠然と持ち出しても，違法性阻却（正当化）が十分に可能
かはかなりきわどいものがあります．その場合，刑法理論上は個別的ケースに応じて責任を
阻却する（免責）という考えがあります．もはや誰も延命治療中止以外の選択肢が考えられ
ないというような場合には，適法行為の期待可能性がないという論理（期待可能性の理論）
でとくに責任を負わない（責任阻却）と考えられます．少なくとも，諸外国を調べてみても，
延命治療中止で有罪になったケースはありません．もちろん，積極的生命終結を行った場合
は，やはり，違法性が残るでありましょう．そこのところで一線を画して，死にゆくにまか
せるというのであれば刑事法の介入は控えるべきだと思われます．

●引用文献●

1) 甲斐克則：小児医療．甲斐克則，編：レクチャー生命倫理と法．法律文化社，2010．甲斐克則：小児の
終末期医療．甲斐克則，編：医事法講座第4巻　終末期医療と医事法．信山社，pp281-302，2013．甲斐
克則：小児の看取りの医療と法のかかわり．小児看護 38：6，pp664-671．
2) 田村正徳，玉井真理子，編：新生児医療現場の生命倫理．メディカ，pp11-12，2005．
3) 丸山英二：重症障害新生児に対する医療とアメリカ法（上）．ジュリスト 835：104，1985．
4) 丸山英二：重症障害新生児に対する医療とアメリカ法（下）．ジュリスト 836：88，1985．
5) 永水裕子：アメリカにおける重症新生児の治療中止．桃山法学 8：1，2006．
6) 家永　登：子どもの治療決定権．日本評論社，p211，2007．
7) 横野　恵：重篤な疾患を持つ児への治療をめぐる諸外国での議論．助産雑誌 58：29，2004．
甲斐克則：イギリスにおける小児の終末期医療をめぐる法と倫理．（早稲田大学）比較法学 45：1，2011．
8) 小山　剛，玉井真理子，編：子どもの医療と法（第2版）．pp249-252（保条成宏執筆），尚学社，2012．
9) 甲斐克則：医事刑法への旅Ⅰ（新版）．p248，イウス出版，2006．
甲斐克則：ドイツにおける小児の終末期医療と刑法．（早稲田大学）比較法学 44：3，pp1-19，2011．
10) 山下邦也：オランダの安楽死．成文堂，p139，2005．
11) 山下邦也：重度障害新生児の生命終結．香川法学 16：1，1997．
12) ペーター・タック，甲斐克則，編訳：オランダ医事刑法の展開――安楽死・妊娠中絶・臓器移植．慶應
義塾大学出版会，p144，2009．
13) 前掲12）p146．
14) 前掲8）p290．

●参考文献●

(1) 小山　剛，玉井真理子，編：子どもの医療と法（第2版）．尚学社，2012．
(2) 田村正徳，玉井真理子，編著：新生児医療現場の生命倫理―「話し合いのガイドライン」をめぐって．
メディカ出版，2005．
(3) 玉井真理子，永水裕子，横野　恵，編：子どもの医療と生命倫理―資料で読む―．第2版．法政大学出
版局，2012．
(4) 家永　登：子どもの治療決定権．日本評論社，2007．
(5) 甲斐克則，編：レクチャー生命倫理と法．法律文化社，2010．
(6) 甲斐克則，編：医事法講座第4巻　終末期医療と医事法．信山社，2013．
(7) 甲斐克則，編：医事法講座第7巻　小児医療と医事法．信山社，2016刊行予定．

II 総 説

4 小児におけるエンド・オブ・ライフケアの臨床倫理

東京大学大学院人文社会学研究科
清水哲郎

はじめに

　人生を歩み始めて間もない小児がその人生の最期に近づいている場合の医療・ケアについて，臨床倫理の視点で望ましいあり方を検討します．その際に，成人のがんの場合をフィールドとして緩和ケアや臨床倫理の考え方が発達し，最近ではそれが高齢者ケア等に適用されるようになっている現状を踏まえ，患者が成人である場合の考え方を基礎にして，小児の「未だ成人になっていない」ということが意思決定プロセスにどう影響するのかを検討することを通して，小児の場合の考え方を提示したいと思います．

　以下では，まず，意思決定プロセスのあり方，ことに本人ではなく，家族が意思決定に主として参加している場合の検討をし，次に〈いのち〉の評価と，それに基づくいのちに関わる治療選択を検討します．

　その際に，基礎となる成人の場合の考え方は（いちいち言及しませんが），厚労省のプロセスガイドライン（2007 年，改訂 2015 年 3 月）と日本老年医学会の高齢者の人工的水分・栄養補給導入をめぐる意思決定プロセス・ガイドライン（2012 年 6 月）の第一部（医療・介護における意思決定プロセス）と第二部（いのちについてどう考えるか）が採っているものです．

1　小児にとっての人生の物語り

1) 人生の物語り

　私たちは自らの人生を物語りとして把握しています．それは一般に〈一人称のナラティヴ〉です．私たちは自らについて，「これまでかく生きてきた/今はこのように生きている/将来このように生きたい」と，既に生きて実現した人生を物語りとして把握し，現在の活動を物語りとして創り出しつつ，それを実現すべく活動し，また，今後の自らの物語りを構想しています．

　個々人の物語りは周囲の人々の物語りと交叉しています．つまり一緒に生きるということ，一緒に働くということ，交流するということは，共通の物語りを共同で創り出すことを伴っており，「私の」物語りの相当部分は「私たちの」物語りでもあるのです．

　人生の物語りは大半は一人称で語られたものですが，そうではない部分もあります．まず，

Ⅱ　総　説

自らの人生の最期について，未だ起きていない時点で予想や希望として語ることはできても，完了したこととしては周囲の人々が語るしかありません．各人の人生の物語りは，周囲の人が完結させるものであるといえます．

　自ら語った物語りではないもう一つの部分は，人生の始まりです．それは通常両親が語り始め，記述し始めるのであって，本人はオリジナルな語り手にはなり得ません．このように，人生の物語りの最初と最後は，論理的にいって一人称の語りではありません．では，どのようにして両親が語り始めた小児本人の人生の物語りが本人自身による一人称の物語りになっていくのでしょうか．

2）人生の物語りの語り始め

　通常は（両）親が子どもの物語りとして語り始めます．母親は子どもが胎内で生き始め，それを認識するようになると，「この子」「私の赤ちゃん」の物語りを記述し始めます．通常，父親もそれを聞きながら，一緒に「自分たちの子」の今と今後について語り合います．両親が子どもをつくろうと思って行動している時には，受胎以前から，やがて存在しはじめるであろう「私たちの子」についての物語りを語り始めます．

　〔本人に語って聞かせる物語り〕やがて，子どもが言葉を使うようになり，理解する力が備わってくると，両親をはじめとして周囲の人々は，子どもにこれまでの物語りを語って聞かせます．語られる言葉は二人称ですが，子どもはそれを聞いて，一人称の自らの物語りとして自らのうちに蓄積していきます．

　〔本人が創る比重が増えていく〕子どもが成長するにつれて，自ら物語りを紡いで語るようになり，両親等周囲の人々が創る物語りの割合は減っていきます．「親離れ」，「独り立ち」といった日本語の表現はいろいろなレベルで言われますが，自らの物語りを自ら語るようになること（これもまた色々なレベルでいえることです）を実質として伴うことです．まだ未成年なので責任ある意思決定ができるとは認められませんが，それなりの選択をするようになると，その意向表明をコンセント（consent）ではないが，アセント（assent）と位置付けるということが治療方針決定の文脈でいわれることも，この独り立ちの過程に伴います．

　物語りを紡ぎだしているのがはじめは両親（ないしこれに代る者）であり，子どもの成長に伴って徐々に子ども自身の語りの比重が増えて行くというあり方は，「代諾」ということを考える際にも基本となります（後述）．そもそもはじめは「代わりに」ということはないのです．両親は物語りを子どもの「代理で」創っているわけではありません．両親が語り始めるということが標準なのです．

3）小児の人生にとっての最善

　医療は，後述するように本人の人生にとって最善になるようにと，身体の生命を整える役割を担っています．では，本人の人生にとっての最善をどのように見出すかというと，医療はさしあたっては大方の人が共通によいと思うであろう一般的な見解の推定に基づきますが，個別の選択に際しては，本人の人生の物語りに基づいて最善についての見解の個別化を

はかることになります.

さて，子どもの物語りの語り手が主に両親である時期，本人の人生の物語り自体の創り手が両親であることになり，当該の子ども本人にとっての最善と言っても，結局は両親の目から見た最善にならざるを得ません．しかし，このことは直ちに不適切だということにはなりません．「未だ物語りが展開していない」子どもの場合は，成人の意思確認ができなくなった場合，つまり，物語りが展開した上で，語れなくなった場合と同じではないからです．とはいえ，家族（両親）は社会の中で生活しており，社会（周囲）から物語りの妥当性についてチェックを受けます．例えば，子どもに対する虐待とみられることは，いくら親が創る子どもの物語りの中では整合的であると主張したとしても，社会的には「勝手な」物語りとして否定されるでしょう.

子どもの疾患等が非常に厳しい状態にあり，客観的には（＝共通の価値観からすれば）これ以上積極的な治療やただ延命を目指す治療は本人を苦しめるだけだと思われますが，両親はそのようには考えず，子どもの人生について希望的観測に満ちた（と周囲には思われる）物語りを紡ぎ続けているといったこともあるでしょう．こうした場合，子どもを愛しみ，いつまでも自分たちの子どもとして生き続けて欲しいという願いはもっともなことであり，無下に現実の状況を説明して押し付け，その物語りを破壊するような対応は不適切でしょう．親の情をもっともなこととして受け容れつつ，親自ら物語りを書き換えるよう支える対応が求められます（この点，後述）.

2　意思決定プロセスと家族の意思決定支援

医療活動を進める際にもっとも重要なのは，どのような方針でどういう治療をするかを選択する意思決定プロセスです．それは医学的に重要という意味ではなく，医療が人間が共同で行う営みである以上，そこにおける共同性の要は「決め方」（＝意思決定プロセス）にあるからです.

1)　説明─同意モデルと事前指示・代理決定（代諾）

このプロセスについて日本においては90年頃から，〔説明と同意〕モデルが広く流布しました．すなわち，医療者から患者本人に疾患の状況や治療法（医師の裁量権によって選択された選択肢）について説明がなされ，本人はこれを聞いて理解した上で，治療を受けるかどうか・どの治療を受けるかを自己決定権により選択し，提示された治療法を選択する場合は，それを実施することについて医療者に同意する（ゴーサインを出す・許諾を与える），という意思決定プロセスです.

説明─同意モデルにおいては，「本人の自己決定」が意思決定プロセスの要であるため，本人の意思確認ができない時には，そういう場合にも有効に機能できるよう意思表示を予め決めておく手続きや，誰かが代りに決める手続きが必要になります．そこで，次のような規則が提示されます.

Ⅱ 総 説

> ①本人の意思確認ができるとき→本人が決める
>
> ②……………………ができないとき→家族/代理人が決める
>
> ③それもできないとき→本人の最善を判断

　③は，本人の意思が推定できず，代理人もいない時にやむを得ず行うやり方と看做され，③にならないように，また②がスムーズに進むように，予めの意思表示である事前指示や，代理に決める人を予め指名しておくことが勧められました．

　また，本人の意思確認ができる時には，本人に説明すべきことは説明し，本人が決めるのがよいとされたために，迫りくる死を意識して敏感になっている患者に対しても，チャンスがあれば「心肺停止になった時には心肺蘇生をしなくてもいいですか」などとDN（A）Rオーダーに関わる本人の意思を聞かなければと，本人の気持ちを無視するようなことをすることが倫理的に正しいと思ったりするようになっています．

2) 情報共有─合意モデルと「自分で決める」「皆で決める」

　本人の自律尊重のみに偏る以上のような考え方に対して，関係者がそれぞれの権限に応じて別々に決めるのではなく，共同で決めるという考え方が提唱されるようになりました（shared decision-making）．日本においても「説明-同意」に対比的に「情報共有-合意」というプロセス把握が提示されました（**図 1**）．つまり，医療側から患者側へという一方向で「説明」がなされるのではなく，双方向の説明がなされることにより，双方が持っている「情報が共有」されること，また，それをベースにしてコミュニケーションを通して，一方が他方に「同意」するのではなく，両者が「合意」することを目指す，という考え方です．

　この考え方は，「本人が決める」ことを肝要だとした上で，「本人だけで決める」のではなく「皆で決める」こと，そしてそれは「本人の自己決定を皆で支える」ことに他ならないとするものです．というのは，医療ケアチームは，情報共有の過程で本人の人生，生き方や価値観について知るのであり，医療の役割が本人の人生にとっての最善を目指して生命を整えることである以上は，その本人の人生についての考えをベースにして，本人の最善を考えるのであるから，両者が理に適った検討を進めている限り，そこで結論されることは，本人の意思と調和するはずなのです．

　このような考え方はACP（アドバンス・ケア・プランニング：ケア計画事前策定プロセス）にもそのまま妥当しますが，この点はここでは省略します．

3) 厚労省のプロセスガイドライン

　ここで，意思決定プロセスについてのガイドラインが提示するところを確認しておきましょう．まずは，厚生労働省による「終末期医療の決定プロセスに関するガイドライン」（2007年）です（これは2015年3月にタイトルおよび内容に関して「終末期医療」を「人生の最終段階における医療」に全置換した改訂版がでていますが，本論が注目する部分については改訂の影響はとくにありません）[2]．本ガイドラインは，時に「本人による意思決定」がプロセ

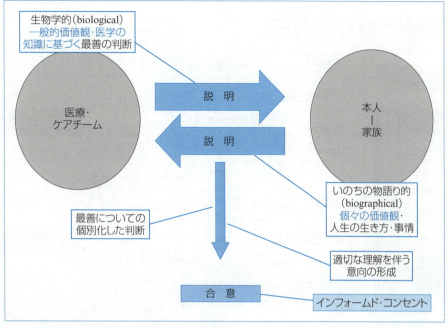

図1● 意思決定プロセス：情報共有−合意モデル

スの要であるかのように解されていますが（もし，このように解すると，説明−同意モデルになります），ガイドライン本文をきちんと読解するならば，そうではなく，本ガイドライン解説編にあるように，「本人・家族・医療ケアチームの合意」が要であることがわかります（これは情報共有−合意モデルと親和的）．すなわち，本ガイドラインが提示する意思決定プロセスを本文にできるだけ忠実にフローにすると図2のようになります．

ただし，本ガイドラインはいくつか解釈を加える必要がある点がいくつかあります．次に簡略に解説します．

図2中に3か所でてくる（本人と医療ケアチーム間，家族と医療ケアチーム間，医療ケアチーム内の）「合意」（図2中の青字）は，本文には明示的には登場しません．これは論理的にいって図中の位置にあることが必要なものです．というのは，本ガイドラインは専門家委員会を置くことを提唱しており，これは現在では医療機関内で徐々にできつつある臨床倫理委員会に該当するものですが，本人と医療ケアチーム間，家族と医療ケアチーム間，医療ケアチーム内の合意がえられない時に，この専門家委員会に助言を求めることが求められています（図2の右下の（3））．図中にこのことを記入してみると，〔合意不成立⇒専門家委員会に相談〕というフローになるので，専門家委員会にはかることなく，すんなりと「医療ケアチームが方針を決定」に行けるのは，「本人と医療ケアチーム間，家族と医療ケアチーム間，医療ケアチーム内」の話し合いを通して合意が成立している場合でなければならないことになるのです．

Ⅱ 総説

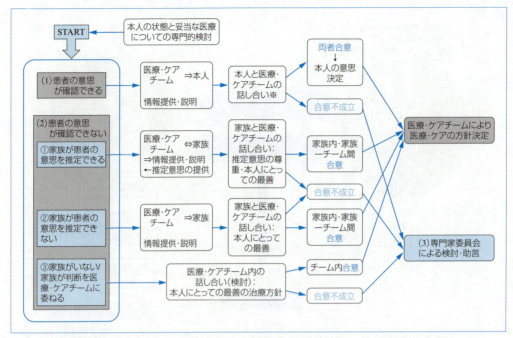

図2 ● 厚生労働省ガイドライン（2007）による意思決定プロセス〔清水 2015 を一部改変〕

　では，本人と医療ケアチームの合意ができていることと「本人が意思決定する」こととはどういう関係にあるかというと，本人が自分らしい決定ができるように，関係者が支援し，かつ，本人の自己決定を支持している，ということになります．

　本人の意思確認ができる場合，「本人と医療ケアチームが話し合う」とありますが，ここに「家族」についての言及はありません．これは家族は話し合いに参加しないのが適切であるということでは決してなく，本人が話し合いに参加することは最低限必要であるが，家族はいない場合，いても本人とは疎遠になっている場合などあるので，一概にこうとは言えないため，言及がないと解したいです．日本の医療現場では多くの場合家族は話し合いの参加者であり，またそうなることが望ましい立場にあるからです．

　小児の場合も，少なくとも終末期ないし人生の最終段階における医療・ケアの方針の決定プロセスにおいては，この指針を参照すべきです．その際に，小児がある程度成長して，アセントができるようになっている場合には，図中のフローチャートの「本人の意思確認ができる場合」と「意思確認はできないが，推定意思を家族がわかる場合」との双方の流れを参照して，両者をブレンドしたプロセスが適切であり，もっと幼い場合には，「意思確認ができない場合」になるでしょう（その場合でも，本人が何らか医療上の選択につい意思表明ができる場合・している場合は，それへの配慮が必要でしょうが，本ガイドラインはそこまでは言及していません）．

4) 日本老年医学会のプロセスガイドライン

厚生労働省のガイドライン（2007）を基礎にしながら，臨床において一般的な場面を念頭において，より詳細に，またより明確に意思決定プロセスに関する指針を示したものとして，2012年に公表された日本老年医学会のプロセスガイドラインがあります[4]．これは高齢者が口から食べられなくなった場合に，人工的水分・栄養補給をどうするかをテーマとしたものですが，全3部からなるガイドラインのうち，第1部と第2部は汎用性のあるものとなっており，高齢者ケアという限定を外しても有効であるように作ってあります．意思決定プロセスを扱った部分は第1部であるので，以下，本論に関係する部分を取り上げます．

同ガイドライン第1部の概要を次に引用します．

> 「医療・介護・福祉従事者は，患者本人およびその家族や代理人とのコミュニケーションを通して，皆が共に納得できる合意形成とそれに基づく選択・決定を目指す」

このように，厚生労働省ガイドラインが関係者の「合意」を目指している点をより明示的に示し，（高齢者ケアを念頭においているので）関係者の範囲もより広げたものとなっている．また，より立ち入った指針をみると，上述の情報共有−合意モデルの考え方を採っていることがわかります．

本人の意思確認ができる場合・できない場合について，また家族がどう話し合いに参加するかについて，本ガイドラインは表1のようにしています．

つまり，本人に関する選択について本人が中心であることに違いありませんが，それが家族にも関わる選択である場合には，本人に責任ある選択をする力があるかどうかにかかわらず，家族も当事者として参加します．また，本人が責任ある選択をする力を欠いている場合，医療ケアチームは家族と話し合いますが，そこでも，本人の推定意思を検討するだけでなく，本人の人生を考えつつ，最善の選択はどれかを併せ検討するとしています．加えて，「本人の意思確認ができない場合」といっても多様であり，責任ある判断・選択はできなくても，説明をそれなりに理解し，どうしたいかについて気持ちを表明できるような力がある場合には，その対応する力に応じたコミュニケーションを奨めています．

同ガイドラインは単に高齢者ケアのみならず，医療一般に妥当する指針をここで出すことをこころがけていますが，小児の場合にもそのままで該当するようには作っていません．とはいえ，ここで言われていることは，本質的には小児の場合にも該当するので，小児の場合にどう解釈をつけるかを以下に示します．小児の場合は「（2）本人の意思確認ができないとき」が該当します．

表1の（2）については③と④の二項が挙げられています．このうち③をめぐっては，同ガイドラインは，「本人の意思確認ができない」という事態について，かつては本人の意思確認ができた時期があり，本人は自らの人生について自ら物語りを紡ぎつつ生きてきたが，今や何らかの衰弱や障害の故にそれができなくなってきている，という状況を想定しています．

II 総説

表1 本人の意思確認の可否に応じた対応

(1) 本人の意思確認ができるとき 　①本人を中心に話し合って，合意を目指す 　②家族の当事者性の程度に応じて，家族にも参加していただく．また，近い将来本人の意思確認ができ 　　なくなる事態が予想される場合はとくに，意思確認ができるうちから家族も参加していただき，本人 　　の意思確認ができなくなったときのバトンタッチがスムーズにできるようにする (2) 本人の意思確認ができないとき 　③家族とともに，本人の意思と最善について検討し，家族の事情も考えあわせながら，合意を目指す 　④本人の意思確認ができなくなっても，本人の対応する力に応じて，本人と話し合い，またその気持ち 　　を大事にする

〔文献4）1-4 より〕

　しかし，小児の場合，その人生の物語りは両親が創り出した部分が大きく，「本人の意思」と
いってもここでの家族と医療ケアチームの話し合いにおいて判断の拠り所になるとは言い難
いです．そうなると，本人の人生にとっての最善という観点で話し合うことになるでしょう
が，それは両親が提示する物語りを，医療ケアチームが本人にとって適したもの，ないし可
能なものとして受け入れられるかどうか，という話し合いになるでしょう．

　④の項目は，認知症がある程度進んだ高齢者を例として考えています．つまり，意識不明
とか意識混濁といった理由で話し合いに参加できない状況により「意思確認ができない」場
合は④は該当しません．そうではなく，認知症が進んで，理に適った判断に基づく意向の形
成ができなくなっており，つまりは責任ある選択ができなくなっている（＝意思確認できな
い）が，話し合いはそれなりにでき，「痛いのは嫌だ」といった理由で，ある治療についての
意向が表明できる場合です．

　成人の場合，かつてあったものを今や欠いているという状況が標準的であるので，意思確
認が「できなくなっている」としましたが，小児の場合は何らか成長に伴ってそれなりの意
向をもち，それを表明する力（＝「対応する力」）ができつつある，という状況があり得ます．
その場合に④は該当し，小児の意向をそれなりに尊重することを勧めています．これは，臨
床現場でコンセントと区別してアセントとしてそれなりの位置付けをすることを推奨する指
針です．が，そればかりではなく，より未熟な状態の幼い人であっても，その人としての成
長に応じて気持ちを尊重することが勧めるものです．

(1)《代諾》ということ

　以上のように考えると，「本人の代りに選択する」という成人の場合の，しかも説明と同意
モデルに随伴する考え方を子どもの場合に適用することは，事柄の本質を捉え損なっている
と言わざるを得ません．「本人の代りに」というならば，両親は本人の人生の物語りを「代り
に」創っており，種々の選択を「代りに」行っています．それは本質的には「代りに」して
いることではなく，両親がし始めるのが自然なのであり，通常はやがて本人が両親に「代っ
て」できるように成長していくのです．「親権」という考え方は，倫理的にはこのような人生
の物語りの創り手・語り手の交代の歴史を背景に理解されるべき事柄です．

代諾についてこのように主張することの実質は，どこにも未だない「本人の意思」なるものを想定した物言いではなく，本人にとっての最善を達成しようとしているはずの両親の意向を尊重しつつ，関係者で話し合って合意を目指す，という建前を提示したことにすぎません．また，ここで「本人にとっての最善を達成しようとしているはずの両親の意向を尊重」するとした点は，医療ケアチームはただ両親の意向に即して選択すればよいわけではなく，適切に尊重する必要があることを提示してもいます．問題は，「子ども本人にとっての最善」を判断する際の基礎になる子どもの人生の物語りが，両親自身によって語られたものであり，時にその物語りは医療ケアチームをはじめとして周囲の人々から見ると，不適切であると思われることがあり，また，時に両親は本人にとっての最善を目指しているというより，本人以外の家族にとっての最善を目指しているのではないかと思われることがある，ということであり，そういう場合も含めて「尊重する」対応の実質を以下で考えておきます．

3 《人生にとっての最善》をめぐって

医療における方針決定の際に基礎になる価値の問題を取り上げます．つまり，「医療は患者に最善の治療を施そうとする」という時に，「最善」という評価の物差しは何かということです．これは「人の〈いのち〉をどう評価するか」という問題に他なりません．

1) 人生と生命

(1) 医学的介入の対象である生物学的生命

ほとんどの場合，医療のプロセスにおいて医療者は患者の身体を医学的に調査する（診察する）——聴診器をあてる，血圧・体温を測る，X線・CT・MRI検査をする，血液を検査，バイオプシー…など．その結果により疾患を同定し，本人との意思決定プロセスを進めて，選択した医学的介入をする際に，介入する対象も身体です．身体は「生きている身体」であり，このような診断と介入の過程において，医療者は身体の生命，つまり「生物学的生命（biological life）」を対象にしていると言うことができます．この場合，「身体が生きている」というのは状態であって，主語である身体が意志的に「生きようとして生きている」わけではありません．

(2) 物語りとしての人生

他方，本人は自らの人生を生きています．この場合，本人が「生きる」とはさまざまなことを選び，実行していくことであり，それを総じていえば，積極的に「生きようとして生きている」のです．自らが生きている人生を本人は物語りとして把握し，語る．人生は物語られるいのち（biographical life）です．

人生を生きる上で，何か身体に不都合を感じると，人は医療者のもとにやってきます．医療者はその求めに応じて，身体を調べ，本人が生きる上で不都合を感じたこと（ないしはやがて不都合を感じるであろうこと）の原因を同定し，可能であればそれを取り除くことにより不都合を解消しようとします．また，原因の除去が可能でなくても，緩和的対応により不

都合の解消を図ります．そうであれば，医療の役割は「人生のために，生命を整える」ことであって，身体をどう調整すれば，本人の人生にとって最善かを考えることが適切であり，生命自体の価値の故に生命を保とうとすることが適切であるわけではありません．

2）人生にとっての最善と最期の問題

では，「人生にとっての最善」をどのように判定することができるかというと，個別の治療選択を行う意思決定プロセスにおいては後に述べるような個別の価値観を考慮に入れるプロセスが必要ですが，それに先立って医療側は一般的な物差しをもっており，それは大半の人が共通にもつ価値観に基づくものとなっています．この一般的な（＝人々に共通の）物差しによって，例えばエビデンスを得る際の治療の評価を行うのです．

この物差しは，一般市民の表現でいえば，例えば「元気で長生き」などと表現されますが，より論理的にいえば，次のようなことになるでしょう．

> ・人生の物語りが展開し本人が満足する結果となるポテンシャルが高い

また，ここから医療の役割を次のように規定することができます：

> ・医療は，人生の物語りが豊かに（＝本人の満足をもたらすように）展開するポテンシャルを高めることを目指して，生命を整える

ここで「ポテンシャル」というのは，医療・ケアにできることは，直接本人が人生に満足できるようにすることではなく，人生に満足する結果をもたらし得る機会ないし可能性（ポテンシャル）を広げることだからです．

そこでポテンシャルを高めるために，医療の目的を二つの軸に沿って分析することができます．

> ・目的①：人生の長持ち（生物学的生命を延長する医学的介入による）
> ・目的②：快適な生活（QOL を高める医学的および医学外の介入による）

なお，ここでいう「快適」は次の二要素を含みます．

> a．苦痛がなく，楽に過ごせる
> b．人生に関わる諸能力を発揮する機会がある

ここで高齢者で加齢による衰え（frailty/フレイル）が相当進んで，要介護の程度が高まっている場合は，目的②快適さはあくまでも保持するようにし，それが損なわれない限りにおいて目的①人生の長持ちも目指す，ということになるでしょう．

また，一般に治療の選択に際しては，

> ・医学的介入により①長持ちは達成できるが　②快適さ（QOL）は減じる

という場合，両者のバランスをどう考えるか，人生の長持ちのために，快適さ・QOL をどの

程度であれば犠牲にできるかが検討の要となるでしょう.

3) 人生の最期に向かって：生命維持と QOL

上述の①長持ちと②QOL（快適さ）が両立しない時に，どちらを優先するかということが，ことに人生の最期が近づいている状況において問題となってきました.緩和ケアは，QOL を優先するアプローチをし，長持ちについて意図的には促進しようとも，減じようともしません（WHO 1990, 2002）.

(1)「差控え・終了は消極的安楽死だ」という誤解

人生の終りが近づいている状況で，生命維持を差控えること，すでに行っている生命維持を終了する（中止する）ことの是非が問われてきました.そして，しばしば差控えと終了は消極的安楽死だと看做されます.しかし，そうではありません.この点を提示しておきます.

生命維持等の差控え（withholding）と終了（withdrawal）を実行する際の意図と結果については，次の3通りの場合があり得ます:

> ①縮命を伴う/縮命を意図している
>
> ②縮命を伴う/QOL 向上（緩和）を意図している
>
> ③縮命を伴わない/QOL 向上（緩和）を意図している

すなわち，①は，当該の生命維持等を実施ないし継続する場合に比べて，それの差控えないし終了により余命が短くなる場合であって，かつ，短くしようと意図して差控える・終了する場合です.また，②は，当該の生命維持等を実施・継続する場合に比べて，差控え・終了により余命が短くなるが，差控え・終了により意図していることは QOL の維持ないし向上であって，余命を短くすることではない場合です.最後に③は，QOL の維持ないし向上を意図して差控え・終了を選択するが，それにより余命が短くなるわけではない場合です.

さて，「消極的安楽死」に該当するのは3つのうち①のみです.つまり，生命維持の差控え・終了であるというだけでなく，それによって「余命を短くすることを意図している・目指している」ことが，「（消極的）安楽死」であるための要件なのです.しかし，人生の終りへと近づいている時期において選択が問題になる差控えと終了の大半は，②か③の場合です.緩和ケアは「死を早めることも先延ばしすることも意図しない」のであり，意図するのは，苦痛の緩和および快適さの増進による QOL の向上です（②・③）.また，差控え・終了を実施しても，それが余命の短縮という結果をもたらさない場合（③）も相当します.緩和ケアは消極的安楽死とは無縁なのです.

4　家族

1) 成人における《愛という名の支配》と小児の場合

〈本人と家族〉という関係は単純ではなく，相反する思いが並存し，絡み合っていることが多く，臨床現場では，〈互いに相手のことを思い，支え合っている麗しい関係〉という単純な

構図で対応するわけにはいきません．この点について，まずは，患者本人が成人である場合について別の機会に提示したこと，ないし上述の老年医学会ガイドライン（1.4）の背景にある考え方を示した上で，これと対比しつつ小児の場合を考えることにしましょう．

（1）本人（成人）と家族

　一般に患者本人が生命にかかわるような疾患に罹っている場合，治療・療養方針の選択に関して，家族は第三者ではなく，当事者であることが多いです．本人がどういう治療・療養方針を選択するかは，家族の生活にも大きく影響し，あるいは，家族の承認・同意なしには選択しても実効性がない場合があります．そのような場合，共同の意思決定に関して家族は当事者です．また，家族はその力に応じて本人のケアに参加することが期待される場合，家族がケア方針の決定に参加しているのでなければ，ケアの分担者として適切な理解と前向きの姿勢で対応することは難しいです．

　加えて，家族は本人と共に緩和ケアの対象でもあります（WHO 1990，2002）．すなわち，本人が厳しい状態にあることは，家族にも大きな影響をもたらし，時に本人以上に大きな不安や動揺を覚え，本人との別れが近いことを感じて予期悲嘆のうちにあることもあります．こうしたことを否定したい気持ちは，時に本人の予後について希望的観測や藁にもすがる（と周囲には見える）行動となり，本人の最期に向かう最善のプロセスを進む妨げになる場合もあります．

　以上の限りでは，本人と家族は支え合う麗しい関係にあります．しかし，同時に別の面があることも考慮しなければなりません．家族内では互いに非常に近い関係でコミュニケーションが進むため，自他の区別が曖昧な行動選択がしばしばなされます．ことにその一員が疾患等で助けを必要とするようになった場合，家族の他のメンバーで話し合いがなされ，本人の意思を軽視する選択とその実行がなされます．つまり，良いと思ったことを勝手にやるのです（本人を除外して医師に検査の結果を聞きに行き，それが良くない場合に，本人には伝えないように医師に頼む，など）．また，弱っている本人を保護しようとして抱え込む，その苦悩に対する閾値が低い，その克服する力を過小評価する，というように，本人が自らの支配下で安らかに過ごすことを良しとする傾向があります．加えて（以上のことに反するようですが）家族のために弱くなっているメンバーに犠牲を求めることもあります．例えば，家族全体のために，介護を要する高齢の一員を施設にいれて放置する，というようなことがままあります．こうしたことは，人間が小さい群れ単位でサバイバルを図っていた時代に遡る，群れ内部の協働のあり方（＝〈皆一緒〉というあり方）に由来する傾向であると思われますがここでは詳細は割愛します（清水 2012 参照）．

　以上のような傾向は，弱ったメンバーが成人の場合は，それぞれにはそれぞれの人生があり，生き方があるということ（＝〈人それぞれ〉というあり方）が公共的に認められるので，そういう個人のあり方に対して，愛という名の支配だと批判的に語りうるのです．これに対して該当する本人が小児の場合，本人にとって良いと判断したことを勝手にやる，本人を抱

え込む等々のことは，未だ独り立ちしておらず，その人生の物語りも親をはじめとする周囲の人々が語っている時期の小児に対しては基本的に自然な対応です．

ただし，本人が成長に応じて独自の希望や意向を持つようになり，親に対する依存の程度が低くなっているにもかかわらず，そうした希望や意向を軽視したり，まったく支配下におこうとしたりする場合（親の子離れが進んでいないと俗に言われる傾向），それは子どもが疾患等により厳しい状況にある場合に，親としてはごく自然にそうなってしまうのでしょうが，それなりのケア的対応が必要になるでしょう．また，家族全体の益のために，弱っている子どもの人生を犠牲にするように動く場合や，逆に，子どもの現実とかけ離れた希望や意向を持つ場合，つまり，子どもの現実を受け入れられず，それを否定する前提に基づく選択をしようとする時なども，ケア的対応が必要となります．本論のテーマに即していえば，そのケア的対応としては，医療・ケアチームないしはそのメンバーの中で誰か担当者が，本人の家族（両親）の意思決定プロセスを以下のような仕方で支援するファシリテーター役を担うことが期待されます．

2）ファシリテーターであるケア従事者

以下に示すファシリテーターの活動は，一般に本人・家族がケア従事者と一緒に考える場を想定したものですが，小児の場合にも妥当することが多いのではないでしょうか．

(1)「ほらっ，こっち見て！」と指差す

例えば，家族が自分の都合ばかりでなく，本人の人生にとってどうすることが最善かを考えるように働きかける，家族が本人に寄せる思いに気付くように本人に働きかける，といったことです．また，本人ないし家族が現実に希望していることが，本人についての人生の物語りからして最善と思われることと食い違う場合に，人生の物語りを話題にして，（本人ないし）家族がそれに気付くようにします．

(2)「この点とあの点を！」とポイントを挙げる

本人・家族は目下の医療にかかわる問題について素人であり，経験もないかごく少ないので，適切な意思決定に到るために必要な考えるべきポイントが分からないことが多いです．どういうことを考慮すべきかを提示する必要があります．

(3) ことばの背景にある思いを共感をもって理解する

上述のところで家族も緩和ケアの対象になるとしたことと連関することです．死を予期し，それを打ち消そうとする結果，家族が現実と合わない主張に固執することがあり，そういう場合の多くは理を語っても通じません．それは状況についての認識・理解が不十分だから不適切と医療ケアチームに見える主張に固執しているのではないのです．このような時，家族が抱いている深い悲しみへの共感から始めることが，回り道のようで結局はよい結果に辿り着く道である可能性があります．

以上で枚挙し尽したとは限りませんが，このような介入を通して，できるかぎり当事者たちが分りあい，また相手の立場や思いを理解しあい，本人の人生にとっての最善を共通の物

差しにして，皆が納得できる合意に到るように支えることが，本人・家族の意思決定を支援する際の医療・ケアチームのファシリテーターとしての役割であるといえます．

おわりに

　小児の終末期における意思決定支援に関して倫理的視点からの提言が期待されることのうち，小論は，延命治療の差控え・終了（中止）など生死にかかわる方針選択，共同の意思決定プロセスにおける，家族によるいわゆる代理決定，医療ケアチームはただニュートラルな立場で説明すればいいというものではない等々のポイントに言及しました．こうしたことについて考える際に，小児の人生の物語りは両親によって語られるところから出発し，やがて小児自らが語り継ぐようになるということが，小児の意思および小児にとっての最善を考える際に基本となる事態でした．臨床倫理の一般的な考え方にこの点を加えて検討することが適切な結論に至るために肝要なのです．

●文　献●

1）臨床倫理プロジェクト：臨床倫理オンラインセミナー
　http://www.l.u-tokyo.ac.jp/dls/cleth/web_cleth/part 1-3/now.html
2）厚生労働省：人生の最終段階における医療の決定プロセスに関するガイドライン，2007（2015 改訂）
　http://www.mhlw.go.jp/file/04-Houdouhappyou-10802000-Iseikyoku-Shidouka/0000079906.pdf（2016 年 1 月 20 日確認）
3）清水哲郎：事前指示を人生の最終段階に関する意思決定プロセスに活かすために．日本老年医学会雑誌 52-3：224-232，2015.
4）日本老年医学会：高齢者ケアの意思決定プロセスに関するガイドライン―人工的水分・栄養補給の導入を中心として
　http://www.jpn-geriat-soc.or.jp/info/topics/pdf/jgs_ahn_gl_2012.pdf
　（2016 年 1 月 20 日確認）

Ⅲ　話し合いのガイドライン

1　重篤な疾患を持った新生児の話し合いのガイドライン

県立広島病院新生児科
福原里恵

はじめに

　周産期医療に携わるものは，誕生した新しい命を救い，赤ちゃんとご家族との絆を紡いで無事に退院を迎えること，退院後の子どもの成長と発達・家族をサポートすることを使命として日夜働いています．しかし，先天性の疾患や出生後の病状によっては，この使命を果たすことが難しい事例に遭遇することがあります．私たちは，生まれて間もない赤ちゃんが死に向かうという状況への対応が得意ではありません．かつて，このような重篤な病態の赤ちゃんの治療は，主治医が方針を決定し，家族は，状況を正確に理解できているかどうかにかかわらずその決定に従うしかありませんでした．すなわち，主治医の考えによって，生命の限界まで治療の限りをつくすこともあれば，ある時点で治療の限界を伝え，看取りに移行することもありました．そして，家族だけでなく医療スタッフも，それらの決定についていくしかありませんでした．

　このような状況に対し，家族と新生児医療現場のスタッフが「子どもの最善の利益」を求めて話し合いをすることを目的として，「重篤な疾患を持つ新生児の家族と医療スタッフの話し合いのガイドライン」（以下，本 GL）[1]が作成されました（**表1**）．終末期の最終方針を決定する段階で家族に伝える場が「話し合い」なのではありません．治療過程から，わかりやすく病状や今後予測されることを説明し，家族の揺れ動く気持ちに寄り添い配慮しながら，「意思決定をサポートするための話し合い」をくり返し行うためのガイドラインが本GLなのです．

1　本 GL 作成の経緯

　平成13年に発足した成育医療委託研究13公-4「重症障害新生児医療のガイドライン及びハイリスク新生児の診断システムに関する総合的研究班（主任研究者：田村正徳）」では，「重症障害新生児医療のガイドライン」のあり方についての検討がすすめられ，新生児医療に従事する医師，看護師，臨床心理士の他に，法律学，社会学，宗教学，哲学，神学，社会福祉学，人文社会学，人間情報学，国際社会科学の専門家と18トリソミーの会代表を加えたメンバーでガイドライン作成ワーキンググループが構成されました．研究班による調査結果や

III　話し合いのガイドライン

表1 ● 重篤な疾患を持つ新生児の家族と医療スタッフの話し合いのガイドライン

1	すべての新生児には，適切な医療と保護を受ける権利がある．
2	父母はこどもの養育に責任を負うものとして，子どもの治療方針を決定する権利と義務を有する．
3	治療方針の決定は，「子どもの最善の利益」に基づくものでなければならない．
4	治療方針の決定過程においては，父母と医療スタッフとが十分な話し合いを持たなければならない．
5	医療スタッフは，父母と対等な立場での信頼関係の形成に努めなければならない．
6	医療スタッフは，父母に子どもの医療に関する正確な情報を速やかに提供し，わかりやすく説明しなければならない．
7	医療スタッフはチームの一員として，互いに意見や情報を交換し自らの感情を表出できる機会をもつべきである．
8	医師は最新の医学的情報と子どもの個別の病状に基づき，専門の異なる医師および他の職種のスタッフとも協議のうえ，予後を判定するべきである．
9	生命維持治療の差し控えや中止は，子どもの生命に不可逆的な結果をもたらす可能性が高いので，特に慎重に検討されなければならない．父母または医療スタッフが生命維持治療の差し控えや中止を提案する場合には，1から8の原則に従って「子どもの最善の利益」について十分に話し合わなければならない． (1) 生命維持治療の差し控えや中止を検討する際は，こどもの治療に関わるできる限り多くの医療スタッフが意見を交換するべきである． (2) 生命維持治療の差し控えや中止を検討する際は，父母との十分な話し合いが必要であり，医師だけでなくその他の医療スタッフが同席したうえで父母の気持ちを聞き，意思を確認する． (3) 生命維持治療の差し控えや中止を決定した場合は，それが「子どもの最善の利益」であると判断した根拠を，家族との話し合いの過程と内容とともに診療録に記載する． (4) ひとたび治療の差し控えや中止が決定された後も，「子どもの最善の利益」にかなう医療を追求し，家族への最大限の支援がなされるべきである．
10	治療方針は，子どもの病状や父母の気持ちの変化に応じて見直されるべきである．医療スタッフはいつでも決定を見直す用意があることをあらかじめ父母に伝えておく必要がある．

（文献1）より抜粋）

欧米の文献を参考にしながら検討会を重ね，親が子どもの最善の利益の観点から治療方針の選択ができるように，医療スタッフが支援できる方策を示すものとして作成されました[2]．ガイドラインの前書きにおいても，本 GL はあくまで話し合いのガイドラインであって，子どもの状態に応じた治療区分を示すガイドラインではないことが明記されています．

2　本 GL を活用する対象

　本書では，看取りの医療に際して本 GL をどのように活用できるのかについて，解説しながら考えていきたいと思います．本 GL は，疾患名での治療の差し控えや中止の推奨は行っていません．個別の疾患の救命医療のあり方に関するガイドラインの作成は適切ではないと判断し，治療指針的なガイドラインは作成しないこと，「家族や医療スタッフの利益」よりも「子どもの利益」を最優先させることを出発点とすることなどが確認されて，作成されています．

　すなわち，本 GL 活用の対象となる具体的な事例は定められていません．たとえば，懸命の治療にもかかわらず，治療に反応せず救命が困難であると考えられる場合，あるいは，たとえ救命できたとしても，重篤な障害を残すと考えられた場合に，私たち医療者が赤ちゃん

にどのような介入をしていくことがよいのかを迷い悩んだとき，あるいは，家族が現状や今後に不安や悩みを感じられたときに，本 GL を活用しながら「意思決定をサポートするために話し合う」ことになるのではないでしょうか.

3　本 GL の現場での活用状況

　本 GL は，倫理的な姿勢や組織における協働について述べられたものであるため理念的で，実施手順や活用方法などは明示されていません．このため，現場での実践方法が難しいと考えられています．日本新生児成育医学会倫理問題検討委員会（以下，委員会）では，本 GL が作成されて 10 年経ったことを契機に，内容について見直しの要否を検討するために，日本周産期・新生児医学会により認定されている新生児専門医制度研修施設の基幹施設と指定施設 287 施設の NICU 医師の責任者（以下，医師），看護師代表者（以下，看護師），臨床心理士（以下，心理士）に対し，2014 年に調査を行いました[3]．本 GL 対象者がいた場合，どのように活用されているかという質問に対しては，どの職種も多くは本 GL にこだわらず話し合っていました．現在活用しており今後も活用しているものを加えると，医師の 80%，看護師の 70%，心理士の 80% が「話し合い」をしていることがわかりました[4]（図 1）.

　本 GL が作成されて以降，医療者の意識としては，「話し合う」という基盤ができているようです．調査では，その結果，「スタッフのさまざまな意見収集ができた」「チームの方向性が統一できた」「家族とのしっかりした話し合いができた」という意見や，少ないながら「スタッフの心理的重圧の軽減に有用であった」という意見も認められました．しかし，医療者が満足度を感じている「話し合い」は，家族にとって「意思決定をサポートするための話し合い」であってこそ，初めて十分といえるでしょう.

4　看取りの医療となりうる事例での本 GL のあり方

(1) どんな疾患をもっていようとも，まず初めに私たち医療者が新しい生命の誕生を心から慈しみ，心からの「おめでとう」を伝えることから始めなければなりません.

(2) 重篤な疾患に直面したとき，家族はわが子の病状を正確に理解できているでしょうか．医療者は，わかりやすい言葉を用い，紙面や図を利用して説明をくり返し，両親があとで他の親族にも説明できるくらい理解できているかどうかを確認しているでしょうか．情報化時代である昨今，家族はインターネット等でさまざまな情報を入手されています．しかし，インターネットの情報がすべて正しいわけではなく，文章の表現方法や解釈の仕方によっては，かえって混乱をまねくこともあります．治療を行うことで，快方に向かうことが明らかな場合，家族が治療を望むという意思決定には，おおむね迷いが少ないでしょう．しかし，看取りの医療における家族の意思決定には迷いが生じます．家族は，限られた時間のなかで意思決定をしなければならず，このためには，まず，子どもの病状を正しく理解することが必要です.

Ⅲ　話し合いのガイドライン

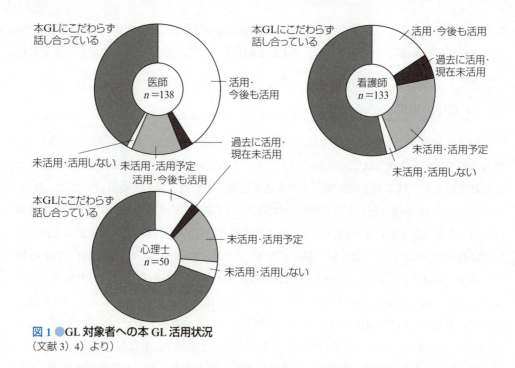

図1 ● GL 対象者への本 GL 活用状況
（文献3）4）より）

(3) 生存が困難だと思われる状態になった場合，どの時点から治療より家族と赤ちゃんがともに過ごす時間を優先していくのか，あるいは，大きな障害を残す可能性が高い児にどこまで積極的な治療を続けるべきか，悩むことがあります．このとき，主治医の一存で判断するのではなく，他の専門家の意見を求めたり，赤ちゃんにかかわっている多職種の医療スタッフの意見も聞きつつ協議して病状を判断していくことを本 GL では述べています．家族は，意思決定の責任の重さを押しつけられるという受け身の立場ではありません．医療者と家族は，人生観・価値観・死生観などお互いの思いを共有し，双方向のコミュニケーションを図り，ともに悩み支え合うというパートナーシップを確立することが重要です．まずは，医療者と家族の間に信頼関係が築かれなければパートナーシップを確立することはできません．

(4) 特に治療の差し控えや中止を検討する場合は，「子どもの最善の利益」について，家族とともに十分に話し合いながら，慎重に決定していかなければなりません．山崎[5]は，脳死やそれに近い状態で在宅医療を受けている（受けていた）14 家族への調査を行いました．その結果，「生きたい，という意思を感じる」という回答が多く認められました．家族はわが子に1分でも1秒でも長く生きていてほしいという願いをもっておられます．そして，一見「ただ生きている」と思える状態であっても，両親やきょうだいに多くの出会いや学びをもたらし，周囲の大人を動かす力になることもあるのです．一方で，生存の見込みがほとんどなく，多くの医療機器や点滴ルートに囲まれ，わが子を抱くこと

もできない場合は，「子どもの最善の利益」とは何なのかを考えなければなりません．坂下[6]は，家族へのグリーフケアは，死が間近に迫ってからでは遅く，家族の心に届くケアとは，医療そのものの質であり，振り返ったとき「亡くなってつらいけれど，この病院でよかった」と思えたならグリーフケアのほとんどは満たされたといえる，と述べています．

(5) 重篤な病状である子どものご家族だけでなく，終末期医療にかかわるスタッフもつらい思いを抱えます．医療スタッフ間の「話し合い」の場では，お互いに意見や情報を交換し，みずからの感情を表出できる必要があることも忘れてはなりません．

5 本GLの課題

委員会で行った調査[3]では，医師・看護師・心理士ともに，本GLの10項目の内容（**表1**）のどれもにおおむね賛同しており，根本的な見直しは不要であると回答していました．しかし，「児の最善の利益」が何なのかわかりにくい，話し合いをする際，力の強い人の意見に引っ張られることがあり，参加者全員が中立の状態で意見を述べ合うことが不十分である可能性などが指摘されました．委員会では，これらの倫理的課題については，個々の施設だけで考えるのではなく，学会全体で考えていくことが必要と考察し，第60回日本新生児成育医学会・学術集会において，本GLをもっと活用しやすくするために，「事例検討や研修会はどうやって行うとよいのか」「父母と医療スタッフが対等の立場で話し合うにはどうしたらよいか」について，家族も含めた多職種でグループワークを行うことを企画しました．委員会では，今後も本GLをもっと理解し，活用できるように，「話し合い」が医療者サイドの自己満足ではなく，家族とともに実践していくことができるような働きかけを継続したいと考えています．家族がわが子を失った悲しみやつらさを忘れることはありません．しかし，終末期医療の現場において本GLがもっと活用されるならば，少しでもわが子を看取るプロセスに家族の理解や納得が生じるのではないかと思われます．

おわりに

本GLは，重篤な疾患を持つ新生児だけを対象に活用されるものではありません．たとえ「いわゆる」重篤でないとしても，新生児の家族と医療スタッフがともに話し合うという習慣が日常的に実行できなければ，重篤な疾患という危機的状況や時間的制限にさらされたときに，「意思決定をサポートするために話し合う」ことができるはずもありません．

本GLの理念を十分に理解し，「子どもの最善の利益」とは何なのか，家族と医療スタッフが互いに意見や情報交換をし，みずからの感情を表出できる話し合いとはどうあるべきかを日頃から考えることが大切なのではないでしょうか．

Ⅲ　話し合いのガイドライン

●文　献●

1) 日本新生児成育医学会：重篤な疾患を持つ新生児の家族と医療スタッフの話し合いのガイドライン．
2004.
http://jspn.gr.jp/pdf/guideline.pdf
2) 田村正徳：「重症障害新生児を持つ家族とのコミュニケーション」重症障害新生児医療を巡る話し合いの
ガイドライン案解説．日本未熟児新生児学会雑誌．16（2）；141-150，2004.
3) 福原里恵，ほか：「重篤な疾患を持つ新生児の家族と医療スタッフの話し合いのガイドライン」の活用状
況の調査報告．日本未熟児新生児学会雑誌 26（3）；509，2014.
4) 福原里恵：重篤な疾患をもつ児・予後不良な児への対応：新生児医療におけるガイドライン．周産期医
学 45（5）；619-623，2015.
5) 山崎光祥：子を看るとき，子を看取るとき—沈黙の命に寄り添って．岩波書店，pp138-167，2014.
6) 田村正徳，玉井真理子，編著：新生児医療現場の生命倫理—「話し合いのガイドライン」をめぐって．
メディカ出版，pp42-53，2005.

reference
重篤な疾患を持つ新生児の家族と医療スタッフの話し合いのガイドライン

1. すべての新生児には，適切な医療と保護を受ける権利がある．
注：医療スタッフは，すべての新生児に対して，その命の誕生を祝福し，慈しむ姿勢をもって，こどもと家
族に接するべきである．
2. 父母はこどもの養育に責任を負うものとして，こどもの治療方針を決定する権利と義務を有する．
注：父母は必要な情報の説明を受け，治療方針を決定する過程に参加する権利と義務を有する．医療スタッ
フはその実現に努めなければならない．
3. 治療方針の決定は，「こどもの最善の利益」に基づくものでなければならない．
注：家族や医療スタッフの利益ではなく，こどもの利益を最優先させることを家族と医療スタッフが確認す
る．
4. 治療方針の決定過程においては，父母と医療スタッフとが十分な話し合いを持たなければならな
い．
注：「こどもの最善の利益」の判断に際しては，それぞれの治療方針を選択した場合に予想される利益・不利
益について慎重に考慮されなければならない．
5. 医療スタッフは，父母（注1）と対等な立場（注2）での信頼関係の形成（注3）に努めなければ
ならない．
注1：父母はこどもが受ける医療について自由に意見を述べ，気持ちを表出できる機会を保障されるべきであ
る．
注2：医療スタッフは，父母の立場を理解するよう心がけ，父母の意見を尊重するよう努めるべきである．
注3：信頼関係の形成のためには，こどもと家族のプライバシーに対する配慮が不可欠である．
6. 医療スタッフ（注1）は，父母（注2）にこどもの医療に関する正確な情報（注3）を速やかに提
供（注4）し，分かりやすく説明しなければならない（注5）．
注1：医師・看護者・コメディカルスタッフは，それぞれの専門的立場から下記（注3）のような医療情報を
伝える必要がある．
注2：説明をする際は，父母同席が原則である．どちらか一方に先に説明しなければならない場合であって

も，父母同席が可能となった時点で再度説明を行う必要がある．

注3：提供すべき情報には，診断名・病態，実施されている治療内容，代替治療方法，それぞれの治療方法を選択した場合の利益・不利益と予後，ケアに関する看護情報，療育に関する情報，社会的資源および福祉制度に関する情報などが含まれる．

注4：重要な情報は書面にて提供し，父母からの質問には適宜応じる．

注5：説明に際しては，父母に対して精神的な支援を行う．

7. 医療スタッフは，チームの一員として，互いに意見や情報を交換し自らの感情（注1）を表出できる機会（注2）をもつべきである．

注1：ここでいう「感情」とは，こどもの治療にかかわる際に医療スタッフの中に引き起こされる様々な情緒的反応を指す．

注2：こどもと家族に対して共感的に接し，スタッフ間の協力関係を維持するためには，怒りや悲しみ，無力感といった否定的な感情が生じる場合であっても，そのような感情を十分に自覚し，スタッフ間で率直な話し合いと情緒的支え合いを行っていくことが望ましい．

8. 医師は最新の医学的情報とこどもの個別の病状に基づき，専門の異なる医師および他の職種のスタッフとも協議の上，予後を判定するべきである．

注：医師は，限られた自分の経験や知識のみに基づいて予後判定を行ってはならない．

9. 生命維持治療の差し控えや中止は，こどもの生命に不可逆的な結果をもたらす可能性が高いので，特に慎重に検討されなければならない．父母または医療スタッフが生命維持治療の差し控えや中止を提案する場合には，1から8の原則に従って，「こどもの最善の利益」について十分に話し合わなければならない．

(1) 生命維持治療の差し控えや中止を検討する際は，こどもの治療に関わる，できる限り多くの医療スタッフが意見を交換するべきである．

注：限られた医療スタッフによる独断を回避し，決定プロセスを透明化するため，治療の差し控えや中止を検討する際は，当該施設の倫理委員会等にも諮ることが望ましい．

(2) 生命維持治療の差し控えや中止を検討する際は，父母との十分な話し合い(注1)が必要であり，医師だけでなくその他の医療スタッフが同席したうえで(注2)父母の気持ちを聞き，意思を確認する．

(3) 生命維持治療の差し控えや中止を決定した場合は，それが「こどもの最善の利益」であると判断した根拠を，家族との話し合いの経過と内容とともに診療録に記載する．

(4) ひとたび治療の差し控えや中止が決定された後も，「こどもの最善の利益」にかなう医療(注3)を追求し，家族への最大限の支援(注4)がなされるべきである．

10. 治療方針は，こどもの病状や父母の気持ちの変化に応じて（基づいて）見直されるべきである．医療スタッフはいつでも決定を見直す用意があることをあらかじめ父母に伝えておく必要がある．

注1：話し合いには医師と看護者が共に参加するべきである．その他の医療スタッフおよび父母の気持ちに寄り添える立場の人物（心理士，ソーシャルワーカー，宗教家，その他父母の信頼する人）の同席も望ましい．

注2：多数の医療スタッフが立ち会うことによる父母への心理的圧迫にも十分な配慮が必要である．

注3：この場合の「こどもの最善の利益」とは，こどもの尊厳を保ち，愛情を持って接することである．

注4：家族とこどもの絆に配慮し，出来る限りこどもに接する環境を提供すべきである．

Ⅲ 話し合いのガイドライン

2 重篤な疾患を持った"子ども"の 治療をめぐる話し合いのガイドライン

埼玉医科大学総合医療センター新生児科
加部一彦

はじめに

　ケアの対象となる患者自身が，必ずしも自らの意思を表明する能力のない小児領域において，終末期を含めた様々な意思決定の場面では主治医を中心に，主として医師主導の意思決定が行われてきました．最近では，インターネット等情報インフラの発達により医療に関する情報を幅広く容易に集める事が出来る様になったとは言え，非専門家である患者・家族がその内容を正確に理解する事は難しく，依然として専門情報をめぐる情報量の「非対称性」が存在する事には変わりはありません．その様な中で，「患者が医療専門家とともに，エビデンスに基づく情報を共有しつつ治療方針などの意思決定を行う」という「協働意思決定（Shared Decision Making）」や，重篤な状態や終末期において，あらかじめ治療方針などを話し合って決めておく「アドバンス ケア プランニング（Advance Care Planning）」が注目されています．
　ここでは「重篤な疾患をもつ子どもの話し合いのガイドライン」について，その成立と意義について述べたいと思います．

1 子どもの医療における意思決定と「ガイドライン」

　小児医療においては，対象が子どもであるが故に成人を対象とした医療とは異なる特徴を有する倫理的ジレンマに遭遇する機会が多くあります．例えば新生児医療の現場では，重症児の治療中止や治療差し控え，在胎23週以下で出生した超低出生体重児に対する治療など，医療現場における困難な意思決定に直面して，「いつ」，「だれが」，「どのように」決めるのかという問題が長い間議論され，臨床現場からは重症新生児の治療差し控えや中止についての「ガイドライン」を求める声が次第に高まり，2004年3月に「重篤な疾患を持つ新生児の話し合いのガイドライン（以下，「話し合いのガイドライン」）」が公表されました．このガイドラインの作成には，新生児医療に従事する医師だけでなく，看護師，臨床心理士，法律学，社会学，宗教学，倫理哲学，神学，社会福祉学など多くの専門家に加え，家族会の代表などの一般市民が参画したほか，診療ガイドラインにありがちな「患児の状態を機械的にあてはめて一つの結論に導く」のではなく，医療スタッフと家族が話際を重ねながら一つの意思決

定に至る「道すじ（プロセス）」を示すという点においてきわめて画期的でした．しかしその一方で，「待ったなし」の状況でジレンマに直面し困惑する現場からは，この「話し合いのガイドライン」に対し，「理想論に過ぎない」,「実際に現場で使う事がイメージできない」などと言った批判が数多く寄せられ，より直裁的なガイドラインを求める声が上がった事も事実でしたが，やがてガイドライン公表から時間が経過するにしたがって，重要な意思決定や倫理的ジレンマ状況に直面した際には，ガイドラインで示されたプロセスに沿って話しあいが行われる事が定着していったのです．

　そのような中，小児集中治療室で治療の中止（いわゆる「看取りの医療」）を行ったという学会報告をきっかけに，2008 年 9 月，日本小児科学会倫理委員会は「子どもの終末期医療に関するガイドライン」検討のため，小児医療の専門家以外に，救急医療，法律家，倫理学者，家族代表など多彩なメンバーで構成されたワーキンググループを発足させ，ガイドラインの検討を開始しました．2011 年 2 月には同ワーキンググループによって「重篤な疾患をもつ子どもの治療をめぐる話し合いのガイドライン（案）」が公表され，小児科学会倫理委員会，同理事会での協議と修正を経て 2012 年 4 月に正式版が公開されるに至りました（http://www.jpeds.or.jp/uploads/files/saisin_120808/pdf 参照）．この小児科学会版ガイドラインは，先に公表されている「新生児の話し合いのガイドライン」をベースに，特に「（話し合いのガイドラインは）現場で使いにくい」という意見に対し，実地臨床の現場で実際に使う事を想定し，一連の「話し合い」の流れに沿って項目毎にチェックリストを作成，これを用いることによって，医療スタッフが家族に対して過度な押し付けや独善に陥っていないかを自ら内省しつつ話し合いを進められるように工夫したほか，「話しあい」の参加者は医療側，家族側を問わず，その場で「なに」が話しあわれ，「なに」について意見が一致した，あるいは，しなかったのかを記録に残した上で，一つ一つに参加者のサインを求めるなど，参加者が児の状況について理解を共有する事を前提とし，その上で，何らかの意思決定を行う・行わないのいずれにせよ，家族も含め全員で共に考えるという「協働意思決定（Shared Decision Making）」を従来よりも一歩踏み込んだ形で提案しています．倫理的なジレンマ，とりわけ「困難な意思決定」に直面した際にありがちな，医療側からの一方通行的なインフォームド・コンセントや「主治医の意見」，様々な「ガイドライン」に単純に従ったりあてはめるのではなく，患者・家族と価値観や「思い」を共有（Share）し，医療の限界やそこに生じるジレンマに対し，共に悩み，支えあうパートナーシップを確立する．その基盤として，双方向のコミュニケーションをどの様に形成して行くのかを示すこと，それこそがこのガイドラインの目的で，「共に悩む」事により，ひいては医療のあり方そのものも変化して行くものと考えています．

2　「なに」について「どのように」話しあうのか

　意思決定のために共に「話しあう」として，ではわれわれは一体「なに」を話しあえばいいのでしょうか．これまで述べてきたガイドラインでは，話しあう事柄の内容には触れられ

ておらず，その事が臨床現場においてこれらプロセスのガイドラインが十分に活かされていない状況に繋がっているものと思われます．話しあう内容は特別なジレンマに限定されるわけではなく，おそらくはごく日常的に生じている軽重様々な意思決定が，その都度対象となって行くものと思われますが，少なくとも現時点においては，小児病棟で家族と医療スタッフが日常的に話し合いを通じコミュニケーションを密に取る事は一般的でなく，医師も看護スタッフも不足し，ただでさえ時間的にも精神的にもゆとりのないわが国の小児医療現場に，この上また「話しあい」などと言う悠長なプロセスを持ち込むのか，所詮，現実離れした「精神論」との批判もあるでしょう．しかし，患者本人の意思が確認できないことが多い小児医療では，成人を対象とする医療以上に，子どもを取り巻く家族・医療関係者間の情報共有と意思疎通が重要で，そのための具体的手立てとして，日常的なコミュニケーションを重ねること，お互いの持っている情報や思いがキチンと共有されていることを確認する作業が不可欠ではないかと考えます．ガイドラインでは，チェックリストの中に「話し合い」がどの様に行われたかを振り返るものや，話し合われたことを記録に残し，すべての参加者が記録に署名することを求めるなど，現在医療現場で行われているインフォームド・コンセントの実情とは異なる部分があり，この点に関して，ガイドライン検討の過程では，医療提供側が医療を受ける側を監督し束縛するのではないかという意見も寄せられました．しかし，話し合いの過程を記録し，参加者が署名する事はあくまでも情報の正確な共有を目的とするものであり，少なくとも，話し合いの場においては，医療を受ける側も提供する側もフラットな立場でのコミュニケーションを心がけ，取りわけ医療提供側に立つわれわれが，議論を主導したり一定の方向に誘導したるする事のないよう自覚すると共に，参加者が自由に自分の考えを述べる事ができたかどうかを内省的に振り返るためにと考えられたものなのです．

　本人の意思が確認できない場合，強調され尊重する事を求められるのが，すべての判断は「子どもの最善の利益」に沿って判断されると言うことです．とは言え，これまた現実には純粋に「子どもの最善の利益」を判断する事は難しく，どうしても周囲の大人達の価値観に影響されてしまう事から，「子どもの最善の利益」とは一体「なに」かと言う事が繰り返し議論されてきました．そもそも「最善」とはなにか，また，それが子どもにとって「どうして」最善と言えるのかは，おそらくその時の状況によっても変化しますし，また，参加者の死生観や価値観によっても変わりうるものであり，一律に決める事は不可能ではないでしょうか．それゆえに，意思決定に際しては，時間をかけ，ていねいに議論を繰り返すプロセスが不可欠であって，話しあいは「結論」を急ぐものであってはなりません．加えて成人と異なり小児を対象とした場合に問題となるのが，子どもの年齢によって最終的な意思決定を「だれ」が行うのかと言う事です．自らの意思を表明できない乳幼児期においては，親権者である両親（場合によってはどちらか一方）が「代諾者」となる事が一般的ですが，児童虐待の増加などにより，親といえども必ずしも子どもの「最善の利益」に基づいて判断するとは限らないケースがある事や，子どもの治療をめぐっては，十分治療が可能にも関わらず，両親

がかたくなに治療を拒否する場合にも注意を払う必要があります．また，年齢によっては本人に対するインフォームド・アセントやインフォームド・コンセントが必要ですが，これまた年齢で単純に線引きできる問題ではなく，本人の精神発達の状況や理解度を十分に勘案して判断する必要があります．

3　ガイドラインのこれから

　インターネットを利用する情報検索技術の発達によって，少し前までは専門家以外には知りえなかった情報でも大抵の事はネットで検索をすれば，場合によっては詳細な解説付きで手に入れることが可能となりました．今では医師から病状に関する説明を受けた後に，それをネットで調べない家族はほとんどいないでしょう．専門的な医療情報にアクセスし，専門的な医療知識を身に付けた患者・家族は，もはや単に医療側から「必要な情報はすべてお話ししましたので，あとはご家族でよく考えて決めて下さい」などと，「Yes」か「No」かの意思決定のみを「丸投げ」された挙げ句に，責任のみを押し付けられる「受け身」の存在ではなく，医療スタッフと情報や意思決定を共有するパートナーとして次第にその存在感を増しており，「患者が医療専門家とともに，エビデンスに基づく情報を共有しつつ治療方針などの意思決定を行う」という「協働意思決定（Shared Decision Making）」が注目され，2010 年 12 月に公表された日本小児血液学会，日本小児がん学会，日本小児がん看護学会の 3 学会合同の「この子のためにできること　緩和ケアのガイドライン」，2012 年 2 月の日本老年医学会「高齢者の終末期の医療およびケア」に関する学会としての「立場表明」など，医療チームと患者・家族との「協働意思決定（Shared Decision Making）」を意識した動きが続いています．今や，臨床現場における意思決定は，医師主導の医療チームが行ってそれを家族に告げるのではなく，意思決定のプロセスそのものに，家族が医療チームの一員として参加する時代になったと言えます．なかでも小児医療の現場では，子どもの持つ特性から，家族との様々な「意思の共有」が益々盛んになって行くと思われ，それに伴って，例えば，回診時の家族同席の可否，カルテや温度板と言った日常的な医療情報提供のあり方など，日頃から医療チームとしての考えを具体的に明らかにしておくことが求められるでしょう．

　話し合いのガイドラインや協働意思決定が普及し，現場で様々な意思決定をめぐる「話し合い」が日常的に行われる様になると，小児医療現場では未だ一般的とは言えない「アドバンス ケア プランニング（Advance Care Planning）」や「アドバンス ディレクティブ（Advance directive）」と言った，「あらかじめ想定される状況について選択を行っておく」事も行われて行く事になるでしょうし，それは協働意思決定のもたらす当然の帰結であると言えるかもしれません．しかし，われわれが忘れてはならないのは，医療現場における「権威勾配」や「情報の非対称性」の存在です．それをどの様に呼ぶとしても，「協働意思決定」はフラットなコミュニケーションが前提である事を忘れてはなりません．ともすれば医療の供給側に立つわれわれは無意識のうちに「上から目線」に立ってしまいがちである事を自覚し，話し合いに

Ⅲ　話し合いのガイドライン

際しても，常に内省的に振り返りつつすすめる必要がある事を改めて強調しておきたいと思います．

おわりに

日本小児科学会の倫理委員会，そして理事会がこの様な話し合いのガイドラインを公式に承認し公表したことは，言うなれば，子どもの医療の専門家集団である学会が，医療現場の困難な状況に対して積極的に関与して行くとの意思表示であると理解してよいと考えます．その上で，ガイドラインの改訂と普及活動には引き続き継続して取り組む必要があります．どの領域においても「診療ガイドライン」が数多く登場する一方，現場からは相変わらず「こういう時にはこの様にすればいい」といったマニュアル的なガイドラインを求める声が根強いこともまた実情でしょう．しかし，とりわけ終末期の様に「共に悩む」必要がある場面においては，ガイドラインに当てはめる事はかえって現場でのダイナミックな思考を妨げ，むしろ思考停止に陥る事につながりかねません．どの様な意思決定であれ，決定に至るプロセスを共有し「共に悩み，考える」ことは，たとえ時間はかかろうとも，もはや不可欠なプロセスです．今後は，患児をとりまく人たちの間に密でフラットなコミュニケーションが行われることによって，小児医療の現場も次第に変化して行くことが期待されます．

●参考文献●

(1) 重篤な疾患をもつ子どもの治療をめぐる話し合いのガイドライン
https://www.jpeds.or.jp/uploads/files/saisin_120808.pdf

reference
重篤な疾患を持つ子どもの医療をめぐる話し合いのガイドライン

基本精神

1. すべての子どもには，適切な医療と保護を受ける権利がある．

注：医療スタッフは，すべての子どもを慈しむ姿勢を持って，子どもと父母（保護者）に接する．

2. 子どもの気持ちや意見を最大限尊重する．

3. 治療方針の決定は子どもの最善の利益に基づくものとする．

注1：父母（保護者）や医療スタッフの利益ではなく，子どもの利益を最優先させることを父母（保護者）と医療スタッフが確認する．

注2：子どもの最善の利益の判断に際しては，それぞれの治療方針を選択した場合に予想される利益・不利益について慎重に考慮する．考慮すべき項目には，生存時間だけでなく，治療による子どもの身体的・精神的苦痛を含む．

4. 父母（保護者）および医療スタッフは，子どもの人権を擁護し，相互の信頼関係の形成に努める．

注1：医療スタッフは，子どもと父母（保護者）が非日常的状況にあることを考慮して，精神的な負担を軽減するよう配慮する．

注2：医療スタッフは，父母（保護者）の立場を理解するよう心がけ，父母（保護者）の意見を尊重するよう努める．

注3：子どもと父母（保護者）のプライバシーに配慮する．

話し合いのあり方

5. 医療スタッフは，子どもと父母（保護者）に，最新の医療情報を速やかに，正確に，分かりやすく説明する．

注1：説明すべき情報は，「診断名・病態，実施されている治療内容，治療しないことも含めた代替治療方法，それぞれの治療法を選択した場合の利益と苦痛を含めた不利益と予後，ケアに関わる看護情報，療育に関わる情報，社会的資源，法律・福祉に関する情報」などが含まれる．

注2：説明をする際は，父母（保護者）同席が原則である．どちらか一方に先に説明しなければならない場合であっても，父母（保護者）同席が可能となった時点で再度説明を行う．

注3：重要な医療情報については文書にて提供し，医療スタッフは，子どもと父母（保護者）からの質問にいつでも適切に応じられる体制を整える．

6. 子どもは，発達段階に応じてわかりやすく説明を受け，治療のあり方に関して自分の気持ちや意見を自由に表出することができる．

注：医療スタッフおよび父母（保護者）は，子どもが嫌がる検査や治療をできるだけ減らすよう努力し，やむを得ず実施する場合も，できるかぎり本人の納得を得るように努力する．

7. 父母（保護者）は，子どもの養育に責任を負う者として，子どもの気持ちや意見を尊重しながら，子どもの病態を理解したうえで，治療方針を決定する．

注：父母（保護者）は，子どもが受ける医療について自由に意見を述べ，気持ちを表出できる機会を保障される．

8. 治療方針の決定過程においては，子どもと父母（保護者）と医療スタッフとが対等の立場で十分な話し合いをもつ．

注：重要な決定事項については，話し合いの過程を診療録に残し，関係者全員が文書に署名する．署名はとくに子ども，父母（保護者）の対等な立場での参加を担保する趣旨であり，決定に対する責任を問う趣旨ではないことに留意する．

9. 治療方針は，子どもの病状や子どもおよび父母（保護者）の気持ちの変化に基づいて見直すこと

Ⅲ　話し合いのガイドライン

ができる．医療スタッフはいつでも決定を見直す用意があることをあらかじめ子どもと父母（保護者）に伝えておく必要がある．

生命維持治療の差し控えや中止の検討

10.　生命維持治療の差し控えや中止は，子どもの生命に不可逆的な結果をもたらす可能性が高いので，以下の原則および別紙のチェックリストを用いて，特に慎重に検討する．

(1)　父母（保護者）または医療スタッフなどの関係者は，子どもの最善の利益に適うと考えられる場合には，生命維持治療の差し控えや中止を提案することができる．

(2)　父母（保護者）および医療スタッフは，医療情報を共有し意見交換を行うことで，共に子どもの最善の利益を考える．

注：ただし，話し合いに参加したくないという父母の意向は尊重されなければならない．

(3)　子どもの治療に関わる多くの医療スタッフが話し合いに参加することで，限られた医療スタッフによる独断を回避し，決定プロセスを透明化する．

注1：医師は他の医療スタッフとの協議の上，最新の医学的情報と子どもの個別の病状に基づき，予後を適切に判定する．

注2：話し合いには，医師や看護師に加え，父母（保護者）の気持ちに寄り添える立場の人物（心理士，ソーシャルワーカー，宗教家，親の信頼する人達）を同席させることが望ましい．

注3：多数の医療スタッフが立ち会うことによる父母（保護者）への心理的圧迫にも十分な配慮が必要である．

(4)　関係する医療スタッフと父母（保護者）が，子どもの最善の利益について一致した意見に達する様に話し合う．

注：意見が一致しない場合には，治療開始または継続しつつ，検討を継続する．

(5)　生命維持治療の差し控えや中止を決定した場合は，それが子どもの最善の利益であると判断した根拠を，父母（保護者）との話し合いの経過と内容とともに診療録に記載する．さらには決定事項を明記した文書に父母（保護者）を含めた関係者全員が署名する．

(6)　治療の差し控えや中止を検討する際は，当該施設の倫理委員会や倫理的問題を議論するケースカンファランス，第三者機関等（倫理コンサルテーションサービスなど）にも諮ることが望ましい．

(7)　ひとたび治療の差し控えや中止が決定された後でも，子どもの尊厳を護り最善の利益にかなう医療を追求する．

11.　生命維持治療の差し控えや中止を検討する際には，子ども本人はもとより，父母（保護者），家族そして医療スタッフなど関係者全員への継続した精神的支援が必要である．

注1：子どもに対しては，病気という状況を受け入れ，尊厳を保ちつつ生活できる支援をする．

注2：父母（保護者）および医療スタッフは，自らの感情を表出できる機会を持つべきである．

注3：注2でいう医療スタッフの「感情」とは，子どもの治療にかかわる際に医療スタッフの中に引き起こされる様々な情緒的な反応を指す．特に怒りや悲しみ，無力感といったような否定的な感情が生じる場合，スタッフ間で，そのような感情を十分に自覚し，率直な話し合いと情緒的な支え合いを行っていくことが望ましい．このような感情を抑制したままでいると，子どもと家族に対して共感的に接することや，スタッフ間の協力関係を維持することが難しくなるためである．

Ⅳ 緩和ケアと看取りの医療

1 胎児緩和ケア（fetal palliative care）

大阪発達総合療育センター小児科
和田 浩

　胎児緩和ケア―この，一見結びつかないような「胎児」と「緩和ケア」という言葉の結合が，2004年アメリカから発信された一つの論文において，理路整然と述べられ，なされました．Leuthner博士による，文字どおり"Fetal Palliative Care"という論文です[1]．

　日本においても間もなく紹介され，現在各周産期施設において取り組みが進められています．その概要について，背景から事例紹介をあわせ，述べさせていただきます．

1 背景

　胎児診断の進歩に伴い，先天異常を中心としたさまざまな疾患が「先天的に」診断されるようになってきたことはご周知のとおりです．そして特に予後不良が予測される重篤な疾患の場合の告知や方針の選択についての考察が，さまざまになされてきました．しかし基本的にそれらは一人ひとりの児と家族により異なるものであり，胎児・新生児への侵襲的介入の是非や，人権と尊厳を守る最善の医療とは何かといった医学的また倫理的な議論が，現在も重ねられています．

　そこで，背景としての「医療行為の法的原則」を見直す機会が生まれました．この原則は，患者の知る権利と自己決定権の保障であり，生命・健康に対する協働意思決定に基づいています．これは患者とその家族，そして医療者・医療チームとの相互の信頼関係に根ざしており，前者が十分理解・納得できるよう，医療行為についての必要な医療情報を提供することが，後者に求められています．

　蘇生や人工呼吸管理が禁忌と考えられてきた，13，18トリソミーに代表される重症染色体異常症においても，近年成人期にわたる長期生存例の報告が特に後者においてなされるようになり，心内手術を含む積極的治療についても，ご両親の希望により徐々に考慮されるようになってきました．一方で，積極的治療後の児における予後の考察から，それが不確かな場合は特に侵襲的行為をできるだけ避けるべきとの報告もなされています．

　また他に，次のような報告もあります―18トリソミーが確定している児に対し，新生児科医がどのように蘇生を行うかを調査したところ，44％において蘇生が行われていました．その理由としてもっとも多かったのは「母親の選択（70％）」であり，医師が考える児の基準以

上に，（両）親の選択が重視される傾向にあることが示されていました．ここでは出生前診断がなされた場合，新生児科医師が産科医師・遺伝カウンセラーと連携し，早期に両親と話し合う機会を持ち，児の「最善の利益（best interests）」を中心に緩和ケア計画を含めた情報を与えるべきである，と結論づけられています[2]．

このような背景から，母体・胎児にとっての最善の利益を医学的・科学的根拠に基づいて考察する際，特に生命予後不良と考えられる児について「胎児緩和ケア」という概念が，周産期医療に導入されるようになってきたと考えられます．

2　胎児の ACP（事前ケアプラン）として

この胎児緩和ケアは，いわば「胎児の ACP（advance care planning，事前ケアプラン）」です―ACP は，将来の状態の変化に備え，患者本人と家族とともに，ケアの目標や具体的な治療とその方向性を話し合うプロセスです．胎児において，これらのことが以下のように事前に話し合われることにより，家族特に母親が直面する苦痛や不安，葛藤などの「ストレス」，問題が，少しでも軽減される可能性が考えられます．そうして胎児が患者として，人として（'*Fetus as a person*'，'*Fetus as a patient*'[1]），そして家族の一員として，よりスムーズに最善（best interests）に導かれる可能性がある，と考えられます．その意味で，胎児緩和ケアは胎児と両親にとっての最善を考える ACP の一つであると考えられるのです．

3　胎児緩和ケアの始まりと発展

2004 年，Leuthner により紹介された先述の胎児緩和ケアの概念は，胎児診断後の「新しい選択肢」の紹介となりました．その概要は「生命予後不良な胎児に対し，人工流産か（実験的）胎児治療かあるいは出生後の侵襲的治療介入か，という画一的とも思われる選択だけでなく，胎児緩和ケアという選択肢の提示を両親に行う」というものです．ここで述べられている「緩和ケア」とは，身体的，精神的，社会的そしてスピリチュアルなケアを抱合した，積極的・包括的アプローチであり，論文には具体的なプロセスについても記されています．それは胎児・新生児の QOL の向上と家族のサポートに焦点が当てられており，不快な症状のコントロール，家族との安らぎ（の時間）と死別への準備，死のプロセスとその前後における悲嘆への支援も含めた，ケアの概念です．

表1 は，このなかで表記されている対象となる疾患です．診断・予後に鑑み緩和ケアの対象となる可能性が高い（diagnostic certainty/prognostic certainty）群と，診断が不確実であるが予後不良の確実性が高い（diagnostic uncertainty/prognostic certainty）群に分けられています．前者として，13，15，18 トリソミーや手術不可能な心疾患が含まれる一方，後者として，23週未満の超早産児等があげられています．また表2 のように，緩和ケアプログラムのケア計画として，蘇生の可否や医学的介入の有無を，具体的なチェックリストをあらかじめ作成し両親の希望を聞くという方法についても述べられています．すなわち児の蘇生に関する具体

1 胎児緩和ケア（fetal palliative care）

表1 ● 胎児緩和ケアの対象となる疾患

確実性の程度	診断・予後とも確実性高い	診断不確実，予後確実性高い
遺伝疾患	トリソミー 13，15，18 3 倍性（triploidy*）	致死性小人症 致死性骨形成不全
中枢神経系疾患	無脳症 完全前脳症 巨大脳瘤	水無脳症 先天性重度水頭症（極度な脳発育不全を伴う）
心疾患	無心症 手術不能な心奇形	
腎疾患	ポッターシークエンス/腎無形成 多嚢胞性異形成腎 多発性嚢胞腎	
早期羊水過少症・肺体形成		病院不明のポッターシークエンス
未熟性		23 週未満の超早産児

*：原文のまま記載
（文献●）より引用）

表2 ● 胎児緩和ケアプログラムの計画

・蘇生可否のチェック
_____ 挿管しない
_____ バッグ・マスクをしない，補助または機械換気をしない
_____ 心マッサージをしない
_____ 心薬剤投与なし
_____ 分娩室で Narcan（naloxone，麻薬拮抗剤）0.1 mg/kg 投与
（静注/筋注/気管内投与，母親の麻薬投与のために抑制されていると考えられる場合）

・医学的介入の選択チェック
_____ 酸素投与（　　　　%）
_____ 鼻腔カニュラ（　　　　L/分）
_____ 吸引
_____ Morphine 0.15 mg/kg 舌下投与　または　0.05 mg/kg 静注，15 分毎
（看護者や両親が疼痛行動や呼吸障害に気づいて必要と考える場合）
_____ Ativan（lorazepam，BZP 系抗不安薬，催眠鎮静剤）
0.05 mg/kg 舌下投与　または　0.05 mg/kg 静注，15 分毎
（興奮やけいれんで必要な場合）
_____ 自然な水分または栄養摂取（経口摂取，母乳，可能な場合）

的選択，酸素投与や加湿を何%で行うか，モルヒネなど鎮痛・鎮静作用のある薬剤の具体的投与法に関する選択などについて，です．そして**表3**のように「安らぎのケア（comfort care）」として，すべての児に対するケアとしてここちよい環境をつくることや，医学的に必要な処置以外での母子分離を最小限にすること，児の兄姉への配慮などについても列記されています．また他に，児が病院で死亡した場合の対応や生存して家に帰った場合の対応についても，述べられています．

さらに Breeze らは，致死的奇形の胎児診断後こうした「胎児緩和ケア」の選択肢を提示することにより，40%の両親が人工流産に代わって緩和ケアを選択したと報告しています[3]．

Ⅳ　緩和ケアと看取りの医療

表3 ●コンフォート（安らぎの）ケア：全新生児が対象

―新生児の乾燥と保温のために―
・温かいブランケットの供給.
・帽子の供給.
・母児同室を勧める.
・医学的に安全な行為の場合，母親の参与制限を最小限にする.
・必要なら照度を下げる.
・仕事の妨げでない限り，両親およびその他の家族の付添いをできるだけ多く許可する.
・兄弟姉妹が安心できるようにする．新生児のために手紙を書いたり絵を描いたりすることを望むかもしれない.
・適応があれば，悲嘆の準備や思い出形成を行う．例えば手形・足形，写真，ビデオ，毛髪などの共有を推奨する.
・新生児をお風呂に入れたり，服の着替え，可能であれば哺乳，おむつ交換等で，親子の絆を深めることや相互作用を推奨する.
・新生児を外に連れ出し，平和で自然な環境で過ごせるよう推奨する.

胎児緩和ケアを選択した8例中，2例が死産，3例が分娩室また2例が新生児室で看取られ，在宅移行ができた1例はホスピスケア・チームに引き継がれ，家庭で家族に囲まれ看取られました．胎児緩和ケアの導入によりもたらされたこの事実は，次のことを示唆しています―両親にとって厳しい胎児診断がなされた後であっても，この時間・期間が両親にとって絶望的な忌むべき時間ではなく，特に母親にとって胎児をいつくしむことのできる時として，胎児との残された大切な時間に変化する可能性がある，ということをです.

　Munson らは，家族への思いやりあるケアとして，clear な（明るい，澄んだ）コミュニケーション，（児の誕生の）重要性，意味づけや記憶・記録をつくり，残していくために，両親にどんなことができるかを，一緒に探し求めていくことが大切であると述べています.「本当の思いやりに代わるものはない．われわれは，家族の経験にこころから耳を傾けるべきである．困難との遭遇を止めることはできないが，聴くこと・安心させることにより，こころの傷が和らぐ手助けをすることは，われわれにも可能である」[4].

4　事例紹介

　ここで，症例を1例呈示します．胎内にて予後が厳しい先天異常を疑われ，家族との話し合いのなかで緩和ケアを施行した，筆者が数年前に（前任の）周産期施設においてかかわらせていただいたMちゃんです.

　母は近医で羊水過多を指摘され，子宮収縮も不規則なため母体搬送されました．第2子でした（第1子は妊娠分娩経過に異常なし）．画像検査にて先天性心疾患および消化管閉鎖が疑われました.

　この時点でご両親と話し合いがもたれ，先天異常の可能性について言及されました．ご希望があり同意のうえ800 mL余の羊水穿刺除去とともに羊水染色体検査が施行されました．産科医師より，結果が得られるまでの間に出生に至った場合は可能な限りの治療を行うこ

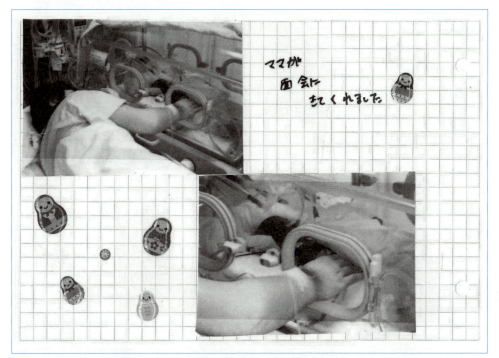

図1 ● Mちゃんの「面会ノート」より①

と，ただし口腔や気道の異常等により蘇生処置が困難な場合もあり得る旨をも説明．母の状態が安定したなか18トリソミーの結果が得られ，ご両親の思いに傾聴しつつ複数回のお話の機会がもたれました．

　小児科医師も説明に加わり，疾患の概要や疑われる先天異常に対する治療について，外科的な内容についても説明．話し合いの結果，児が「楽になるように」挿管や点滴はして欲しい，「痛みや苦しみから解放してあげたい」が心臓の手術は希望しないと話されました．痛いことや辛いことはできる限りさけて欲しいが「(児と) 一緒に過ごしたい」と幾度も話され，また「一度家に連れて帰ってあげたい…」とも希望されました．ご両親はNICUを見学され，看護師・心理士もともに対応しました．医療スタッフは産科・小児科の合同カンファレンスを複数回持ち，ご両親の希望に沿い気管内挿管を含めた治療を考慮し少しでも家族の時間の確保をめざし，治療方針については児の状態を見ながらご両親と話し合いつつ決定していくこととしました．

　羊水過多がさらに著明となり，Mちゃんは在胎35週，体重1,500g余にて帝王切開術を施行され出生，自発呼吸なく心拍数は60未満にてバギングを施行の後生後3分に挿管となりました．心拍は回復，母に触れていただいた後NICUに搬送．入院後の検査で左心低形成および食道閉鎖症C型が判明しました．他の臓器に明らかな異常所見を認めないものの酸素化が悪く，SpO_2は70台前後で推移．人工肺サーファクタント投与，人工換気および輸液等の治

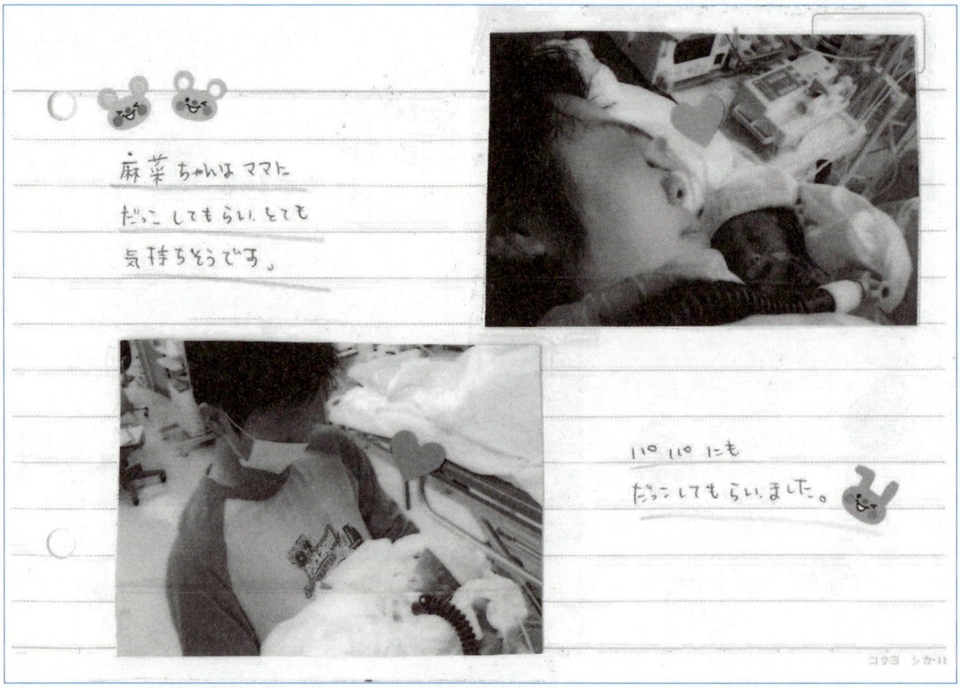

図2 ●Mちゃんの「面会ノート」より②

療を開始するも呼吸循環動態が安定せず，生後7時間を過ぎ心拍数は100以下に低下．出生後よりお父さんへの病状説明，また産科病棟への訪室をくり返しお母さんにもMちゃんの状態をお伝えしました．さらに生後10時間を過ぎけいれん発作も出現，心拍数もさらに低下．お母さんはストレッチャーでNICUに入室され，続いてお父さんにも順に抱っこしていただき（図1，2），生後12時間にてMちゃんは永眠されました．

　その後周産期スタッフで児とご家族をお送りしました．ご両親はその後小児科遺族会にも回を重ね出席くださり，スタッフとともにそのときの思いを振り返りつつ，和やかな時間をともにすることができました．

1）ご両親の思い―母の思いを中心に

　以下に，ご両親にお伺いした思いを，列記させていただきます．

【児の異常について知らされたとき，入院時】

　何が何だかわからなくて…救急車で運ばれ，不安でいっぱいでした．告知されたときは頭の中が真っ白になり，先生の話もほぼ聞けていない状態でした．告知ってほんと残酷なことですよね．でも隠されるより，やはり知るべきことだと思いました．

【児の出生前後の思い】

　赤ちゃんを助けてほしいの一心でした．泣き声が元気だったから，このまま病気に勝って元気に育ってくれるのでは？　と思いました．小さいけど，がんばっているわが子…いとお

しく思いました.

【退院後, ご家庭での思い】

　夜になるとなぜわが子が亡くなったのか？　私が悪いの？　と思いました. だれにも, 聞けなかった…. いまでも自分を責めることがあります.

【嬉しかったこと, 辛かったこと】

　(スタッフが) 何もいわず背中をポンポンとたたいてくれたことが, 嬉しかったです.

　産科の病棟にいるのは辛かったです. 個室に移ったけれど, 皆の赤ちゃんの声がするから, かなり辛かった….

　言葉は, いらないのかな？　辛くなるかな？

【現在の思い】

　友だちに (Mちゃんと) 同期の子がいて, その子をみるたびに生きていたらこんなに大きくなってるんだとか, 思い出したりします. 何年たっても辛いことには変わりないけれど, わが子を亡くした人と語り合う機会ができて, 助かっています.

　1年後に下の子が授かり, 不安でいっぱいでしたが無事元気に生まれてくれました. Mちゃんの分までかわいがり育てようと思います. お姉ちゃんのことを, 話したい….

5　まとめに代えて

　先述の Leuthner は続いて 2007 年, 周産期の緩和ケア (perinatal palliative care) として, 胎児を思いやるプログラム (Fetal Concerns Program：FCP) を紹介しています[5]. ここでは, 「正常な」妊娠経過を持てなかったことの悲しみをもつ家族を, かかわるすべてのスタッフが思いやり, 家族に生じた悲劇のなかで最善の状態をつくり出すために, スタッフが共同して注意を払うことの大切さが述べられています.

　精神的苦痛として, 児に最善のことができたのか, もっとすることはなかったのかという思いや, 何もできなかったという無力感が, 家族には少なからずあると思われます. その「こころの痛み」をともに痛み, 苦しみ・悲しみを分かち合う者として, 医療者は在る意義があることを思います.

　出生前に, 生後の児の状態が (ある程度であっても) 予測され得るいま, 産科・小児科/新生児科をこえた「周産期」スタッフとしての共有・協働が, 今後さらに求められるかもしれません―周産期の緩和ケアには, スタッフの訓練が必要との報告もなされています[6]. 胎児に, そして家族に優しい, 最善をめざした医療の研究が今後も継続され発展されること, 「悲しみのケア」がさらに深められていくことが, 望まれます.

　また, 新しい家族が「おうちにかえる」選択肢の提示も, 今後さらに大切になるかも知れません. 家族が望まれる場合, それが実現されれば, 児の同胞を含めた家族とのかけがえのない時を創ることとなり得ます. そのための訪問診療・看護との連携・協力も, 家族にとって力となることを思います.

Ⅳ　緩和ケアと看取りの医療

　またこれまでに述べられ続けているとおり，携わる医療者自身のケアのあり方について
も，考慮・配慮がいままで以上に必要と考えられます．そのためにも，先述のような家族と
の協働・意思疎通がさらに望まれるかもしれません．そして家族には，言葉を選び配慮しつ
つくり返し説明することが，医学の進歩に伴いさらに必要となるでしょう．そうして胎児を
家族の一員として，尊厳を大切にしともに悲しむことをも大切にすることが，医療者として
かかわるすべての患児者の方々への思いにつながることを，筆者自身思わされています．

●文　献●

1) Leuthner SR：Fetal palliative care. Clin Perinatol 31：649-665, 2004.

2) McGraw MP, Perlman JM：Attitudes of neonatologists toward delivery room management of confirmed trisomy 18：potential factors influencing a changing dynamic. Pediatrics 121（6）：1106-1110, 2008.

3) Breeze AC, et al：Palliative care for prenatally diagnosed lethal fetal abnormality. Arch Dis Child Fetal Neonatal Ed 92（1）：F56-58, 2007.

4) Munson D, Leuthner SR. Palliative care for the family carrying a fetus with a life-limiting diagnosis. Pediatr Clin North Am 54（5）：787-798, 2007.

5) Leuthner S, Jones EL. Fetal Concerns Program：a model for perinatal palliative care. MCN Am J Matern Child Nurs 32（5）：272-278, 2007.

6) Tosello B, et al：Barriers in referring neonatal patients to perinatal palliative care：a French multicenter survey. PLoS One 10（5）：e0126861, 2015.

Ⅳ 緩和ケアと看取りの医療

2 新生児緩和ケア

横浜市立大学附属市民総合医療センター　総合周産期母子医療センター
関　和男

1 周産期医療の発展と周産期の死の体験の変化

　この半世紀にわたって，日本の周産期医療は発展し，新生児死亡率，死産率，周産期死亡率は毎年改善し続けています．その結果1980年代半ばから日本は世界で一番赤ちゃんの亡くならない国となりました．さらに出生数が減少することにより，周囲での死産や新生児死亡といった周産期の死の経験も大変な勢いで減ってきています．同時に妊産婦死亡率も減少していることから，一般の出産と出生のイメージは，命がけの仕事ではなく，喜びや祝福をもたらすものの方が圧倒的に大きくなっています．しかし，周産期はそれ以降の乳児期，小児期に比べてもやはり死亡率が高く，子どもの亡くなる率の最も高い時期です．致死的な疾患や超早産児，予期せぬ新生児仮死などでの新生児死亡はまだ認められます．周囲で周産期の死の経験がなく，また死の可能性の意識もなく，出産と出生に立ち会う両親や家族が，死に向き合うというのが，現在の周産期の死の現場の一つです．

　もう一つは日本での周産期医療の発展により，高い率で胎児診断が行われていることがあげられます．そのため，胎児期にある程度の重症度を含めた診断がついており，それによって生後の治療方針の見通しがついていることが多くなりました．胎児診断で，延命が不可能，あるいは延命治療をしないことを選択された場合のケアの一つが胎児緩和ケアです．これについては，他の項（p87）で述べられます．

2 新生児緩和ケアの実際

1) 赤ちゃんが家族の一員として受け入れられ，ともに過ごすことができること

　生まれた赤ちゃんが疾患を持っていても，致死的な状況であっても，その子が家族の一員として受け入れられる環境が必要です．それには赤ちゃんが一人の人として尊重されることが優先され，すべての関わる医療スタッフがそれを基本的態度として持っている必要があります．

2) 家族が楽に過ごせる環境があること

　NICU はモニター，人工呼吸器，保育器など非日常的な場所であり，家族にとってはストレスの多い環境となります．家族にとって NICU が楽に過ごせる環境にあるためには，その

病棟で常に家族が尊重されることが必要となります．ファミリーセンタードケア（Family centered care：FCC）やデベロップメンタルケア（Developmental care：DC）がそれらに役立ちます．FCCはすでに新生児の入院施設でのケアの中心となる概念であり，各施設の制約の中で，可能な限り家族中心のケアが行われている必要があります．それは，いわゆる面会時間に制限がなくいつ来てもいつまでいてもよいこと，父母以外の家族，祖父母，きょうだい，キーパーソンなどの入室やケア参加，回診への家族の参加などが含まれます．FCCはケアの視点を医療者から家族に置いて考える，視点の転換です．さらにDCでは，その視点を赤ちゃん自身に置き，赤ちゃんを観察することで，その周囲の音環境，光環境を観察調整することや，赤ちゃんの意識の状態と必要なケアの評価などを行うものです．赤ちゃんの痛みに対するケアやストレスに対する包み込みなどのケアもそこに含まれ，その具体的な手法は新生児の緩和ケアを考えるときに大いに参考になります．

3）思い出がたくさんあること

思い出がたくさんあることで，家族が赤ちゃんへの思いを心にしまっておくことが出来ます．思い出の品としては，赤ちゃんの髪の毛の一部や爪，写真，手形，足型，ネームカード，診療記録などがあります．それらについて説明するとともに，お風呂に入れる，添い寝する，川の字で寝るなど家族が赤ちゃんと過ごすときにしたかったことを話し合い，可能なものを提案することも必要です．

4）施設の意思決定のプロセスについてポリシーが決まっていること

重篤で治療開始や制限等の決定をする際に施設の決定プロセスには，日本新生児成育医学会による「重篤な疾患を持つ新生児の家族と医療スタッフの話し合いのガイドライン」[1]や日本小児科学会による「重篤な疾患を持つ子どもの医療をめぐる話し合いのガイドライン」[2]等をもとにし，家族との話し合いを基本とした赤ちゃんの最善の利益を優先にした意思決定がなされることが必要です．

5）治療方針の変更はいつでも可能であること

胎児診断による生後の蘇生，治療の方針や，生後の疾患による，人工呼吸開始や循環作動薬，その他の方針について家族と相談し，決定していたとしても，実際赤ちゃんの様子によって，家族の気持ちが変わった場合は，変更はいつでも可能なことが保証されるべきです．その話し合いは誘導的であってはならず，赤ちゃんの最善の利益を最優先にしたものであるべきです．

3　スタッフ教育

周産期はその後の時期に比べて亡くなることの多い時期であり，周産期医療に携わる医師や看護スタッフは，そこでの死の経験を体験することが多い医療者となります．死への対応は経験あるスタッフにとっても不安を持つものであり，その体験は彼らにとっても喪失体験となります．周産期医療に関わる医療者は家族の死の体験，喪の仕事についての知識，家族

との話し合いによってすすめる意思決定，そこに関わることで自分自身が体験する喪失への対応について，知っておく必要があります．当院では，産科，NICUの医療者を対象に，周産期の死についてのスタッフ教育は，周産期の死についての基本的知識，法的な知識についての講習，ロールプレイ，ワークショップ，事例検討など年4回ほど行っています（**表1**）.

4　ケアの振り返り

　亡くなった赤ちゃんと家族へのケアの振り返りをある時間が経過した後に行います．どの赤ちゃんも家族にとっては大切なたった一人の子どもです．ですから，医療者が事例を選択するのではなく，すべての事例に対してケアの振り返りを開きます．時期は1か月ほど経過した頃がよいようですが，関わった医療者の状況によって調整する場合があります．また，特別に開催するとエネルギーを要するので，日常的に行っているカンファランスに組み込むとよいでしょう．内容は，医師から医学的経過のまとめ，受け持ち看護スタッフから家族の関わりについて，行ったことや発言などをまとめて発表してもらい，その後，参加者が感じたことなどを自由に話し合います．その中で診療録からは読み取れない，家族のさまざまな心の動きや発言を聞くことができるはずです．これらから診療録の記録が物語性を持ち，家族の物語が彩りを持って記憶されます．さらにカンファランスを開くことで，参加できなかったスタッフもその物語に触れることができます（**表2**）.

5　周産期医療に関わる人のための提案

　われわれは，周産期医療に関わる人のためのグリーフケア3つの提案をしています.

1）すべての赤ちゃんをおめでとうで迎えよう

　すべての赤ちゃんがその出生を祝福され，迎え入れられるためには，その子がどんなに重篤であったとしても，周産期医療の現場を「おめでとう」で迎えられる場としましょう．それは赤ちゃんを人として尊重することの具体的な行動となります.

2）物語に参加しよう

　医療者は，家族の物語の主役ではありませんが，重要な登場人物の一人です．その物語に参加し，十分役割を演じましょう．その中には涙があっても構いません.

3）そして笑顔

　周産期の死の経過中であっても，笑顔の時間があります．豊かな時間を過ごせば，それは辛く苦しいだけではない経験となり，その記憶はしまっておくことが可能となり，次にまたその場を訪れることもできます（**表3**）.

表 1 ● スタッフ教育

・講習：周産期の死，法的な
　知識についての基本的知識
・ロールプレイ
・ワークショップ
・事例検討

表 2 ● ケアの振り返りの開催と内容

・亡くなった全例について開催
・定期的カンファランスに組み込む
・医学的経過のまとめ
・ケアの経過と家族の反応，発言のま
　とめ
・自由な意見交換

**表 3 ● 周産期医療に関わる
　　　　人のためのグリーフ
　　　　ケア 3 つの提案**

1　すべての赤ちゃんをおめ
　　でとうで迎えよう
2　物語に参加しよう
3　そして笑顔．

●文　献●

1) 日本新生児成育医学会（編）：重篤な疾患を持つ新生児の家族と医療スタッフの話し合いのガイドライン．
　　http://jsnhd.or.jp/info/INFORMATION.html
2) 公益社団法人日本小児科学会　倫理委員会小児終末期医療ガイドラインワーキンググループ：重篤な疾患
　　を持つ子どもの医療をめぐる話し合いのガイドライン．https://www.jpeds.or.jp/uploads/files/
　　saisin_120808.pdf

IV 緩和ケアと看取りの医療

3 小児緩和ケア

淀川キリスト教病院ホスピス・こどもホスピス病院
鍋谷まこと

はじめに

　1982年にイギリスオックスフォードでは，世界で最初のこどもホスピスがスタートしました．シスター・フランシスによって創設されたこの施設は最初に預かった脳腫瘍の子の名をとって「ヘレンハウス」と名づけられました．シスター・フランシスは脳腫瘍のヘレンちゃんを抱えたお母様が日頃の介護で疲労困憊になっているのを見るに見かねて，「少しの間だけでもその子を私に預けてください」とその子を預かったのが始まりです[1]．成人のホスピスは1967年にシシリーソンダースによりがん患者の穏やかな看取りを目的にスタートしましたが，小児のホスピスは看取りが最初の目的ではなく，難知性の疾患をもつ子どもを一時的に預かることからスタートしました．現在のこどもホスピスとはこのように，がんの看取り「エンド・オブ・ライフケア」だけでなく難治の疾患をもつ子どもを一時的に預かる「レスパイトケア」も含み，厳しい困難のなかにある子どもと家族が，限られた生命をいかによく生きるかに主眼があるといえます．日本でもわれわれの施設だけでなく東京や大阪や九州にも第2，第3の「こどもホスピス」設立の動きが始まっています．このこどもホスピスの働きを紹介しながら，小児緩和ケアの概念と実際についても説明を行っていきたいと思います．

1　小児緩和ケアの定義

　前述しましたが，こどもホスピスでは病気を治療することに主眼がおかれるのではなく，いかによく生きるかに焦点があてられます．このような考え方に基づいた医学的な分野が小児緩和ケアです．ホスピスケアと小児緩和ケアは，従来は同様な意味に使われている場合も多かったようです．しかしながら，現在は急性期病院の急性期の段階においても，緩和ケアの概念を取り入れられるようになり，ホスピスケアはホスピスにおける取り組みをおもに指し，小児緩和ケアはそれ以外の急性期から地域における取り組みまで広く含むという考え方が一般的です．
　小児の緩和ケアの定義でよく用いられているのが，2003年に提示された以下の文章です．
「致死的な難病（life-threatening illness：LTI）の小児および若者のための緩和ケアとは，身

体的，精神的，社会的，霊的（スピリチュアル）要素を含む包括的かつ積極的なケアへの取り組みである．そして，それは子どもたちの QOL の向上と家族のサポートに焦点を当て，苦痛を与える症状の管理，レスパイトケア，終末期のケア，死別後のケアの提供を含むものである」（A Guide to the Development of Children's Palliative Care Services, ACT/RCPCH, 2003）．

　ここでいう LTI とは必ずしも致死的でない状態ですが，常に生命が脅かされている状態の疾患を総体的に指しています．重症の脳性麻痺の子どもや，神経筋疾患やある種の代謝病なども含まれます．また 13 トリソミーや 18 トリソミーなどの染色体異常の他に，先天性の多発奇形で高度の医療的ケアが必要なお子様も含まれます．先天性心疾患や腎不全の重度な方もあてはまるでしょう．一方で life-limiting-condition（LTC）という概念もありますが，これは文字どおり生命予後が限られた状態を指します．その多くは悪性疾患で治療になかなか反応しない場合なのですが，時には極度の心不全や腎不全の状態の場合もあり得ます．

2　こどもホスピスの実際の様子

　私たちは先の小児緩和ケアの定義を重視し，「家族，仲間とともに生きる癒しと希望の病院」を理念とするこどもホスピス病棟を 2012 年 11 月に，日本で初めて開設いたしました．すなわち設計の段階から，病院にいながらにして家庭と同じ，いやそれ以上の安らぎと癒しを感じることのできる，ある意味で病院らしくない病院をめざしました．こどもホスピスにおける働きとしておもに以下のような働きがあげられます．これらの働きはまさに小児緩和ケアの中核に位置づけられるものです．

1) 患児の身体症状への対応（holistic management of symptoms）

　症状緩和または症状に対するトータルケア．小児難病や小児がんの子どもは痛みのほかに，嘔吐，けいれん，食欲不振，不眠，下痢，などさまざまな症状を訴えます．また中枢神経に病変があると意識混濁の他に，さまざまなレベルの四肢麻痺症状や，嚥下障がいや顔面神経麻痺などの脳神経症状を認める場合もあります．またホルモン機能の異常により，尿崩症や SIADH，下垂体機能不全等の症状にも注意しなければなりません．けいれんはそのまま呼吸停止を誘発し，亡くなる場合もあり，もっとも注意すべき症状のひとつです．また強い筋緊張にも対応が必要です．それらの症状に対し，お薬の投与や看護ケアや環境調整などを通して総合的に症状をやわらげるケアを指しています．以下に痛み，不穏，けいれんへの対応を簡単に述べました．

(1) 痛みへの対応

　痛みはずっと持続する持続痛と，突然起こってくる突出痛に分けられ，両者に対応することが原則です．一般には WHO による疼痛に対する治療戦略が用いられ，小児に対しては以下の 2 段階戦略が用いられます．

　　①軽度の疼痛の場合：アセトアミノフェンもしくはイブプロフェン開始．アセトアミノ
　　　フェンのほうが小児に対する安全性は高く，優先度は高い．10 mg/kg で効果が不十分で

あれば20 mg/kg/回または1,000 mg/回まで増量考慮．服薬が困難な子どもにはアセトア
ミノフェンの注射薬も考慮．

②中等度以上の疼痛の場合：強力オピオイドで対応し，痛みに応じ増量します．軽度の疼痛の
際に用いていたNSAIDs（Non-Steroidal Anti-Inflammatory Drugs）は可能ならば継続します．

【強力オピオイド】

◎モルヒネ　0.02〜0.03 mg/kg/h

オピオイドの代表，鎮静作用もあります．もっとも一般的に用いられますが，便秘の
副作用を認める場合がほとんどです．

◎フェンタニル　0.5〜1 μg/kg/h

注射薬，貼付剤，頬粘膜吸収製剤，舌下錠，キャンディ錠等の製剤があります．吐き
気，便秘の副作用は他の2剤に比較して軽度です．

◎オキシコドン　0.01〜0.03 mg/kg/h

活性代謝産物がほとんど生じないために，腎不全の場合でも使用しやすいです．

(2) 不穏への対応

年長児ではメジャートランキライザーとよばれる，ドパミンD2受容体を遮断することに
より作用薬剤が用いられますが，乳幼児では下記のような副反応があり，使用経験は限られ
ます．乳幼児ではむしろ抗ヒスタミン薬や睡眠導入剤や抑肝散などの漢方薬が用いられま
す．時には，次の項で述べる抗けいれん薬を鎮静作用を期待して用いられることもあります．

◎ハロペリドール　0.015 mg/kg（〜0.03 mg/kg）8〜12h 毎

◎リスペリドン　5歳未満0.1〜0.2 mg 分1，5〜18歳0.1〜0.5 mg 分1，最大1 mg/日
（<20 kg），2.5 mg/日（20〜45 kg）3.0 mg/日（45 kg<）

副反応は悪性症候群，錐体外路症状，遅発性ジスキネジア，口渇，イレウスです．

(3) けいれんへの対応

◎フェノバール　4〜6 mg/kg/日

抗けいれん作用に加え，鎮静作用もあります．座薬製剤や注射薬もあり経口摂取が困
難な場合にも使用可能です．

◎カルバマゼピン　4〜10 mg/kg/日

抗けいれん作用に加え，感情調整作用もあります．おもに部分発作に使用されます．

この他に，経口薬ではバルプロ酸Naやレベチラセタムも一般的によく使用されます．全
般発作が急に生じた場合にはジアゼパムやミダゾラムを静脈注射で投与，鎮痙を図ることが
一般的ですが，乳幼児では呼吸抑制を生ずることが多く注意が必要です．部分発作を頻回に
起こす場合にはアレビアチンの注射を用いる場合もあります．

2) 患児および家族の心理的支援

コミュニケーション・スキル（communication skill）は小児のホスピスケアにおいて医療ス
タッフに要求されるもっとも重要な技能のひとつです．なぜなら子どもや家族は，他者との

コミュニケーションを通して初めて気持ちが楽になるからです．ただこの場合には，言葉によるコミュニケーションは当然ですが，それ以外の手段でのコミュニケーションが非常に大切になります．言葉でうまく表現できない子どもは，遊びや音楽やお風呂などの生活の介助などあらゆる場面においてかかわることが，子どもの生きる質を向上させます．家族の生きる質を向上させることになります．またときには悲嘆にくれるご家族の横で何の会話も成り立たないこともあります．でもそんなときにこそ，何気なく家族のそばに寄り添ってあげることが，ご家族の支えになり得ます．こういった無言の肯定的なかかわりもすべてコミュニケーション・スキルの大切な要素のひとつなのです．難病や小児がんをもった家族，特に母親は大変な罪責感に苛まれます．なぜ元気に産んであげられなかったのか，なぜ障害を残してしまったのか，なぜ治してあげられないのか，なぜ死なせてしまったのか．時にその罪悪感は攻撃性となって他者に向けられますが，自分自身に向かう場合には激しい不安や虚無感やうつ症状に襲われます．こういった難病をもつ親の心理特性を理解していることが，心理的サポートを担うスタッフには必要とされているのです．

3) デシジョン・メイキング（decision making）の援助

急性期の治癒をめざしている段階から，慢性期あるいは病気が進行して治癒が困難な段階に移っていくにあたり，その状態を受け入れていく心理過程を指します．病気の治癒に重点を置いて毎日を過ごすのではなく，患者のQOLに重点を置いて過ごすことを援助していきます．現場ではギアチェンジするといった表現が使われる場合もあります．ただ，先の心理的支援の項目でも述べましたが，母親は子どもの病気に対して大変な罪悪感をもっています．そして病気の治療をあきらめてしまうことに対しても，激しい罪悪感を示します．そういった心理特性を理解しながら，治療以外の大切なことがらに穏やかに目を向けていくようにします．具体的にはお出かけや，メモリアルパーティーや，一緒の食事などを通して家族が一緒に支え合いながら，生きている瞬間・瞬間の貴重さに焦点をあてていくようにします．

4) ビリーブメント・ケア（bereavement care）

親しい人の死別後の心の悲しみに対するケアを指します．人によってその悲嘆の現れ方はさまざまです．場合によって死後十年以上経ってから初めて大きな精神的な悲嘆が表現される場合もあります．私たちの病院は全室が個室で亡くなった後も気持ちの整理がつくまでやさまざまな準備が整うまでは，部屋で家族でゆっくり過ごして貰うようにしています．病院から送り出すときは皆で見送るのはもちろんですが，正面玄関から顔には覆いをかけずに，生前好きだった曲を流しながら旅立ちを見送ります．こういった特別な計らいが可能なのは，単独型のホスピス病院の強みのひとつです．また胸にはスタッフの手作りの金メダルをかけて，その生前の頑張りに敬意を表します．また亡くなった後，2か月ほど経った頃にご自宅に担当スタッフが訪問し，病院での楽しかったことやまた闘病中の苦しかったことなどの気持ちを聞いて，想いと時間を共にします．また年に1回亡くなった家族を対象に遺族会を開いて，遺族の想いを共有します．また病院では，亡くなった子どもの家族がいつ来られ

てもよいように伝えており，実際に家族同士3家族が自分たちからの発案で当院のこどもホスピスの病棟の学校のコーナーに集まって，横浜に帰る友だちへのお別れ会を開いたりしました．こういった自発的な活動や，同じ気持ちの遺族家族との交流は，死別後の悲哀を軽減させます．また子どもたちの記念となる思い出を書き込んだ木製の円盤を，チャペルの横の常設コーナーにおいて，来てもらったご遺族が子どもとの想い出にいつまでも会えるよう工夫しています．

5) 小児緩和ケアの定義に基づいた病棟づくり

先の小児緩和ケアの定義には以下の文章が附則されています．

「致死的な難病のこどもとその家族のQOL向上のための全人的ケア．診断時に始まり，療養生活，ターミナル期を経て，死後までこどもと家族が望む限り継続的に，望む場所でケアを提供する．」

私たちはこの文章に鑑みながら，小児のためのこどもホスピス病棟の理念を「こどもの望む場所で家族，仲間と楽しく過ごすことを支える病院」としました．すなわち後でも触れますが，必ずしも「こどもホスピスにおける看取り」にこだわらず，子どもが在宅を望んだ場合にはその可能性を最後まで家族と一緒に考え，本人および家族の希望に最大限に尊重するようにしています．

実際の付帯設備としては，2階のこどもホスピス病棟に子どもが遊べるプレイゾーン（通称「おそと」），家族でゆっくり過ごせる本格的な手づくり料理にも対応できるシステムキッチンと食卓とリビングを配置したゾーン（通称「おうち」），いろいろな勉強や作業が可能なゾーン（通称「がっこう」）を設置しました．また，家族と難病の方が過ごせる30〜33平方メートル以上ある個室を六室用意し，悪性腫瘍をもつ子どもとその家族の「エンド・オブ・ライフケア」にも対応しています（この場合，その病院生活は数か月に及ぶことも予想され，あえて個室料なしに設定しました）．部屋の中には，ユニットバスやトイレ，ミニキッチンなども設置しており，さながら自宅のリビングルームのように過ごしてもらうことをめざしました．もちろん家族が一緒に過ごすことが目標ですから，特別な伝染性の疾患をもっている場合以外は面会制限はありません．部屋の中にはテレビのほかにLANケーブルも設置し，自宅やお友だちとネットを通じてつながれるよう配慮しました．

またヘレンハウスと同様に，在宅で長期療養中の難病の子どもで，気管切開や人工呼吸器，酸素投与，経管栄養などの医療的ケアのためにどこにも預けることができず，家族自体が大変なストレス下で生活しているような場合，そういった子どもも医療短期入院または重症心身障害児の短期入所サービスとしてお預かりできる10平方メートル以上ある個室を六室用意しました．これらの部屋の正面，あるいは枕もとには，本人またはご家族が気に入った手づくりの照明を自分で選んできて付けてもらうなど，照明環境にも工夫しています．

このように日常生活の小さな希望にもできるだけ寄り添いたいと考え，設計しました．

小児の「エンド・オブ・ライフケア」においては，病院でもいままで過ごしてきた家族・

親戚や地域の仲間との関係を維持することが重要です．そういった理念を実現すべく，遠方から久々に訪れる祖父母などの親戚が利用できる休憩ゾーンも3階に5部屋（1人用3部屋，2人用1部屋，6帖2間の和室1部屋）用意しており，夜間の宿泊利用にも対応できるようにしています．また，外泊や外出にも随時対応しており，地域の仲間が来て騒いだり記念会を開いたりさまざまな要望にも可能な限り応えながら，いままで過ごしてきた地域や病院における関係性を，当院に入院しながらも維持・実現できるよう努めています．以下にこどもホスピス病棟開設後2年の実績を示しました．

＜こどもホスピス開設から二年の診療実績＞

・小児がん患者の入院数13例（脳腫瘍9例，他の固形腫瘍3例，白血病1例）

　人工呼吸器装着…3例，22%

　看取り…院内7例（自宅3例，他院1例）

・在宅の難病児対象のレスパイトケア入院数…登録人数203例

　経管栄養…約8割

　気管切開…約4割

　人工呼吸器装着…約3割

3　エンド・オブ・ライフケアにおける小児緩和ケアの実践

　小児の緩和ケア医療，特に「エンド・オブ・ライフケア」において重要な原則は，患者中心，家族中心，そして周囲との関係性を重視するケアを行う点です．一般化された方法を適応するというよりも，患者や家族の願いや選択を優先させなければなりません．そして，もう一点忘れてはならないのが連続性を大切にするということです．成人の場合も同様ですが，緩和医療とは実は病気の急性期の診断・治療の時点から開始されなければなりません．病初期から患者や家族がもつさまざまな不安や訴えに対し，支持的にかかわり，急性期の段階から亜急性期，そして慢性期や，「エンド・オブ・ライフケア」に至るまでをつないでいかなければなりません．

　当院こどもホスピスにおいても，化学療法は従来の高次機能病院で実施しながらも，治療と治療の間の寛解期に当院を利用するパターンの小児がんの家族がおられました．寛解期には自宅に帰って家族で暮らすことを熱望しておられましたが，夜間は気管切開から人工呼吸管理を実施しなければならず，それが不可能でした．病気が発症してから1年以上も父母と患児との3人で寝たことがなく，当院の個室において家族3人で久しぶりに過ごせたことを心より喜んでおられました．そして，数か月のこどもホスピスでの家族3人水入らずの生活の後，亡くなられました．先の「コミュニケーション・スキル」の項で述べましたが，病状の進行に伴い，意識低下が顕著になるなか，長い苦悩の時間もありました．しかしながら，亡くなられてから数か月後のスタッフの家庭訪問の際に，「当院はまさに"第二のわが家"で，家族で大切な時間を過ごせました」と述べられました．

3　小児緩和ケア

　また，小児固形がんの別の家族は，化学療法などの積極的な治療が困難な段階から当院を利用，平日は姉の幼稚園や父親の仕事の関係で地元にいながら，週末だけを利用する形でした．永眠される前々日には，幼稚園の先生が友だちと一緒に作成した千羽鶴を持って訪れ，ひとしきり遊び，前日には，訪れた祖母とゆっくり遊び，部屋の中にあるお風呂に入浴するなど，ぎりぎりまで周囲との関係性や連続性を維持しておられました．

　一般の病院においては，多くの母親は，悪性疾患をもつ子どもの傍らにいながらも，他のきょうだいたちや父親と一緒に過ごせない境遇に対し大変な苦痛を感じておられます．それが治癒の見込みのある期間であればまだしも，治癒する見込みが厳しく，治療の限られる最期の段階（end-of-life stage）においては，母親の苦悩は想像を超えた深さです．そういった家族が大切な時間を一緒に過ごすというという点においては，こどもホスピスのもつ可能性は大きいといえます．最近では，小児がんを含む難病の急性期の治療に携わっている多くの高次医療機関が，家族に配慮した療養環境を改善しています．こどもホスピスは，そういった高次医療機関との連続性を維持するなかで，なお患者や家族が求めるものを提供できる選択肢として存在していくべきであると考えられます．

4　小児緩和ケアの原則

　小児緩和ケアという分野はいまでは一般的となり，病院内に小児緩和ケアチームが配置されている小児病院や大学病院も増えてきています．しかしながらその一方で，一般の病院においては，まだまだなじみが薄く，自分たちとは関係ないと考えておられる小児科医も多い現状があります．

　以下に，小児緩和ケアのいくつかの原則を挙げました[1]．このなかでも示されていますが，小児緩和ケアにおいて重要で基本的な技能は，一般小児科でも不可欠な技能です．また，包括的な小児緩和ケアのガイドラインでは，一般の小児科医が小児緩和ケアについて知ることの重要性が述べられています．そして普遍的要素として，早期から各種連携施設が患者家族を中心に連携することの重要性に言及されています．さらに，最後に文化的問題について触れられていますが，欧米とは異なる日本独自の文化と歴史的背景のなかで，日本の現状にあった小児緩和ケアの構築が必要なことがわかります．すなわち，こどもホスピスという新たな形態は，決して単独では存在し得ず，患者およびその家族が生きてきた地域コミュニティおよび小児難病および悪性腫瘍をとりまく既存の施設やいままで住んできたコミュニティとの連携のなかで，初めて最大の効果を発揮することがわかるのです．

A　不可欠な技能

　コミュニケーション，意志決定の援助，治療や病気に由来する混乱への対処，症状コントロール，患者および家族に対する精神的支援，死にゆく患者のケア．

B　包括的小児緩和ケアのガイドライン

IV 緩和ケアと看取りの医療

---

1 小児緩和およびレスパイトプログラムは普遍的に利用されうる必要がある.

2 統合的な小児緩和ケアプログラムは, 病気が治癒不可能な可能性があると診断された時点から導入されることがもっとも効果的である. このようなケアは, 予後の善し悪しにかかわらず, 病気の過程全体を通して継続されるべきである.

3 このようなケアを必要とする子どもが, 小児緩和ケアプログラムを利用できるための方法を向上させるべきである.

4 すべての小児科医は, 患児とその家族に小児緩和ケアを提供することに対して親和的で協力的である必要がある.

5 小児緩和ケアをあらゆる方面から研究することを支援すべきである.

6 ケアや決定は生命を短くすることを目的とするものではない.

C 普遍的要素

1 患児と家族の価値観に寄り添ったケア.

2 患児中心, 家族中心, 関係性重視のケア.

3 地域におけるかかりつけ医, 訪問看護, 往診, 保健師などによるチームとの連携を重視すべきである.

4 子どもの発達レベルに適合したケアの調整と効果的なコミュニケーション.

5 治療過程の早期に導入されればされるほど, 患児や家族の受け入れが良好となる.

D 文化的問題

患者家族の文化的背景, 宗教・信念, 民族的背景, 人種的背景, 伝統などにしたがってケアを提供できるよう努力すべきです. 家族は, わが子にとって"よい死"とはどうあるべきかといった課題と同様に, どのような最終的ケアを行うべきかを考える過程に参加すべきであり, 家族や子どもの選択が重視されなければなりません. 支援者の考えや好みによって一般化したり, 型にはめこんだりすることは避けなければなりません.

5 小児緩和ケアの今後の課題

ここではこどもホスピスでの取り組みを通して, 小児緩和ケアについて紹介してまいりました, 独立型のこどもホスピス病棟は, 患者や家族の小児緩和ケアに特化した空間をつくり上げて提供しやすく, 「エンド・オブ・ライフケア」を含めた苦難の子どもに対する小児緩和ケアを実践するにあたり, さまざまな可能性をもっています. 一方で前述しましたように, 小児緩和ケアの概念は, 小児がんや難病のみに限られることなく, すべての疾患で, またすべての場面において考慮に入れるべき概念といえます. 今後はさまざまな連携を通して, 日本の医療に合った小児緩和ケアの実際の取り組みを広げていくことが重要と考えられます.

●引用文献●

1）Altman AJ：Supportive Care of Children with Cancer：Current Therapy and Guidelines from the Children's Oncology Group. 3rd ed, Johns Hopkins University Press, 2004.

●参考文献●

（1）Behind the Big Red Door：The Story of Helen House. Helen and Douglas House, 2006.
（2）Goldman A, Hain R, Liben S：Oxford Textbook of Palliative Care for Children. 2nd ed, Oxford University Press, 2012.

Ⅳ 緩和ケアと看取りの医療

4 在宅緩和ケア

あおぞら診療所新松戸
前田浩利

1 緩和ケアにおける在宅緩和ケアの位置づけ

2014年現在，日本の年間死亡数は126万9,000人，おもな死因の死亡数は，第1位悪性新生物（がん）37万人，第2位心疾患19万6,000人，第3位肺炎11万8,000人，第4位脳血管疾患11万3,000人で，第1位のがんは死亡原因の29.1%です．さらにがんは，40歳から89歳の死因の第1位であり，高齢者のみならず，壮年期の死亡者の終末期ケアでは，がんのケアは重要です[1]．

2011年のがん患者の死亡場所は，90.1%が病院（緩和ケア病棟8.2%，その他の病床81.7%）であり，自宅が8.2%，介護老人保健施設や，老人ホームが1.5%です．全死因での死亡場所は，78.5%が病院（緩和ケア病棟2.4%，その他の病床76.1%）で，自宅が12.5%，介護老人保健施設や，老人ホームが5.4%，その他3.5%ですので，がんでは，自宅での死亡数が少なく，ほとんどが病院で亡くなっています．また，病院で亡くなっているがん患者も9割が，一般病棟で亡くなっているのです[2]．

日本の緩和ケア病棟は，1990年に診療報酬に緩和ケア病棟入院料が新設されたことにより制度化されました．年々その数は増加し，緩和ケア病棟数，病床数ともに増加し，1990年に5病棟（117床）だった緩和ケア病棟は2012年には257病棟（5,101床）となりました．その平均在院日数は，39.5日[2]．全病床の平均在院日数は，31.2日で，一般病棟の平均在院日数が17.5日[3]であることを考えると，緩和ケア病棟では比較的長期の入院患者が多いことになります．病床数の増加が困難な状況のなか，緩和ケア病棟の飛躍的な増床は見込めません．では，がんの患者の9割が，一般病棟で亡くなっている現状を鑑み，より多くの患者に緩和ケアを提供するためにはどうするのかという課題に応えるのが在宅緩和ケアの推進です．

現在，緩和ケア病棟と地域の在宅緩和ケアを循環型で連携させ，緩和ケア病棟の入院日数を減らし，ベッドを有効に活用することで，緩和ケア病棟を増やすことなく，緩和ケア病棟での死亡者を2倍，あるいは3倍に増やすことが期待されています．

現在，在宅医療の要となることを期待され，保険診療上優遇される在宅療養支援診療所は，届け出制で一定の条件を満たせば，地域の診療所がその指定を得ることができ，平成24年で

13,758 施設に達します．在宅看取り数の報告義務があるが，平成24年で在宅看取りを行ったのは51.4％であり，実際に1例でも在宅看取りを行った在宅療養支援診療所は約半数でしかないのが実態です[4]．今後，どのようにして看取りができる在宅療養支援診療所を増やしていくのかが課題となっています．

2　小児緩和ケアにおける在宅ケアの重要性

　WHOでは小児における緩和ケアを成人のものとは区別して定義しています[5]．小児の緩和ケアの定義は大人の緩和ケアの概念に近いものとしながらも，小児にとってよりふさわしい具体的な提示がなされ，これらはWHOの定める小児慢性疾患にも用いるように定められています．そのなかで，小児の緩和ケアが，高度医療機関でも，地域の病院でも，あるいは子どもの家庭でも同様に提供されるべきとしていることは印象的です．子どもにとって，在宅緩和ケアが重要であることを認識させられると同時に，日本の現状ではまだまだ緩和ケアの対象となる多くの子どもが，ほとんど最期の時間を病院で過ごしていることを考えさせられます．

3　在宅医療でできること

　多くの方が，在宅医療では，できることが限られていると思われているかもしれません．実は，病棟で，行われている処置のほとんどは在宅でも行うことが可能です．採血，心電図，エコーなどの検査は可能です．また，在宅でX線検査が可能な施設もあります．輸液も可能で，静脈内投与はもちろん，一般的に小児ではあまり行いませんが，緩和ケアのなかで推奨されている皮下輸液[6]も在宅医療に適しています．そのほか，皮下注射，筋肉注射も行います．さらに中心静脈からの輸液，気管カニューレの交換，胃瘻の交換，尿道カテーテルの交換は当然行います．また，実施する施設は多くはありませんが，輸血も実施可能です．そのほかに，化学療法や，精密持続注入ポンプによる麻薬などの薬剤の注入も可能です．

　ただし，病棟と在宅ではリスク管理の方法とモニタリングに違いがあります．当たり前ですが，在宅だと医師や看護師が，傍にいないので，家族が患者を見ていて，モニタリングする必要があります．その分，家族に精神的，身体的負担がかかります．その負担を家族が担ってはじめて，在宅医療は成立します．患者のみでなく，家族のQOLも大切にしてサポートする必要があります．

4　小児在宅緩和ケアの地域連携支援

　小児緩和ケアの対象となる慢性疾患の医療依存度の高い子どもが，地域で増加しています[7]．その背景には，NICUからの医療ケア，医療機器の必要な子どもたちの地域移行が近年急速に進んできたということがあります[7]．しかし，そのような子どもたちの在宅支援の社会資源は不足しています．同時に，小児高度医療機関と地域との連携も不十分です．しかし，

Ⅳ　緩和ケアと看取りの医療

この数年で状況は変わり，さまざまな社会資源が整備されつつあるように感じます．以下に小児の在宅医療を支える構造に関して述べます．

①医療的支援…………………………訪問診療，訪問看護

②生活支援・介護支援……………ホームヘルパー等の公的介護制度

③家族のためのレスパイトケア…短期入所施設，デイサービス施設等の整備

④上記を適切にコーディネートするケアコーディネーター

　医療的支援ということでは，重症児を24時間支える在宅医をみつけることは多少困難ですが，訪問看護師はみつけることはできます．病院主治医が訪問看護師と連携を取ることで，子どものケアの質は高くなり，家族の負担は軽減されます．また，見落としがちなのがホームヘルパーです．身体障害者手帳があれば，障害者総合支援法によって公費でヘルパーを導入できます．ヘルパーが入れば，入浴介助など行ってもらえるし，ヘルパーが研修を受け，家族の了承があれば気管内吸引が法的に可能です．それによって家族の負担は相当に軽減できます．また，小児の公的介護のバックボーンともいえる障害者総合支援法では，高齢者の介護保険制度の介護支援専門員に準ずる相談支援専門員がコーディネーターを担うことになりますが，その数が不足しているうえに，発達障害児と知的障害児の支援を前提に教育を受けているため，実際に現場で動けないこともしばしばあります．したがって，退院前は病院のケースワーカーが，退院後は多くの場合家族がそのような働きをすることになります．が，24時間ケアによって拘束される家族に，役所で直接申請しなければ動かず，複雑で業者を探すのも大変なこのケアコーディネートができるはずもなく，多くの家族がさまざまな制度を十分活用できないのが現状です．また，地域と病院の連携という面でも，まだまだ病院と地域は異文化圏といえるほど，相互理解が困難で，連携，協働のしくみが未整備なのが現状です．

5　小児在宅緩和ケアの特徴

　緩和ケアの基本的理念は大人も子どもも変わりありません．患者のQOL，症状コントロール，精神的ケア，家族ケア，多職種連携などです．しかし，重要な違いがあります．1つめは，大人の死と異なり，子どもの死は非常にまれなことです．特に先進国では医療技術の進歩により子どものうちに死亡する例はきわめてまれといってよいでしょう．日本の場合は年間に死亡する大人が130万人に迫るのに対して，子どもは4,000人を下回っています．大人の死は，医療従事者であれば，ある意味，日常的に経験することです．一方，子どもの死は，医師や看護師であっても，接する機会が少ないものです．しかも，子どもの死は，ある意味"不条理"であり，"不自然"であり，容易には受け入れがたいものです．それゆえ，悲しみや苦しみも深く，さまざまな問題や，難しさが発生することになります．

　2つめに緩和ケアの対象となる子どもの病気の種類と予後のことです．緩和ケアの対象となる子どもは，まれな先天性（生まれつき）の疾患が多く，予後を正確に予測するのが非常

110

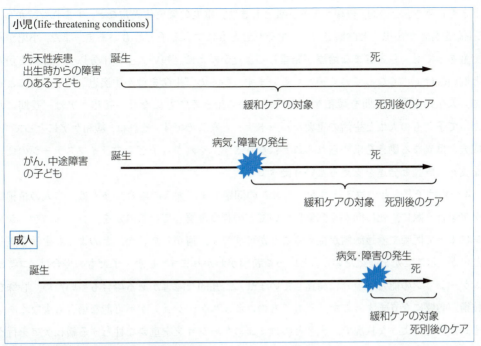

図1 ● 緩和ケアを必要とする期間の比較
〔文献8〕より〕

に難しいのです．大人の場合は緩和ケアにかかわり，経験を積むと，比較的正確に予後がわかります．子どもの場合は，どれだけ多く診ていても，予後を予測するのは本当に難しいのです．患者ごとに経過が異なり，もう時間がないとだれもが感じる子どもが，元気で長い期間生きることができたり，元気だと思われていた患者が，急変して亡くなったりすることが，日常的に起こります．予後の正確な予測は，本人や家族にどんな話をするのか，どう周辺の環境を整え，ケアをつくっていくのかの重要な判断材料になります．そのような予後予測が困難なことは，そのため，生命を脅かす疾患をもつ子どもやその家族に合った緩和ケアを考えることの難しさの大きな理由になるのです．

　3つめの違いは，ほとんど変わらない大人と異なり，子どもは常に成長と発達をするということに拠ります．それは，どんな病気や障害をもっている子どもでも同じです．成長と発達は，子どもの最大の特徴であり，それは周囲の人，家族にとっても大きな喜びであり，励みでもあります．それゆえに，子どもの緩和ケアには，成長と発達を支えることが求められます．大人においては，緩和ケアが成長と発達を支える働きを求められることは通常ありません．それは，子どもが，緩和ケアを必要とする期間の人生の時間のなかでの割合が，大人とは根本的に異なるからです（図1）．大人は，その人生をある程度生きたところで，病気になり，治らない状態になり，緩和ケアを受けます．いくら，緩和ケアが病気の発症時から開始されるようになったとはいえ，多くの患者にとって緩和ケアを受ける時間は，人生の数十分の一以下の時間です．しかし，多くの子どもたちは，人生の大半を"生命を脅かす疾患"

IV 緩和ケアと看取りの医療

とともに生き，その間，緩和ケアを必要とします．重度の染色体異常など，生まれた時から，"生命を脅かす疾患"と診断され，一生それとともに生きる子どももいます．また，小児がんでもあっても，さまざまな治療が発達してきたがゆえに，短い人生の半分以上の時間をがんと闘い続けて亡くなっていく子どももいます．多くの"生命を脅かす疾患"の子どもにとって，人生の大半の時間を緩和ケアを受けながら生きることになり，緩和ケアは，長期にわたって子どもの人生と生活の重要なパートナーとなるのです．それは，緩和ケアにとっても，成人とは異なる働きを求められることになります．それが，子どものライフステージの変化を支え，成長と発達を支えるという働きです．

4つめは子どもとのコミュニケーションの問題です．大人の場合，多くは，本人の精神的ケアを行う際に，死に向かう病気についてどの程度理解しているのかを，コミュニケーションによって医師や看護師側が捉えることが可能です．何がしたいか，どのような生活を送りたいか，どこで死を迎えたいか，といった希望がわかります．しかし子どもの場合は，コミュニケーションの能力が十分に発達していません．知的な障害がある場合も多いため，特殊な技術が必要になります．また，そもそものコミュニケーションが不可能な場合も少なくありません．そのような状況で，患者とのコミュニケーションを重要な柱とする緩和ケアを行うことは困難です．多くの場合，子どもの代わりに親とコミュニケーションすることになります．しかし，親の意向と患者の意向がいつも同じとは限りません．子どもの自己決定権をどの程度まで認めるのかについても，倫理的な側面まで考慮することが必要となります．

5つめが，家族・家庭とその他の環境です．子どもを取り巻く家族は，大人の場合と比べて多様です．両親のケアは当然として，親の関心が病気の子どもに集中する傾向がある環境で，深く傷ついていることも多いきょうだいのケアは非常に重要なテーマになります．両親以外に祖父母などのケアも必要となります．特に子どもの死に対しては，家族の悲嘆がきわめて深いといえます．医療従事者だけでなく地域や学校など，かかわる人びとの精神的な負担が大きくなります．そのような家族のケアも，在宅緩和ケアなら家族の状況の理解も容易で，アプローチしやすいという利点があります．

6　在宅看取りに至るプロセス

"在宅で最期を過ごす"，実際それをどう患者の家族に話し，具体的に進めていくのか．それは，以下のようなステップによります．

1) 最期をどこで過ごすかを患者と家族に決めてもらいます．それは，家か病院か？　ということです．そして大事なことは，2) それをいつ話すか，ということです．そのタイミングは，初診時ではありません．信頼関係ができてからです．信頼関係ができるためには，家でよい時間を過ごすことが必要です．家でよい時間を過ごすことを手伝ってはじめて，家族は，われわれ在宅支援の医療者を本当に信頼します．そのために，症状コントロールが必要になります．多くの親にとって，いくらよい看取りといっても，わが子を看取る体験などしたく

112

ありません．最初から「緩和ケア」を掲げて，在宅介入するのは，両親にとっては，「自分の子どもの死を受け入れろ」といわれているに等しい行為です．子どもに死んでほしくない，1分1秒でも一緒に居たい，そのために親は，迷い，悩み，手を尽くし，心を尽くします．医療者が，それを理解し，一緒に悩み，一緒に揺れ，一緒に手と心を尽くしてくれたと感じたときに家族は初めて，その医療者を信頼します．そのときに「最期を家で過ごすか，病院で過ごすか」という問いを発することができます．そして，信頼関係が深い分，あるいは，よい体験を自宅療養で過ごすことができた分，家族は「自宅での最期」を希望するように感じます．もちろん，家族ごとの事情があるので，「自宅」がすべてのケースで最適というわけではないことは当然です．

7　ともに生きる時間の大切さ

　最後に心に残る症例をご紹介して，この稿を終えたいと思います．それは，7歳の脳幹部神経膠腫という根治に至る治療法がない脳腫瘍の女の子とその家族のお話です．その家族は，東北地方で暮らしていました．しかし，ある日，2人姉妹の長女が，頭痛を訴えるようになり，精査の結果，脳幹部神経膠腫と診断を受けたのです．放射線治療を受け，一時状態は改善したものの，再度腫瘍は増大，徐々に状態は悪化し，その子も歩けなくなってきました．残された時間が少ないと考えたご両親は，思い出づくりのために，家族で東京ディズニーランドへの旅行に出かけました．しかし，楽しい思い出をつくるために出かけたその旅行で，その子は急変し，呼吸停止となり，そのままディズニーランド近くの病院に搬送，そこで心肺蘇生を受け，人工呼吸管理となり，その後，気管切開術を受けたのです．

　家族は，その子と暮らすために，東北から東京都内に引っ越しをされました．われわれは，その子の退院調整からかかわることになり，退院前に病院を訪問しました．初めて出会ったその子は，可愛らしい女の子で，眠り姫のように目を閉じ横になっていました．そして，始まった訪問診療．通常，退院したばかりの子どもの家には，必要となる医療ケアの大変さはあっても，「病院で頑張って治療をして，やっと自宅に帰ってきた．これから，家族皆で暮らせる」というような前向きな明るい雰囲気があるものです．しかし，そのお宅の雰囲気は異なっていました．家には張り詰めた緊張感が漂い，私たちを拒絶しているかのようにさえ感じられました．その子には未来がなかったからです．「いつ亡くなってもおかしくない，回復もあり得ない」医師からそう告げられ，帰ってきました．突然の理不尽な運命に対する受け入れがたい怒りの想いが，この緊張感を生んでいるのかと感じました．しかも，楽しいはずの家族旅行で起こった突然の出来事，ご両親にはご自分たちを責める想いもあっただろうと思います．そして，私たちは，この突然の最悪の運命，最悪の病気が呼び寄せた人たちなのです．笑顔で歓迎されるはずもありません．往診の最中，重苦しい雰囲気のなかで，無邪気にはしゃぐ4歳の妹さんの声が場違いに響いていたのがいまでも心に蘇ります．

　気管切開，人工呼吸器，頻回の吸引，経管栄養など24時間のケアにお母さんは疲弊し，紹

介元病院の配慮によるレスパイト入院もよく希望されていました．本人の状態が安定しているので，われわれがお散歩など外出を勧めても，ディズニーランドでのことが怖いといわれ，なかなか外に出ようとはされませんでした．当初1か月程度の予後と思われたその子は，われわれの予想を越えて安定して自宅で生活できたのです．その間，当然，われわれは呼吸器のケアと栄養など全身管理には相当のエネルギーをかけました．特に，退院時から長期臥床による無気肺があり，自発呼吸がまったくないので，排痰は困難で，機械的排痰補助装置や，肺内パーカッション換気療法を用いて，排痰ケアには力を尽くしました．その結果，その子は約1年間も自宅で生活できたのです．最後は，癌性悪液質でゆるやかに全身状態が悪化し，安らかに亡くなりました．その1年の間に家族は驚くほど変わりました．母はできるだけ自宅で一緒に過ごしたいといわれ，徐々にレスパイト入院の頻度が減り，最後の数か月はずっと家で過ごしました．また，あれだけ，外出を怖がっていたのに，亡くなる3か月前には本人に着物を着せて，家族で七五三の写真を撮りに出かけました．

　そして，亡くなった当日，数日前からその日が来ることをお知らせでき，病院で亡くなるか，自宅で亡くなるかという私の質問にも，はっきり「家で見送ります」と答えられたご両親は本当にしっかりと旅立ちの時を受け止められていました．そして，その子が亡くなった当日，その子にかかわった在宅支援のメンバーが数十名，次々にその子に会いに家を訪れたのです．涙を流しながら，笑顔でお礼をいわれ，出迎えてくださるご両親のお姿を見せていただき，訪問が始まった当初の張り詰めた空気とはまったく違う温かな空気がそこにはあることを感じました．

　わが子を失う理不尽な運命のなかで，1分1秒でも一緒にいたいという家族の想いに寄り添う小児在宅緩和ケアの重要性を感じたケースでした．

●文　献●

1) 厚生労働省：平成26年人口動態統計月報年計（概数）の概況.
2) 宮下光令，今井涼生，渡邊奏子：データで見る日本の緩和ケアの現状. 日本ホスピス・緩和ケア研究振興財団「ホスピス緩和ケア」編集委員会，編：ホスピス・緩和ケア白書2013, 日本ホスピス・緩和ケア研究振興財団，pp54-69, 2013.
3) 厚生労働省：平成24年（2012）医療施設（動態）調査・病院報告の概況.
4) 西本真弓：在宅療養支援診療所と在宅看取りに関する現状と課題. 在宅医療助成勇美記念財団，2014.
5) 日本緩和医療学会緩和医療ガイドライン作成委員会，編：終末期がん患者の輸液療法に関するガイドライン2013年版. 金原出版，2013.
6) WHO website　http://www.who.int/cancer/palliative/definition/en/
7) 田村正徳，ほか：NICU・GCUからの一歳前の人工呼吸管理付き退院児の実態調査. 厚生労働科学研究費補助金地域医療基盤開発推進研究事業「重症の慢性疾患児の在宅での療養・療育環境に関する研究」平成23年〜25年度報告書，2014.
8) 前田浩利，編：地域で支えるみんなで支える　実践!!小児在宅医療ナビ. 南山堂，p306, 2013.

IV 緩和ケアと看取りの医療

5 小児緩和ケア教育プログラム (CLIC プログラム)

大阪市立総合医療センター緩和医療科
多田羅竜平

1 CLIC プログラム開発の経緯

　小児医療は長足の進歩によってかつては救えなかった多くの病気を克服することができるようになりました．しかし，それでもなお早期の死を余儀なくされている子どもたちが存在しています．これらの子どもたちとその家族にとって「緩和ケア」の取り組みが必要とされているものの，小児科領域における緩和ケアの取り組みは決して十分とはいえません．2011年に報告された国際比較[1]調査において，日本の小児緩和ケア提供体制は「初期的でシステム化されていない取り組み（Level 2）」と評価され，ヨーロッパ，北米，オセアニアの先進諸国のように「大規模で組織的なケア提供システム，教育・研究体制，財政基盤，政策への反映などを確立できている（Level 4）」とはいえない状況が示されました．その後，2014年の小児緩和ケア国際会議（1st International Children's Palliative Care Network Conference held in Mumbai）で報告された世界の小児緩和ケア提供体制では，日本の小児緩和ケア提供体制の評価は Level 3 に上がっていたものの，いずれにせよ小児緩和ケアの普及は焦眉の課題といえます．そして，その小児緩和ケアの発展においては，さまざまな専門職による多職種的な緩和ケア提供体制の構築が不可欠であるだけでなく，子どもにかかわるすべての人たちが必要に応じて基本的な緩和ケアの実践に取り組んでいくことが重要です．そのためには小児医療現場における小児緩和ケアの基本的な知識やスキルを身につけておくことが望まれます．

　他方，近年の日本の成人領域における緩和ケアの提供体制の普及は目覚ましく，欧米先進国と同じ Level 4 と評価されていますが[2]，成人領域における緩和ケアの普及において平成19年に発表された「がん対策推進基本計画」[3]が大きな影響を与えてきました．当計画において緩和ケアの充実が重要課題の一つとして示されたことを受けて，地域がん診療連携拠点病院を中心にさまざまな緩和ケアの取り組みが進められてきました．「がん診療に携わる医師のための緩和ケア研修会」が，がん診療に携わる医師10万人の受講をめざして広く展開されることとなったのもその一環です．厚生労働省の指針に沿った基本的な緩和ケアを学ぶための教育プログラムとして日本緩和医療学会と日本サイコオンコロジー学会によって PEACE プログラムが開発され，2008年より地域がん診療連携拠点病院を中心に広く全国で実施される

ようになりました．しかしながら，PEACE プログラムは必ずしも小児科診療における現場の
ニーズに見合ったものとはなっておらず，小児科医にとって緩和ケアに関する基本的な知識
や技術を学ぶ機会には必ずしも結びついてはいませんでした．

　こうした背景を受けて，厚生労働省科学研究費がん臨床研究事業「がん疾患の均てん化に
資する緩和医療に携わる医療従事者の育成に関する研究」（木澤班）によって，2009 年 7 月
より小児緩和ケアの啓発と普及，質の向上をめざして，生命を脅かす疾患の診療に携わる小
児科医を対象に「小児緩和ケア教育プログラム（Care for Life-threatening Illnesses in Child-
hood：CLIC）」の開発が始まり，2010 年 5 月に第 1 回の研修会が大阪市立総合医療センター
で開催されました[4]．その後，CLIC プログラムは有志によって 2 年間にわたり年に 2 回開催
されてきました．こうした折，2012 年に発表された第二期がん対策推進基本計画[5]において
「小児がん」が新たな重点項目となり，小児がん治療施設の集約化をめざすとともに集学的医
療（緩和ケアを含む）を提供することが政策課題として示されました．日本において小児へ
の緩和ケアの提供が医療政策として明記されたのはこれが初めてのことであり，これから小
児緩和ケアが日本において普及するための端緒ともいえるでしょう．この第二期がん対策推
進基本計画において，小児緩和ケアの普及のための対策の一つとして研修会の実施が課題と
して示されたことを踏まえ，2012 年 7 月より，厚生労働省の委託を受けた小児血液・がん学
会主催による「小児がん診療に携わる医師に対する緩和ケア研修会」において CLIC プログ
ラムが引き継がれることとなりました．CLIC プログラムの開始から 5 年間での CLIC 参加者
の総計は，有志で行っていた最初の 2 年間の研修会 4 回の受講者が計 151 人，日本小児血液・
がん学会主催で開催された研修会 8 回（2015 年 7 月末現在）の受講者が計 350 人，あわせて
のべ 501 人の小児科医をはじめとする小児医療に従事する医師が受講しています．

2　CLIC プログラムの概要

　小児緩和ケアの概要，症状緩和の知識，子どもや家族とのコミュニケーションにおける基
本的なスキル，臨死期の家族サポートなど緩和ケアを実践するうえでの基本的なスキルを学
ぶことは小児がん診療のみならず小児にかかわる医師にとって重要な課題となっています．

　とりわけ，これまで病気の子どもの疼痛に対して必ずしも高い関心が払われてこなかった
小児医療の現場における喫緊の課題としては，オピオイドの適切な使用を含めた疼痛緩和技
術の向上があげられるでしょう．平成 24 年 2 月に WHO から小児の疼痛管理ガイドライン[6]
「病態に起因した小児の持続的な痛みの薬による治療」が出版され，病気の子どもたちのため
の疼痛緩和の普及は，日本のみでなく発展途上国を含めた国際的にも重要なテーマとなって
います．

　また，小児医療の現場は子どもの死に直面する機会が少ないこともあり，よりよいターミ
ナルケア，よりよい死の看取りについて実践的に学ぶ機会は乏しく，さらに成人以上に複雑
な倫理的諸問題（生命維持治療の中止や差し控え，子どもの自己決定権，親権の限界など）

表1 ● 過去に行われたカリキュラムの1例

（1日目）

時間	内容
10分	イントロダクション
40分	小児緩和ケア概論
35分	基本的なコミュニケーション技術
80分	小児の疼痛
35分	処置時の苦痛緩和
90分	希望する暮らしを支える
10分	リフレッシュメント
120分	小児医療と倫理

（2日目）

時間	内容
100分	難しい場面のコミュニケーション
70分	死が近づいたとき―総論―
115分	死が近づいたとき―救急の場面で―
35分	医療者のストレス・マネジメント

※カリキュラムは変更・改訂されます.

に対処しなければならず，臨床倫理について検討する視点を学ぶ機会の必要性は切実です.

　当プログラムではこのような小児医療現場の課題やニーズを踏まえて，小児緩和ケアの理念，疼痛緩和，処置時の苦痛への対応，在宅療養の導入，死が避けられない子どもと家族の希望を踏まえたケアプランの立案，臨死期のケアなど小児緩和ケアを行うにあたっての実践的なスキル，そして困難ななかにある子どもと家族と接するにあたっての望ましい態度，コミュニケーション・スキル，倫理的ジレンマの検討などについても学ぶことができる内容となっています（**表1**）. 小児がんのみにとどまらず，さまざまな疾患を題材に構成されており，事例に基づいた実践的なレクチャーと多彩なワークショップ形式を取り入れています. 双方向性の講義，ビデオ教材，小グループでの検討，ロールプレイなど，日常診療での経験の不足を補えるよう教育技法が工夫されています. 各セッションの概要は下記のとおりです.

1）小児緩和ケア概論

　小児緩和ケアの理念，対象となる病態の解説から始まり，この2日間で取り上げる小児緩和ケアの課題について概要を紹介する，プログラムの導入的な役割のセッションです.

2）基本的なコミュニケーション技術

　医療コミュニケーションは，一般のコミュニケーションとは異なり，医療者と患者・家族が信頼関係を構築し，お互いの情報を共有したうえで，治療上の意思決定を行うことが必要です. そのために身に着けておくべき基本的なコミュニケーションのスキル，望ましい態度や配慮などについて学びワークを用いながら練習するセッションです.

3）子どもの疼痛

　ケースに沿って，子どもの疼痛に気づき，適切に評価したうえで，疼痛マネジメントを行うための基本的な知識を学ぶセッションになっています. 疼痛の薬物治療については，2012年にWHOから出された小児の疼痛管理ガイドラインに基づいた標準的な疼痛管理について知識を深めることをめざしています.

4）処置時の苦痛緩和

　病気の子どもにとって処置時の苦痛は入院生活のなかでもっとも大きなストレスの一つとなっています. さらに，処置時の苦痛は必ずしも一時のものではなく，その後の生活にも影響することが知られています. 小児医療現場における処置時の苦痛緩和のための心得，工夫

Ⅳ　緩和ケアと看取りの医療

の仕方など基本的なスキルについて，実際に処置を行うビデオ教材を通じて学びながら，各々の日常診療における導入のヒントを得るためのセッションです．

5）希望する暮らしを支える

死が避けられず，残された時間が月単位と推定される子どもとその家族のニーズや希望に沿った療養支援の在り方，とりわけ今後出現しうる問題を想定して事前ケア計画を立てるプロセスについてグループワークを通じて経験しながら学ぶセッションです．

6）小児医療と倫理

さまざまなケースに基づき，生命維持治療の差し控え・中止を巡る議論を通じて，「生命延長の尊重」と「自然な死の受容」の間の倫理的ジレンマについて合理的一貫性をもって考えることができることをめざす前半部分と，「子どもの自己決定権」の在り方について考える後半部分の2つのテーマで構成されたディスカッション重視の双方向型講義のセッションです．

7）難しい場面のコミュニケーション

日々の診療のなかでは時としてコミュニケーションに窮する難しい場面に直面する．このセッションでは「悪いニュースを伝える」，「子どもへの病名告知を拒む親への対応」，「子どもからの答えづらい難しい質問への対応」の3つの難しい場面を取り上げます．コミュニケーションにおける子どもの発達上の特性を学び，ロールプレイ，グループワークなどを通じて，難しい場面でのコミュニケーションにおける基本的な心得や技術を習得することをめざすセッションです．

8）死が近づいたとき―総論―

死が間近（数日程度）に近づいた子どもの症状緩和，強化するケアと見直す必要のあるケアの再考，家族との対話についてグループワークを通じて検討するセッションです．

9）死が近づいたとき―救急場面で―

救急の場面で，救命が不可能となった子どもの治療方針について親と情報共有を踏まえて意思決定を行うことを目的としたコミュニケーションについてグループワーク，ロールプレイを通じて学ぶセッションです．続いて，医療者ができる遺族のケア（ビリーブメント・ケア）について考える講義形式のセッションを設けています．

10）医療者のストレス・マネジメント

子どもの死というストレスフルな出来事に対応しなければならない臨床現場は，医療者自信が大きなストレスを抱えることも多い．ストレスフルな状況が自分の感情や行動に及ぼす影響について知るとともに，自分にできるストレス・マネジメントについて考えるセッションです．

3　参加者の傾向

これまでに参加した受講生の専攻・専門分野の内訳を見てみると「小児血液・がん」を専攻する小児科医が半数以上を占めています．小児がんを診療する医師の参加が多い理由とし

ては，小児がんの子どもたちが他の領域の疾患に比べて緩和ケアの必要性が高いことが多い
こともありますが，研修会の名称に「小児がん医療に携わる医師」と冠せられていることで
他の領域を専攻する医師にとっては参加しづらくなっている可能性もあるかもしれません．

　小児血液・がん領域に次いで参加が多いのは，「新生児」，そして「救急・集中治療」を専
攻する小児科医です．これらの領域は「子どもの死」にかかわる機会が比較的多く，集中治
療と死の受容との間で倫理的な葛藤に苦悩しながら，子どもの安らかな死の実現に向けての
意思決定に加え，ストレスフルな状況での家族とのコミュニケーションや症状緩和において
も経験とスキルが求められる領域であることが研修会への参加につながっているものと思わ
れます．

　参加者の経験年数は，参加要件が「研修医を含む医師としての経験が5年以上，かつ小児
診療の経験が3年以上」となっていますので，キャリア5年未満の医師の参加はほとんどあ
りませんが，キャリア5年から10年の若手医師が3分の1以上を占めています．一方で，
キャリア20年以上のベテラン医師も2割近くを占めており，幅広くさまざまな年代が参加し
ていることがわかります．

　このようにさまざまな専門領域のさまざまな年代の小児医療に携わる医師が全国各地から
一堂に会してグループワークをしたりディスカッションをしたりできる機会はきわめてまれ
であり，それだけでも貴重な機会となっています．日頃，当たり前のように行っている医療
のやり方や考え方が実は当たり前のものではなかったり，逆に日頃一人で悩んでいたことが
実はみんなも同じ悩みを抱えていて安心したり，といった新しい発見や交流ができることも
CLICの魅力の一つといえるでしょう．

　実際のアンケートなどでも参加者の満足度はおおむね高く，特にコミュニケーション・ス
キルの演習や臨床倫理のディスカッションはこれまで十分な学習機会がなかったこともあり
関心の高い傾向がみられます．

4　緩和ケアチームのための小児緩和ケア研修会（CLIC-T）

　厚生労働省の委託事業として日本小児血液・がん学会の主催で開催されている「小児がん
診療に携わる医師に対する緩和ケア研修会」は，おもに小児の主治医・担当医としてある程
度以上の経験をもつ医師を対象としてつくられたプログラムであり，それ以外の医師や他職
種の参加は原則的に認められていません．一方，がん対策推進基本計画の後押しもあり，各
施設の緩和ケアチームが小児への緩和ケアの提供を求められる機会も増えてきたため，緩和
ケアチームの医師をはじめとした多職種スタッフにとっても小児緩和ケアを学ぶ必要性は高
まってきました．そこで，小児特有のニーズやマネージメントを緩和ケアチームが理解し，
日常のコンサルテーションに当たれるための知識を得ることを目的として，平成24年11月
に厚生労働省研究班（木澤班）の主催で「緩和ケアチームのための小児緩和ケア研修会（CLIC-
T）」が大阪市立総合医療センターで開催されました[7]．カリキュラムは緩和ケアチームの多

職種スタッフのニーズに見合うように CLIC プログラムをベースに座学で学べる 1 日コースのプログラムとしてアレンジしたものです．参加者の声からも，緩和ケアチームにとって CLIC-T が小児緩和ケアを学ぶための貴重な機会となっていることが感じられたため，以後は日本緩和医療学会の主催で 1 日コースの CLIC-T プログラムが年に 1 回開催されています．

5　今後の課題

　CLIC は 2 日間のプログラムであり，この研修会のみで小児緩和ケアの基本的な知識やスキルがすべて学べるわけではもちろんありません．CLIC への参加は，あくまでも小児緩和ケアを学び実践するための導入の役割であり，継続的な学習，知識のアップデート，さらにアドバンスな内容を学べるような多彩なプログラムの発展も望まれます．

　また，基本的な小児緩和ケアのよりいっそうの標準化，均てん化の実現のために，さまざまな背景をもつ医師や多職種を対象とした教育機会として，研修会はもとより，各地域での症例検討会や研究会などさまざまな形の会合や交流の機会が増えることも不可欠でしょう．

●文　献●

1) Knapp C, et al：Pediatric palliative care provision around the world：a systematic review. Pediatr Blood Cancer 57：361-368, 2011.
2) Wright M, et al：Mapping levels of palliative care development：a global view. J Pain Symptom Manage 35：469-485, 2008.
3) 厚生労働省：がん対策推進基本計画（平成 19 年 6 月）
4) 多田羅竜平：緩和医療に携わる小児科医の育成とその評価に関する研究．厚生労働科学研究費補助金がん臨床研究事業「緩和医療に携わる医療従事者の育成に関する研究」平成 23 年度総括・分担研究報告書（研究代表者：木澤義之）．2011.
5) 厚生労働省：がん対策推進基本計画（平成 24 年 6 月）
6) World Health Organization：WHO guidelines on the pharmacological treatment of persisting pain in children with medical illnesses. 2012.
7) 多田羅竜平：小児科領域における緩和医療の教育と普及に関する研究．厚生労働科学研究費補助金がん臨床研究事業「緩和医療に携わる医療従事者の育成に関する研究」平成 24 年度総括・分担研究年度終了報告書（研究代表者：木澤義之）．2012.

Ⅳ 緩和ケアと看取りの医療

6 英国の小児ホスピス

Paediatric Palliative Medicine Speciallist, Children's Hospice South West

馬場　恵

1　ホスピス・小児ホスピスの由来

　「ホスピス」と聞くと，何を思い浮かべられるでしょうか．ホスピスとはホスピタリティ（もてなし）という言葉に由来し，中世ヨーロッパでキリスト教会が旅人をもてなしたり，病人を看病したり，亡くなっていく貧しい人々を介護したり，看取ったりすることから始まりました．英国では 1967 年にシシリー・ソンダース医師によってセント・クリストファー・ホスピスが設立され，緩和医療におけるホスピスの近代化が行われました．しかし，世界初の小児ホスピスがオックスフォードに誕生したのはそれからさらに 15 年も後のことです．これは，先進国社会における子供の死は「医療の敗北」という考えの反映だとも考えられるでしょう．それでも，小児ホスピスは「ひとりの人をありのままの姿で受け入れ，敬い，愛して，人生の旅路を寄り添い，歩む」という本来のホスピスの概念をもとに誕生し，それを保ちつつもいろいろな面で進化を続けてきました．現在では英国各地に 50 を超える小児ホスピスが開設され，全国に最低 5 万人いると推定される『命に限りのある子ども』たちとその家族を支えています．

2　小児ホスピスの果たす役割

　冒頭の「『ホスピス』から連想されることは何か．」という問いに対して，「楽しい（fun）」と答えられる方はどれほどいるでしょうか．これは，実際にホスピスを利用する子どもたち，そのきょうだいたちを対象としたアンケートで「ホスピスはどんなところ？」という問いに対して一番多かった答えです．そこから学べることは，小児ホスピスは『死ぬこと』ではなく『生きること』に焦点を当てて，命に限りのある子どもたちとその家族がいかにその子らしく，また家族らしく，喜びと希望をもって生活できるかを考え支えていくところであるという事です．そしてそれは「生命を脅かす疾患」の診断がついた時から生涯をかけて，さらにその先の遺族のグリーフケアも含めて行われます．そのためにも，小児ホスピスは成人ホスピスに比べて，医療施設というよりも家庭の一部，家族みんなに憩いの時間と場所を提供するサービスである傾向があります．「次ホスピスに滞在するのが待ち遠しい．」という利用

Ⅳ　緩和ケアと看取りの医療

表1 ●小児ホスピスと成人ホスピスの特徴比較

小児ホスピス	成人ホスピス
命に限りのある子どもたちに，ホスピスの施設もしくは自宅で，レスパイト，緊急時ケア，看取りのケアを提供．ケアは数年にわたって行われることが多い．	主に末期がんの患者を含んだ余命6か月未満とされる成人を，症状の緩和，看取りのケアを目的として行われるケア．主にホスピス施設で行われるが，在宅看護を提供するホスピスもある．
多職種の人材によって成るチームが，子どもとその家族全体をサポート．	レスパイトを行っているホスピスもあるが，小児ホスピスと比べるとその数は圧倒的に少ない．
ホスピス施設でのレスパイトは，家族全員での宿泊が可能で，きょうだいたちのための活動プログラムや親たちの休息，交流の場として用いられる．	小児ホスピスのほとんどの患者が退院する（入退院を繰り返す）のに対して，成人ホスピスは，帰宅する患者は50%ほど．
レスパイトや看取りのケアのための宿泊のほか，デイサービスや訪問看護，キーワーカー（ケアマネージャー）による家庭訪問，電話でのアドバイス，グリーフケア，年間行事のイベントなど，多様なサービスを提供．	緩和医療専門医と看護師のチームによる医療．理学療法士，作業療法士，ソーシャルワーカー，チャプレンもチームの一員．
看護師主体の運営で，常駐の医師のいない施設が多い．	

者の子どもたちとその家族の声をよく耳にします．これが，初めて「ホスピス」という言葉を聞いてショックを感じた多くの家族の感想です．「もっと早くにホスピスを利用し始めればよかった．」という声も少なくありません．小児ホスピス発祥の地であり，緩和ケアの歴史を誇る英国ですら未だにホスピスという言葉に「末期がん患者が最後の日々を送る施設」，「医学的に手の施しようがなくなったときに，患者が搬送される最後の病棟や病院」，「静かに死を待つ所」と考える人が少なくないことは事実です．

　治らない癌を持つ子どもを介護に疲れた親から短期間引き取って，親に休息を与えること（レスパイト）や看取りのお世話することから始まった小児ホスピスですが，成人ホスピスが多く診るような癌が子どもには少ないこと，そして「小児がん」と呼ばれているもの自体が多くなく，その死亡率も医療の発達とともに減っている現状があります．しかしその一方で，医療が発達したことによって，今まで生きることのできなかった超未熟児や，先天性の病気を持つ子ども，重度の障がいを持った子どもたちが，限りある命を持ちつつも，生き続けることが可能になってきました．こういった背景が，そのニーズに合わせて発展してきた小児ホスピスが成人ホスピスとは特徴の異なるものとなった理由にあります（**表1**）．

　小児ホスピスは小児緩和ケアの一提供者として，地域に根差したケアを家庭と病院との連携を図りながら行っています（**図1**）．運営費はほぼ国民からの募金により賄われていて，利用は無料です．その募金活動もまた，一般人の小児ホスピスや緩和ケア，難病の子どもを抱える家族へ理解と関心を高めることにつながり，地域において子どもと家族を中心としたより理想的なケアを提供していくことができるのです．難病を持つ子どもとその家族は地域社

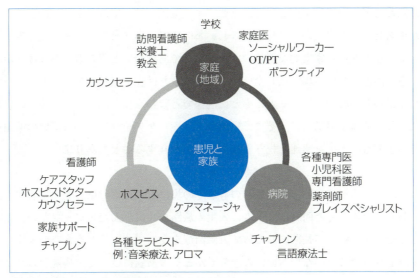

図1 ● 小児ホスピスの緩和ケアにおける位置

会の中で孤立してしまいがちです．ホスピスはそういった家族の社会交流の場でもあり，また地元の人たちのボランティア活動や，見学，イベント，講習会などを通して，地域の人々との触れ合いや結びつきを促す役割も果たします．

3　ホスピスにおける看取りのケア

　ここまで読まれて，小児ホスピスが看取りのケアの場所である前に，命に限りのある子どもたちと家族が『生きる』ことを助ける場所であることがご理解いただけたでしょうか．ホスピスは，そういった子どもたちの人生の旅路を家族ともに寄り添って歩み，身体的，精神的，社会的，そしてスピリチュアルな面のケアを行う中で生活の質を向上させ限りある命をいかに輝かせるかを目標とします．次のような利用者（親）の声からもその様子がわかります．
「（ホスピスは）『死』に注目するのではなく，どんなに短くてもその人生を有意義に過ごすことを考えるところ．」
「子どもが一人の人間として，自信と誇りをもって生きられる世界．」
「私たち家族が心底くつろげる唯一の空間」

　小児ホスピス年間総宿泊日数の75％から80％がレスパイト目的です．その他，症状緩和のため，また家庭の事情による緊急宿泊もあり，看取りのための宿泊は20％を満たないのが現状です．全体的に見ると看取りのケアの場は病院，ホスピス，自宅がそれぞれ約3分の1ずつです[1]．看取りのケアは，家族が望む場所で行われるのが理想的です．家族が望む場所で最高のケアを行うためには医療福祉の体制が整えられる必要があります．看取りのケアの提供者，特にそれをコーディネートとする者（キーワーカー，もしくはケアマネージャー）は，家族の状況と要望を理解すると同時に，どこでどのようなケアが可能かを把握して，看取り

のケアに関わる者との連携を図ることが重要です．英国では，家族によっては長いこと慣れ親しんだホスピスで看取りのケアをしてほしいという者，ホスピスにはまだ親しみはないけど，病院ではなくもっと家庭的な環境の中で看取ってあげたいと望む者もあれば，ホスピスは楽しい思い出だけの残る場所にしたいからと，看取りは在宅緩和ケアチームによって自宅で，もしくは病院の緩和ケアチームのもとに病棟でと望む家族もあります．後者の場合，ホスピスには後で遺体を搬送して，そこで家族はグリーフケアを受けながら葬儀の準備を進めたり，その子どもの人生を感謝し祝う親族会を行ったりすることもあります．

＊　　　＊　　　＊

　ホスピスが，ある家族にとっては最適の看取りの場になりうるのは，その施設や看護と医療体制が整っていることと同時に，ともに人生の旅路を共に歩んだスタッフとの信頼関係があるからこそです．病院で長期にわたって入院治療を受けてきた子どもとその家族，または自宅に一度も帰ったことのない NICU の赤ちゃんとその家族にとって，病院のスタッフと同じような信頼関係が築き上げられている場合，看取りのためにむやみにホスピスや自宅に搬送することは必ずしも適切とは言えません．それでも，子どもや家族の要望で，最期は家庭的な環境の中で過ごしたいからホスピスに移りたいという事であれば，ホスピスのスタッフは状況が許す限りまずは病院にその子どもと家族を訪れ，病院のスタッフから情報を収集して受け入れの準備に入ります．家族がまずホスピスを見学に病院からやってくることも多くあります．こうして病院からホスピスへの移動をスムーズに行うために，家族との関係を築くことから始め，その子どもの医療に関する情報を集め，ケアプランを立てます．そのケアプランにはアドバンスケアプランと言われる，心肺停止になった場合の蘇生に関する事前指示や，看取りのケアに関する要望を記載した計画書も含まれます．アドバンスケアプランは，子どものことをよく知り家族とも信頼関係が築き上げられた者が，家族と話し合って行うのが最善とされます．ですので場合によって，これは病院の小児科医であったりホスピスの看護スタッフと医師，もしくは地域の小児緩和ケア専門の訪問看護師であったりするのです．

　看取りのケアのためにホスピスに入ってくる子どもたちの自分の状況に対する理解や，ホスピス移動の意味の理解は，年齢や疾患によって様々です．基本的にホスピスでは事実を隠すことをせず，子どもが望む限り真実を話します．それには親の理解と協力が必要不可欠で，スキルと経験を持ったホスピススタッフが親と話し合いながら，子どもとそのきょうだいの情報のニーズに応えていきます．ホスピスには『きょうだいケアチーム』がいて，プレイセラピーやカウンセリング，また日常的な活動の中で，きょうだいたちの精神的ケアを行います．

　ホスピスにはたいてい専属のチャプレンがいて，地元の教会の牧師であったり，近くの病院のチャプレンがその役を果たしています．またキリスト教でない家族のために，ほかの宗教の専門家との連携も取れるようにしています．スピリチュアルケアとは必ずしも宗教によるものとは限らず，子ども自身の存在意義に関する問いかけや家族が自分たちの置かれている困難な状況の意味や理由を探求することを助けることを意味します．これも，ホスピスス

タッフ，緩和ケアに携わる者が備えるべきスキルの一つと言えます．まずは子どもと家族の話に耳を傾け，知っている事実は正直に話し合い，わからないことは知ったかぶりをせずに，「わからないから一緒に考えましょう。」という態度をもって，共に歩んでいこうという姿勢をとることです．

＊　　＊　　＊

　看取りのケアのためにケアプランを立てることはすでに述べましたが，その中で症状緩和のための医療プランを立てることが必要です．疾患によっては強い痛み，吐き気，呼吸苦，痙攣などに苦しむ可能性があります．小児ホスピスには大抵専属の医師がいて，症状のアセスメントとその緩和のための処方や治療指示を出したり，予測可能な症状に対する処方を行ったりします．小児ホスピスで働く医師はホスピスによって様々で，ホスピス地元の家庭医や小児科医が往診する形もあれば，ホスピス駐在の医師（緩和ケア特別の経験や訓練を受けた家庭医か小児科医）を持つところもあります．英国では小児緩和ケア認定医制度が2009年から開始され，数は非常に少ない中，そういった専門医がホスピスの医長を務めたり専属医として病院から往診したりするケースも見られるようになりました．看取りはは必ずしもホスピスとは限らないため，こういった専門医がホスピス，病院，在宅での看取りに臨機応変に対応できる体制が必要です．それには，それぞれの場所におけるスタッフとの連係プレーが必要不可欠です．小児緩和ケア，看取りのケアに携わる者の知識とスキル向上を目的とした教育の義務も，こういった専門医にはあります．

4　ホスピスにおける多職種による看取りのケア

　ホスピスのスタッフチームは多職種の人材から成り立ちます．この理由は，緩和ケアの定義やホスピスの役割を見れば一目瞭然です．看護師や医師といった医療者の他に，理学療法士，作業療法士，音楽療法士，カウンセラー，プレイセラピストといった専門職や，教師や保育士といった教育者，ソーシャルワーカー，チャプレン，きょうだいケアワーカー，そしてホスピス利用者にとってもスタッフにとっても大切な交流の場となるホスピスの食卓を豊かに演出する調理師，ホスピス滞在を快適に保つ清掃員，そして様々な活動やコミュニケーションが円滑に行われるように努める事務員．スタッフの役割は多様にあっても，一つ屋根の下，ホスピスの家庭的な環境の中で看取りのケアを共有することで，自然に家族と溶け込んでいきます．そういった中で育まれる利用者家族との信頼関係や絆が看取りのケアをより包括的で理想的なものに変えていきます．

5　ホスピスにおける生命維持装置の停止

　ホスピスが受け入れる看取りのケアに compassionate extubation というものがあります．これは，集中治療室で人工呼吸器によって生命維持されている子どもが，医学的にも倫理的にも，これ以上生命維持処置を続けるのは適切ではないと判断され合意された場合に，親の希

Ⅳ　緩和ケアと看取りの医療

望でその停止をホスピスに搬送してから行うことです．医学的にこれ以上の処置は無理となったとき，集中治療室の騒がしい中で看取るのではなく家庭的で平穏な環境の中で最期を過ごさせてあげたいと願う親は少なくありません．ホスピスはそういった家族を状況が許す限り受け入れ，集中治療室のスタッフと協力して看取りのケアを行います．呼吸器を停止した後すぐに亡くならない事や，稀にみられる自発呼吸の復活も想定して，親と話し合い看取りのケアプランを立てます．英国にはこういった生命維持処置の停止や差し控え，compassionate extubation に関するガイドライン[2)~5)]が存在し，決断の際に必要であれば倫理委員会の助言を得ることも可能です．

6　ホスピスにおけるグリーフケア

　小児緩和ケアでは，グリーフケアは「生命を制限する疾患」の診断がついた時点から始まります．ですからホスピスにおけるグリーフケアも，家族のホスピス利用開始時点から始められ，子どもが亡くなった後も家族が必要とする限り続けられます．ホスピスによってはグリーフケアを専門とするスタッフチームのあるところもあれば，担当の看護スタッフが一般的なケアを行い，専門的なグリーフケアが必要と判断された場合は，他のサービス（たいていが慈善団体による専門サービス）に紹介したりします．毎年恒例のメモリアル集会に遺族を招待して，思い出や経験を語り合う機会を設けたり，亡くなった子どもの誕生日や命日に電話をしたりカードを送ったりすることも一般的に行われます．遺族の父の会では定期的なサッカー大会やサイクリング，パブでの会食を行ったり，母の会ではクラフトやお茶会などを通して，サポートネットワークの交流を深め，ホスピススタッフとの交流を持続する方もあります．また，遺族のきょうだいのグループや祖父母のグループ活動を行っているホスピスもあります．遺族がホスピスを訪問することを望めばいつでも歓迎します．ほとんどの場合，遺族は徐々に自然とホスピスから離れて行きます．ホスピススタッフは定期的に行われるグリーフケアの教育を通して，自分の担当する家族をどのようにサポートしていくか，またどういった場合にもっと専門的な助けを求めるべきかを学び続けます．

7　ホスピススタッフのセルフケア

　小児ホスピスの仕事はやりがいのある仕事であると同時に，スタッフにとって精神的に負担のかかる仕事でもあります．ホスピスでは患者が亡くなった後に，ディブリーフ（debrief）といわれる反省会を行います．ここではスタッフがそれぞれの経験について語り，何がうまくいって，何がもっと良く出来たらよかったかを話し合い学ぶことに加えて，心に溜まっているストレスを処理することを助けます．ホスピスにはスタッフのためのカウンセラー，メンター制度やピアサポート・グループによるサポートによって，スタッフの燃え尽き防止に努めています．セルフケアやレジリエンスに関するスタッフの教育も必修科目として定期的に行われます．心身的に健全なスタッフチームがあってこそ，常に最高の看取りのケアが行

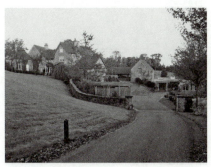
図2 ●自然に囲まれた小児ホスピス

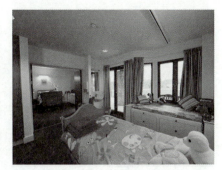
図3 ●患児のベッドルーム

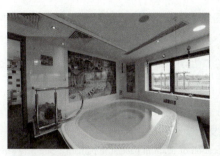
図4 ●利用者に大人気のジャグジー

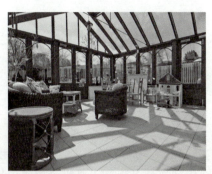
図5 ●家庭的なくつろぎの空間

えるのです．

まとめ（図2～7）

　小児ホスピスは，レスパイトケア（介護者に休息を与えるケア）を提供する施設に始まり，介護者家族に寄り添って支えるという概念を保ちつつ，症状の緩和，遊びや社会活動提供の場，理学療法，音楽療法，アロマセラピー等の様々なセラピーを提供する場，きょうだいちのための活動やイベントの開催，カウンセリング，看取り，グリーフケア……と，その機能は多様化してきました．難病を持つ子どもとその家族がありのままの姿で受け入れられ，本来あるべき家族の姿でいられる数少ない（あるいは唯一の）場所として，小児ホスピスが活用されることは今も昔も変わりません．ホスピスは難病との戦いに疲れた子ども，その介護に疲れた家族を温かく『包み込み』（palliative＝緩和の語源の意味）もてなします．難病の子どもとその家族の日常生活を支える地域サポートの一部であり，困難な生活に潤いを与え希望と力を与えるオアシスです．また，症状の緩和，精神面やスピリチュアルな面のケア，日常的な悩みの相談，看取りのケアやグリーフケアを通して，生きる力，喜び，希望をみんなに与える場所なのです．そして，それは家族を中心とした多職種チームによる共同作業とそ

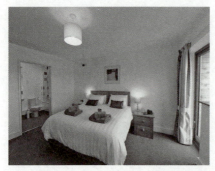
図6 ●親が安心して眠ることのできる寝室

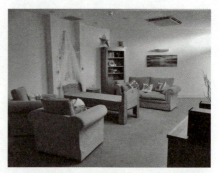
図7 ●遺体を1週間まで安置できる部屋

の地域と全国のサポーターとの連携によって達成される『小児緩和ケア』，そして『看取りの医療』の一部なのです．常にホスピス利用者である子どもたちとその家族の声に耳を傾け，スタッフや関係者も含めて共に学びあっていくことが，最高のホスピスケアを行う鍵となります．

●引用文献●

1) Siden H, Miller M, Straatman L, et al：A report on location of death in paediatric palliative care between home, hospice and hospital. Palliat Med 22（7）：831-834, 2008.
2) ACT：A Care Pathway To Support Extubation within a Children's Palliative Care Framework. Bristol：ACT. 2011.
3) Larcher V, Craig F, Bhogal K, et al：Making Decisions to Limit Treatment in Life-limiting and Life-threatening Conditions in Children；A framework for practice. Arch Dis Child 100（s2）：s1-s23, 2015.
4) Royal College of Paediatrics and Child Health. Withholding or withdrawing life-sustaining treatment in children—a framework for practice. 2nd edn. London：RCPCH, 2004.
5) General Medical Council（GMC）. Treatment and care towards the end of life：good practice in decision making. London：General Medical Council（GMC）, 2010.

●参考文献●

（1）http://www.togetherforshortlives.org.uk/
（2）Jacqueline Worswick. House called Helen. 2nd ed. Oxford：Oxford University Press；2000

Ⅴ 家族のグリーフケア

1 医師の立場からできるグリーフケア

大阪大学医学部小児科
和田和子

はじめに

　新生児・小児を失った家族のグリーフケアについては，日本の教科書にはほとんど記載がないといっても過言ではありません．なぜかと考えてみますと，日本では子どもの死が少ないこと，また日本では治療のレベルは高いだけに死はタブーとされがちで，ましてグリーフケアとなるとまだまだ不得意分野なのかもしれません．2013年の統計では，乳児死亡（1歳未満）の実数は，2,185人（出生1,000に対し2.1），1〜19歳の児童死亡の実数は，2,961人であり，日本では子どもの死は非常にまれな出来事となっています[1]．さらに，生命を脅かす小児の疾患は多岐にわたるうえ，さまざまな医療技術に依存しつつ病院のみならず在宅で慢性的な経過をたどり，かつては致死的とされていた疾患の予後予測も単純ではない時代になってきました．それだけに，新生児・小児の看取りとその家族のグリーフケアに関して，原則を学びつつも画一的にではなく，患児とそのご家族それぞれに対応していくことが重要になってきます．

　医療スタッフのなかでも，特に医師は，提供する医療とその結果の責任者として，治療方針のみならず，看取りやグリーフケアにも精通しておくことが望まれます．

1 新生児・小児の死の特徴

　グリーフ（悲嘆）は，死が避けられない疾患あるいは病状をもった子どもの生と終末期に連続しているものであり，グリーフケアの目的は，その一連の出来事を経験している家族を支えることです．したがって，グリーフケアを実践していくうえでは，子どもが死に至る過程，終末期，緩和ケアについての理解を深めていく必要があります．

　生命を脅かす疾患をもつ子どもの典型的な疾患過程は，いくつかに分類されています[2]．
　①突然の不慮の死…乳幼児突然死症候群（Sudden Infant Death Syndrome：SIDS），事故など
　②治癒可能だが奏効しなかった場合による死…がん，臓器移植レシピエントなど
　③先天性致死性奇形による死…染色体異常，無脳症など
　④周期的危機を伴う進行性病態による死…低酸素性虚血性脳症など

V 家族のグリーフケア

表1 ● 病院が行う遺族ケア

1. 子どもの死の経過，死因についての医学的な説明
2. 悲嘆のプロセスについての説明…Worden の悲嘆における 4 つの課題*
3. カルテの開示…係争ではないカルテ開示
4. 社会資源の紹介…セルフヘルプグループ
5. 残された兄弟姉妹への援助
6. 次の出産の支援…新たな出産のサポート
7. 専門家との連携…心療内科，精神科との連携
8. 病院スタッフによる遺族ケア…病院と遺族（会）との連絡
* : Worden の悲嘆における 4 つの課題（Worden 1993）
　1) 喪失の事実を受容する.
　2) 悲嘆の苦痛を経験する.
　3) 亡くした子どものいない環境に適応する.
　4) 亡くした子どもを情緒的に再配置し，生活を続ける.

〔文献 3) より抜粋〕

　それぞれの過程において，死が突然であったのか，ある程度予測されていたのか，予測されていてもその死の訪れかたが予想どおりであったのか，夫婦関係，兄弟姉妹とのかかわり等々でグリーフの感じ方とそのプロセスはさまざまであり，またそこに，医療者とかかわった時間の長さ，関係性が加わると，そのサポートの方法もさまざま，といわざるをえません. また，今日では，医療ケアの質の向上や患者（小児の場合は両親）の自律的な治療方針選択を尊重するために，多様な価値観のなか，従来にはない経過をたどることもあります.

　しかし，どのようなケースであったとしても，親が子を失う悲しみはあらゆるグリーフのなかでももっともダメージが大きいといわれており，医療のプロとして，グリーフケアを避けて通ることはできないでしょう.

2　グリーフケアの実際

　インフルエンザ脳症ガイドライン[3]は，グリーフケアについて明記されている数少ない疾患ガイドラインです. このグリーフケアの項は，遺族のアンケート調査に基づいており，そのうちの病院が行う遺族ケア（**表1**）は普遍化できる内容と思われるので，この項目にそって，特に医師の役割として重要な点を解説していきたいと思います.

1) 子どもの死の経過，死因についての医学的な説明

　両親にとって，子どもの死は人生におけるもっとも堪え難い，理不尽な悲劇です. その事実を，受容していくうえで，事実をしっかりと理解することが第一歩となります. もし死因がはっきりしなければ，児の死亡が確認され両親に看取られた後でも，X 線，CT 等の検査を施行することは可能であり，さらに必要であれば病理検査についても考慮しなければなりません. 病理検査を承諾していただくことは，申し出る医師にとってもご両親にとっても決して簡単なことではありません. しかしながら，"児のことを可能な限り知ること"が，後になって，"児を失った"不条理と折り合いをつけていく助けになるケースもしばしば経験しま

す．病理検査によって得られた情報は，遺伝カウンセリングの重要な情報になります．いずれにしても医師の真摯な態度と丁寧な説明は，非常に大切です．

2) 悲嘆のプロセスについての説明

子どもの死を経験する家族は非常に少ないため，家族はこれからどうなるのか不安にかられることが予想されます．医師から，今後起こりうる過程を告げ，いつでも相談にのる約束をすることも可能です（**図1**）．

3) カルテの開示

特に，急な予期せぬ死亡であった場合，直後の医師の説明が頭にはいらず，しばらく経ってから，なにが起ったのかを知ろうとする家族がいるのは当然のこととともいえます．カルテ開示とともに，もう一度経過を振り返り説明を受け，脳裏に焼きついたモノクロだった患児の思い出が，カラーになったと表現されたご遺族がいらっしゃいました．

4) 社会資源の紹介

家族会や遺族会，地域の社会資源のご紹介は，しばしば孤独に陥る家族の助けになります．

5) 残された兄弟姉妹への援助

兄弟姉妹は，嘆き悲しむ親をみて疎外感を感じたり，罪悪感をもつことすらあることが知られています．また闘病が長期であった場合には，健康な兄弟姉妹の要求が満たされていないか，無視されている場合があり，両親にはそのことを理解してもらう必要があります．

6) 次の出産の支援

特に先天性あるいは遺伝性の疾患で亡くした場合，次子も同じ疾患で失うのではないか，と不安を抱えながらの出産となる場合があります．専門医による事前の遺伝カウンセリングも有効ですが，それでも不安は漠然としたものであることを理解し，ささいな心配事にも丁寧にサポートすることが必要です．

7) 専門家との連携―心療内科，精神科との連携

重篤な抑うつやパニック，不眠など，病的な悲嘆に陥っている，あるいは陥ることが予想される場合は，医師として専門医の受診をすすめることも重要です．

8) 病院スタッフによる遺族ケア―病院と遺族（会）との連絡

医療スタッフが，葬儀に参加すること，命日にお手紙を送ること，などは，残された遺族にとって，亡くした子どもが特別な存在であることを知らされることにつながります．また，病院スタッフが遺族会のサポートや広報を行うことは，医療のプロとして期待されていることであり，できるだけ応じることが望まれます．

3 NICUの医師に対するアンケート調査から

原田ら[4]は，NICUに勤務する医師に対し，グリーフケアの医師の役割の認識・実践，知識，セルフケアについて質問紙による調査を行い，140人からの回答結果を報告しています．それによると，グリーフケアの遺族のニーズは92％があると答え，また病院としての支援は

V 家族のグリーフケア

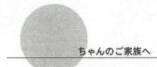

図1 ●お子様を亡くされた家族のためのグリーフカード
〔岡山大学小児医科学　http://www.okayama-u.ac.jp/user/pedhome/〕

61％が必要と答えているのに対し，実際に行っているのは36％にとどまっていました．また看取りまでの誠実なプロセスの実施は95％であるのに対し，死別後のかかわりは，30％を下回っていました．支援を行ううえでの障壁として，病院での体制不十分，トレーニング不足，個人では助けになるのか不安，何をすればいいかわからない，などがあげられていました．
この報告では，看取りの場面をグリーフケアの一貫と認識するならば，支援は「施行する，

しない」でなく，すでに施行しているものを「よりよくするためにはどうするか」という視点に転換できる，と述べられています．より具体的な方法を学び，個人でなくチームとして，あと一歩踏み出せば，看取りの段階での実践できていることが，継続したケアに結びつくのではないでしょうか．

また，この調査では，医師のセルフケアについても調査されています．8割以上の医師が，悲しみ，無力感，自責の念，疲労感等を感じており，それに対し半数以上はなにも対処しておらず，割り切った，が続きました．医療者自身のセルフケアも大事で，それには，セレモニーへの出席や事後カンファレンス等での同僚との共有などが有効とされています．この点も，まだ医療現場では認識が不足している一面ですが，医療者同士を守ることもたいへん重要なことといえます．

おわりに

20年以上の活動実績があるSIDS家族の会[5]では，全国各地でミーティングを開催され，また多くの書籍も出版されています．「グリーフケア」というテキストはおもに医学生・看護学生向けのワークショップ用のテキストですが，遺族の立場から書かれており，医師にとってもたいへん参考になります．編集者の田上さんは，「遺族と医療者の間の溝を埋めたい」[6]と述べています．

くり返しになりますが，日本では子どもの死がたいへんまれな出来事となっています．グリーフケアは経験を積めば，自然と身につく類いのスキルではありません．医師は，ご遺族の声に耳を傾け，ご遺族のグリーフのプロセスに寄り添っていくこと，同時に医療者のセルフケアの重要性も十分に理解し，チーム医療のリーダーとして，そのチームにできることを実践していくことが望まれます．

●文　献●

1) 母子衛生研究会，編：母子保健の主なる統計平成26年度版．母子保健事業団，p64, p67, 2014.
2) Field M, Behrman R, eds. When child die：improving palliative and end-of-life care for children and families. National Academies Press, p4, 2003.
3) 厚生労働省インフルエンザ脳症研究班：インフルエンザ脳症ガイドライン改訂版（平成21年9月）.
4) 寺田明佳，ほか：「グリーフケアにおける医師の役割」意識調査．近畿新生児研究会会誌 23：31-36, 2015.
5) NPO法人SIDS家族の会　http://www.sids.gr.jp
6) SIDS家族の会：グリーフケア—赤ちゃんを亡くした遺族へのケア医療従事者へのガイドライン．p66, 2013.

V 家族のグリーフケア

2 看護師の立場からできるグリーフケア

淀川キリスト教病院ホスピス・こどもホスピス病院看護課
羽鳥裕子

はじめに

　看護師は24時間体制のなかで患者・家族を入院から死別まで継続的にケアし，医療チームの一員としてよりよいグリーフケアを実践する役割があります．家族の気持ちに寄り添い日々のかかわりのなかで細やかなグリーフケアを行うことが，死別後の家族の生き方にも影響を与えていきます．その役割から，看護師の立場でできるグリーフケアについてこどもホスピスでの取り組みとともに述べていきます．

1　エンド・オブ・ライフのグリーフケアへの導き

　家族は，子どもの死が避けられないと判断したとき，できるだけのことをわが子にしてあげたいと考えます．主治医が「治癒が難しい状況です．これからは緩和ケアが中心になります」と，家族に病状説明をすることにより，患者・家族の生き方（これから）や選択肢が変わります．特に，小児がん等の難治性の病気をもつ家族は，治療に期待をもって闘っています．そのため，よりよいグリーフケアをめざすにはエンド・オブ・ライフに導く医師の存在が大切です．グリーフケアの時期は，子どもの治癒が難しいと判断された早期から介入することが望ましいといえます．パークスは，「死別による強い悲嘆反応を引き起こす要因には，死別のタイミングの悪さ，あるいはタイミングのなさと，死別以前にそれを予期できず，それに対する準備ができていないこと」[1]をあげています．Aくんの父親は，医師から「がん治癒は難しい，これからは緩和ケアが中心になります」と，説明を受け，家族と一緒に過ごすことを目的にこどもホスピスへの入院を決意しました．エンド・オブ・ライフケアをすすめるギアチェンジはその後の患者・家族の人生に大きな影響をもたらします．

2　家族を支えるグリーフケア：看護の視点

　グリーフケアの始まりは入院の早い段階から継続して行うことが重要です．そのためには，家族が子どもの治療経過をどのように支え希望をもっていたか，そして，治癒が望めないと説明を受けた後の，さまざまな家族の葛藤や思いを傾聴し整理することが必要です．

（1）看護師は，家族の気持ちに寄り添える存在でありよき理解者として家族との信頼関係を築いていくことができます．家族にとって最愛の子どもを看取ることは耐え難い試練に遭遇することであり，看護師は家族の思いに寄り添いながら，家族が愛する子どもの命としっかりと向き合うための道標としての存在にもなります．

（2）看護師は，家族員の悲嘆プロセスに寄り添いながら何ができるかを一緒に考えケアの参加に導くことができます．愛する者のために，母親として，父親として，きょうだいとして，祖父母として最善のかかわりができるように支援します．

（3）グリーフケアで家族を支える要素：看護師が介入する項目

①子どもが，その子らしく生を全うすること．

②予測される病状に対する適切な説明をすること．

③症状緩和が適切になされ，苦痛のない平安な時間を家族とともに送れること．

④子どもが望んでいることができること（希望の実現化）．

⑤家族一人ひとりが子どものために何かできたという思い出があること．

⑥家庭のように家族で過ごす環境と時間があること．

⑦家族の悲嘆プロセスに応じ傾聴できる医療スタッフがタイムリーに存在すること．

⑧苦痛が緩和され，死期が穏やかであること．

⑨十分にお別れができて看取りに立ち会うこと．

⑩看取り後のエンゼルケアに参加にすること（希望に応じ）．

⑪医療者から大切な子どもとして見送ってもらえること．

⑫死別後の継続的なグリーフケア，子どもを忘れないでいてくれる医療者がいること．

3 グリーフケアの実際：看護師の役割

グリーフケアにおいて家族の思いに寄り添い家族の思いを受け止める時間と場所は重要です．

1）家族を支える看護師面談のポイント

・医師の病状説明は余命宣告など家族にとっては辛い説明になることからも，看護師は必ず同席し，家族の表情がわかる位置に寄り添い，家族の反応を確認します．そのあとで，看護師は家族が落ち着いて話ができる環境を整えたうえで，医師からの説明の補足や質問に対応します．家族の思いを傾聴することで信頼関係を築くことができます．

・家族の面談調整：家族成員の必要に応じて個別にも対応します．

・きょうだいの成長発達に応じた面談の調整をします．

どのようにきょうだいに説明するか家族の意見を伺い，その子にあった真実を伝える必要性を提案していきます．

・家族の予期的悲嘆への配慮，家族が思いや悲嘆を安心して話せる環境を整えます．

V　家族のグリーフケア

【死別後の母親の声から】

こどもホスピスは泣ける場所がたくさんあって，そのままの私を，受け止めてくれたから頑張ってこれました．

・家族が気持ちを表出するタイミングに合わせ，看護師は柔軟に面談の調整を行うことができます．また，必要に応じチャプレンや心理療法士の介入も考慮します．

2）コーディネーターの役割

看護師は，家族の悲嘆プロセスを理解し，家族の抱えるさまざまな問題（悲嘆，家族間の問題，看病疲れ，社会的調整）にかかわることができます．エンド・オブ・ライフにおいて看護師が中心となりさまざまな医療チームを結束させコーディネーターとしての役割を担っています．

・チームでの情報共有

看護師は患者・家族と身近にかかわりケアの実践者としての役割からさまざまな情報を得ています．時には家族の個人的な相談を受ける場合もあります．その情報がグリーフケアをすすめるうえで，医療チームにおける情報共有が必要な場合は家族に確認の了承を得ることも必要です．

3）家族の気持ちに寄り添い家族を支える

家族は，治癒は難しいことを徐々に理解しながらも，回復の希望を持ち，奇跡が起きて欲しいと願っていますが，安易な励ましは避けるべきです．看護師は家族それぞれの思いに寄り添い傾聴し，ありのままの家族を受け止めることが大切です．家族が，十分に子どもとの時間を過ごすことは，愛する子どもの死が近いことを受け止めていくうえでも大切なことです．

4　子どもの尊厳：大切にケアすること

家族にとって愛する子どもが，医療者から大切にされ，最善のケアを受けることは当然のことです．そのなかで，看護師はその子らしく生き抜くために，症状緩和にかかわり，子どもの発達過程を捉えながら看護を提供します．子どもの死は辛いことですが，家族にとって愛するわが子を大切にケアされたことが，死別後の家族の大きな支えになるのです．

(1) エンド・オブ・ライフのなかでも，子どもの成長発達の過程を考慮しながら，その子らしい療養環境を整えることが大切です．子どもの希望を尊重しながら，その子らしい過ごし方を家族とともに，いまできる最善のケアを提供します．

(2) 家族は，子どもにできるだけのことをしてあげたいと願っています．時には，意識が混濁している子どもに対して食事を与えようとする場合もあります．看護師は子どもの安楽を考慮しながら，家族ができる安全なケアを提供し細やかに支援することが大切です．

5　こどもホスピスでのケアの実際

1）事例1：夫婦の絆を取り戻す支援

　Bちゃんの入院中，母親は付き添い，父親はきょうだいの子どもたちを連れて週末のひとときをこどもホスピスで過ごす生活を送っていました．その経過が長期になるにつれて両親の精神的な疲労が重なりギクシャクした雰囲気になっていました．担当看護師が夜勤日，両親二人だけの時間を提案しました．その夜，久しぶりに居酒屋へ行き夫婦のよい時間がもてたと報告してくれました．家族は自分たちが楽しい時間をもつことに罪悪感をもつ場合があります．看護師は，家族が日常を取り戻すことで新たに子どもに向き合うことができることを伝え，時には家族の背中を押すことも必要です．ルース・L・コップは，「子どもが末期状態であるとき，夫と妻は，愛情，安らぎ，支えをお互いに必要としている．この時期には，愛の絆やお互いの支え合いが非常に大切である．……その絆が弱くなることは，家族全体に悪影響を与える」[2]と述べています．

2）事例2：弟を想う兄の支援

　兄（8歳）は，大好きな弟に会いたい一心で下校後にこどもホスピスまで一人で面会に来たいと希望しました．兄は一人でバスに乗ったことはありませんでしたが，母親は兄のチャレンジを祈るように見守っていました．兄は誇らしそうに満面の笑顔でこどもホスピスに到着しました．両親は兄の成長に驚き，兄を抱きしめて褒め称え，看護師も兄の行動を絶賛しました．その後も，弟の傍に寄り添い，口角から流れる唾液を，拭き取ったり，甲斐甲斐しくケアに参加しました．E・キューブラー・ロスは「幼いきょうだいたちでも，きちんと教えてあげれば，患児に酸素を与えたり，吸引してやることができるのです．きょうだいがこのようにケアに参加できれば，彼ら自身の自負心は高まるのです」[3]と，述べています．きょうだいも家族の一員としてケアに参加することで，さらに，家族の絆も深まっていきます．

3）事例3：余命24時間の事例から

　8歳のKくんは，最期を家族一緒に過ごしたいという家族の強い希望で入院して来ました．すでにこどもホスピス到着時は下顎呼吸で搬送に同伴してきた医師も不安そうでした．こどもホスピスでは，以下のことを検討し実践しました．

①家族へのインフォーム・ドコンセント

　・余命24時間以内を伝え，家族の意思決定を支援します．

②家族の希望の確認

　・最期の時間を家族一緒に過ごしたい．

　・大好きなお風呂にいれてあげたい．

　・注文した新品のバギーで散歩をさせてあげたい．

③チームカンファレンス

　・残された時間を子どもの安楽を考慮しながら，家族の希望をどのように実現するかを検

討します.

④家族の調整

・親戚への連絡

⑤ケアの実際

・半年ぶりの入浴の実施

　家族（両親，姉，祖母）が参加し念願の入浴実施は，家族にとっても達成感がありました.

・家族みんな一緒の手形づくり

　患者，家族が一緒の手形を作成する．子どもが生きた証としての思い出.

　母親「生きているうちに手形を残したかった」

・新品のバギー乗車

　注文していたバギーがこどもホスピス入院日に届けられた．家族と一緒に散歩し，子どものために注文したバギーに乗せることができたという達成感がありました.

　母親「間に合ってよかったです」.

⑥看取り時のケア（きょうだいに対するケア）

・翌日，死期が近づいていることが家族へ告げられました．患者の傍に家族が見守るなか，15歳の姉が病棟内のトイレから10分ほど戻りません．看護師がドア越しに泣いている姉の様子を伺いながら静かに話しかけました．「〇〇くんがお姉ちゃんを待ってるよ……どうする？　……傍に行こうか？　……」．姉の返事があり，トイレから出てきた姉を抱きかかえながらKくんの傍に戻りました．両親はすでにKくんに寄り添い抱きかかえています．看護師「〇〇くんの傍に行ってみる？」．姉「……（頷く）」．姉の体を支え，Kくんのベッドにかけさせます．看護師「〇〇くん，温かいね，頭なでてみる」，姉「……（頷く）」，泣きながらKくんの頭を撫でている．姉「……温かい」.

・Kくんとご家族の時間を十分にとり，看護師が看取りのタイミングを図りながら医師に伝え，看取りとなりました.

（1）看取りで重要な看護師の役割

①家族一人ひとりの反応を確認し，悲しみや思いが十分に表現できるように看護を行います.

・聴覚は最期まで残っていることを伝え，個々の家族が声かけできる支援を行います.

・子どもが精一杯頑張ったことを，称える声かけや家族の思いを伝えます.

②子どもとのスキンシップは身体をさすったり，抱っこができることを伝えます.

・家族の反応を確認し，無理なアプローチは強要しません．あくまでも家族が自主的に行動し，個々の家族が愛する子どもとお別れできるように配慮します.

③看取りに間に合うかは，家族にとって大きな意味をもちます.

・呼吸が止まっても家族が，十分にお別れができるまでは，死亡確認をしないことが望ましいため医師とのタイミングの調整が大切です.

2　看護師の立場からできるグリーフケア

(2) 看取り後の看護師の役割

・看取り後にできるケアを伝えます.

家族はKくんの最期の入浴（エンゼルケア）を希望.

・看取り後にお風呂に入る意義について.

家族の希望でKくんの入浴を家族と一緒に行います．身体についていた，酸素や点滴がすべて外され，病気から開放され自由な身体になったことが実感できる瞬間です．入浴中，Kくんの頑張りを家族とともに分かち合い家族の思いを傾聴します．

・家族の希望を確認しながらエンゼルケアを行います．エンゼルケアの参加を伺い個々の家族に，負担のない，適したケアを勧めていきます．エンゼルメイクは，特に乾燥を防止するためクリームを使用した保湿ケアが大切です．「安らかな死や，満足そうな，あるいは眠っているような死顔は，安堵の気持ちとともに思い出されるものです」[1]といわれています．その子らしさを保つエンゼルケアはご家族の思いに寄り添う大切なケアです．

(3) Kくんの姉とのかかわりから

姉は，看護師の提案で，帰宅するまで前日に作成した手形の飾りつけの仕上げを行いました．姉は完成した家族一緒の手形を嬉しそうに看護師に見せにスタッフステーションに来てくれました．きょうだいが愛するきょうだいのために何かできたという思い出は大きな意味を持ちます．残された期間の長さにかかわらず，きょうだいとともに過ごした最期の時間はその後のきょうだいの人生を支えていきます．

亡くなるきょうだいが精一杯生き抜いたこと，苦しまずに安らかに逝かれたことが記憶に残るかかわりが家族のグリーフケアを支えるうえでも重要です．

(4) 最期のお見送り

こどもホスピスのお見送りは入院と同じ病院正面玄関から行うことを大切にしています．お見送りのときはBGMを流し，時には子どもが好きだった曲をかけることもあります．子どもは家族に抱きかかえられながら，医療スタッフだけでなく病院事務スタッフも含めチーム全員がお見送りの場に参列します．

(5) 最期に過ごした場所としての役割

家族にとって，子どもと過ごした場所は子どもが精一杯，生き抜いた思い出が詰まった場所です．死別後も家族が訪れ「ここに来ると子どもに会える気がする」と，こどもホスピスを第二の家と話す家族も少なくありません．その家族の思いを受けメモリアルコーナーを設置しました．子どもと家族が一緒に過ごした思い出をしっかりと守っていくことがわれわれの使命と考えています．

6　こどもホスピスでの家族（遺族）ケアの実際

①退院時のお別れ会
②葬儀への参列

③家族のこどもホスピス訪問時の面談

④電話や手紙でのコンタクト

⑤スタッフによる訪問：思い出のアルバム，お花を持参

⑥こどもホスピス家族会：年1回開催

　家族にとって，子どもの死は終わりではありません．死別後も家族は子どもに語りかけ，わが子の月命日や命日，誕生日，入学式，卒業式，成人式と子どもの成長を追い続けています．ある母親は死別2年目を迎えた頃，子どもの友だちから「Bちゃんは，いまは天国にいるの？」など，聞かれると辛い思いがしたと話していました．家族の悲しみが癒えるには数年以上の時間を要するため継続的なグリーフケアが必要です．

おわりに

　愛する子どもやきょうだいとの死別は家族にとって計り知れない悲しみが続きます．「もっと早くこどもホスピスに来ればよかった」と，息子さんを亡くされた母親は後悔の思いを語られました．また，5歳で妹と死別した姉は「こどもホスピスの看護師さんになりたい」と，死別2年後も夢は変わりません．小児がんや難病の家族のグリーフケアは成人のエンド・オブ・ライフに比べ，ギアチェンジにかかわる課題がありますが，他施設との連携を図りながら，こどもホスピスの役割を配信する必要性を痛感しています．そして，愛する子どもとの死別は辛いことですが，家族が新たな人生を送れるように，看護師のグリーフケアにかかわる実践能力の充実をめざして行きたいと考えています．

●文　献●

1）C・M・パークス，著，桑原治雄，三野善央，曽根維石，訳：死別―遺された人たちを支えるために．メディカ出版，p84，p222，1993．

2）ルース・L・コップ，著，大西和子，窪寺俊之，訳：愛する人が死にゆくとき―ヒューマンケアへのアプローチ．相川書房，p148，1992．

3）E・キューブラー・ロス，著，秋山　剛，早川東作，訳：新死ぬ瞬間．読売新聞社，p20，1985．

V 家族のグリーフケア

3 臨床心理士の立場からできるグリーフケア

山王教育研究所臨床心理士
橋本洋子

1 臨床心理士とは

　臨床心理士は理論を学び，専門家としての訓練を受けていますが，人の心を前にして，理論や技術をそのまま当てはめることはできません．個々に異なる目の前のその人と出会うとき，心とはいかに矛盾に満ち，割り切れず，揺れるものであるかと思い知ります．心理士は，同じように流動的な自分の心を使って向き合うしかないのです．具体的に役に立つ援助を行うこともありますが，基本的には，できるだけ「具体的に動かない」ことでその人の心の仕事を支えようとします．「役に立つことをしてあげたい」「感謝してもらえると嬉しい」という気持ちはあっても，すぐにそのように動いてしまうのではなく，とどまることを仕事にしたいと考えています．

　グリーフケアの場合も，実際に具体的なケアを行う主役は，看護師をはじめとする医療スタッフです．心理士は，赤ちゃんと家族そして医療スタッフの気持ちに思いを馳せながら，傍らにそっといることを大切にします．そのように「いる」ことで，家族の思いや時にはスタッフの思いを受けとめる「器」として機能できるかもしれないと考えています．

2 周産期のグリーフケア

1) 出会いと別れを支えるケア

　グリーフケアは死別の悲しみを癒すケアと一般に考えられていますが，周産期のグリーフケアの場合はそれだけでは十分ではありません．生まれてすぐ亡くなったとしても，胎内で亡くなったとしても，赤ちゃんは「生まれて」「生きて」，そして「亡くなった」のであり，親は「出会って」「ともに生きて」，そして「別れた」のです．誕生と死が接近していればいるほど，出会いの歓びを支え，別れを支えるための丁寧なケアが必要であり，そのうえでその後の悲しみを支えていくことになります．

　赤ちゃんと家族が単なる対面を超え，わが子という実感をもって出会えるように支えるのが「出会いを支えるケア」です．特別なことではありません．まず，いつものとおり真摯な治療と丁寧な看護が前提となります．そのうえで，赤ちゃんと家族が出会う時間と空間を少

しでも居心地のよいように守りつつ，医療スタッフや心理士が「かけがえのないひとりの赤ちゃん」として赤ちゃんに接するという当たり前の営みが，そのまま出会いの歓びを支えるケアにつながります．どのような医療が選択された場合にも，出会いを支え，ともに生きることを支えるケアが重視されなければなりません．

　後戻りのできない，亡くなっていくプロセスが始まってしまったなら，そのことを家族に告げ，そこから「別れを支えるケア」が始まります．家族の希望と家族に流れる時間を尊重し，赤ちゃんと家族が別れをかわすためのかけがえのない時を過ごせるように，医療スタッフは環境を調えます．臨終後の時間も，引き続き大切な別れの時です．担当スタッフが，亡くなっていくプロセスを直接支え，さらに「場」全体が大きく支える，ケアの構造が必要です．心理士は，何もできないまま，でもそこに「いる」こと，「見守る」ことを，大切に考えています．

2）医療選択をめぐって

　少し時間を巻き戻しますが，医療選択をめぐって心理士の立場からできることを考えてみたいと思います．医療選択について話し合う場合，適切で十分な医学的情報と生活情報のあることが前提条件です．しかし，十分な情報があったとしても，それで合理的な判断が行えるものではありません．頭では理解したつもりで感情が伴わないことも多々ありますし，周産期医療の場に流れる時間の速さに，家族がついていくのが難しい場合もあります．家族と医療従事者とが情報を共有し，話し合いを重ねることがもちろん重要です．そして，そこからこぼれ落ちる思いを拾っていくのが，心理士の仕事であると考えています．

　心理士は医学的判断をできませんし，倫理的判断を行うものでもありません．個人的にはそれぞれの価値観があっても，それをしっかり意識化することで，みずからの価値観を家族に押し付けないように心がけます．そのうえで，家族の揺れる思いを聴く「器」になれたらと考えています．かけがえのない「私の赤ちゃん」と思えば思うほど，家族は大きな葛藤のなかにおられることでしょう．心理士は揺れるままに聴くことを大切にします．医学的には迷う時間は限られているかもしれませんが，立ち止まることのできる心理的な時間を確保したいとも思います．そして，葛藤の末にご家族が選択された方向性であるなら，どんな選択であっても尊重し，思いを聴き続けたいと考えています．

3）悲しみのケア

　赤ちゃんが亡くなっていくときのケアが，どんなに適切に行われたとしても，家族は圧倒的な悲しみに襲われます．悲しみとともに，さまざまな思いに翻弄されることでしょう．納得して選択した医療であっても，これで本当によかったのだろうかと揺らいで当然です．臨床心理士は，心理面接という形で定期的にお会いすることで，家族のグリーフワークに同行します．慰めたり，前向きに導こうとしたりすることなく，圧倒的な悲しみをそのままに聴きます．圧倒的な悲しみがだれかに受けとめられることで，少しだけ抱えやすい悲しみになるのではないかと思うからです．外から見れば堂々めぐりのように見える語りも，心理士は

止めることをしません．やがて，堂々めぐりに見えた物語りは，螺旋のように深まっていることに気づきます．そのとき，強い悲しみは深い悲しみへとその質を変え，そっとご自分のなかに置いておけるようになっていかれます．そして，赤ちゃんは亡くなっても，その存在は決してなくならないことをあらためて実感され，悲しみを底にたたえながらも，亡くなった赤ちゃんと出会わなければ知ることのなかった，新しい生を生きていかれるのではないかと思います．次に，心理面接の実際を見ていただこうと思います．

3　臨床心理士による心理面接の実際

　生後4か月で亡くなったAちゃんと家族の事例です．Aちゃんが亡くなって5か月後，「Aのことは忘れて心静かに生きたいのに，イライラして上の子にあたってしまう，自分をどうにかしたい」（母親の言葉）と言って，両親で心理面接に来られました．

　心理面接という器の中で，両親はAちゃんと向き合い，自分自身と向き合って，過去を再構成し，心の仕事をされました．この面接過程を紹介することで，臨床心理士の働きと，臨床心理士が家族のプロセスに同行する意味についてお話ししたいと思います．

1）事例の概要

　Aちゃんは，30代の両親のもとに生まれました．妊娠中に問題を指摘されることはなく，満期の経腟分娩でしたが，出生時に（吸引が必要となり），「身体が動かない」ということで，その日のうちにNICUのある病院へ搬送されました．諸検査や遺伝子検査が行われましたが，診断は確定せず，「原因不明の神経筋疾患疑い」ということで，治療をめぐり医療従事者と家族による話し合いが行われました．両親は呼吸器を装着しないことを選択し，生後4か月時，Aちゃんは両親に抱っこされて永眠しました．

　—家族の語りが唯一の情報源ですので，家族の主観に映った事実であることをご承知ください．事例の概要から，起きた事実を見ますと，医療従事者と家族が話し合いを重ね，生命維持治療の差し控えを選択して，安らかな看取りとなった事例のように思われます．

2）心理面接で語られたこと

　心理面接では，まず，Aちゃんが生まれてから亡くなるまでの経過が，行きつ戻りつしながらくり返し語られました．

　出産時からその後の経過については，「出産の途中から慌しくなって，抱かせてもらえず，連れていかれてしまった」「初めてNICUに面会に行ったとき，主治医ではない医師から『ときどきこういう変な子が生まれることがあるんだよね』と言われ，ショックを受けた」「主治医からは『植物状態または意識はあっても身体を動かせない状態になる』と言われ，呼吸器を装着するか否かなど，命にかかわる決断を迫られた」ということでした．

　母親は「Aをわが子として受け容れられず，面会をしていても，検査でもするようにAを観察していた．5分で帰りたくなったが，冷たい母親とスタッフから思われないように，無理をして1時間ぐらい子どもの前にいた」と語り，父親は「何とかならないものかと医学書

V　家族のグリーフケア

を読みあさり，カンガルーケアのことも知って『やらせてほしい』と希望したができなかった．私は呼吸器を装着することも考えた」と話しました．

　遺伝子検査をめぐって，「医師は『珍しい病気．一例だったら，○○病と名がつくかもしれない』と検査を勧め，身内は『ことを荒立てず，弱い子だった，でいいではないか』と反対した．検査を行う遠方の病院に2人で出向いて話を聞き，Aの治療のために必要ということで検査を決断したが，結局，結果は知らされていない」と語られました．

　最期のときについては，「亡くなる前にもう一度，呼吸器を装着しなくていいかを確認され，両親で話し合って呼吸器をつけないことに決めた．生後4か月のとき，Aは私の腕の中で亡くなった．顔が青くなって，眼が上転した．その場面を後で何度も何度も思い出した」．

　—外側から見ていたときとは一転して，心理面接で内側から語られた内容は否定的なものでした．くり返しますが，家族の語りが唯一の情報源ですので，このときの医療スタッフがどう考えていたかはわかりません．が，母親がこれほどに否定的な思いを抱えていたとは，医療スタッフは気づいていなかったようです．

3) 心理面接が進むなかで

　その①：出産直後のことをくり返し語るうち，母親は「産院で初めて保育器の中のAを見たとき『なんて可愛い子なのだろう』と思った」ということを思い出します．そして「私はAのことを拒否していただけではなく，可愛く思えたのだ」と号泣されました．

　その②：亡くなっていくときについても，はじめは負の体験としてしか語られていませんでしたが，あるとき，「別室で看取りをした．私に抱かせてくれるとき，医師は『お母さんの胸で息ができるかもしれないから』と言ってくれた．初めて自分の胸に戻ってきてくれたのだと思った」と語られました．

　その③：Aちゃんの誕生から1年が経つ頃，次子の妊娠が報告されます．父親は遺伝子検査の結果を聞きにあらためて病院を訪ねますが，医師からは「検査結果はまだ出ていない．次子も同じ疾患の可能性があるので，産科医には伝えておくように」と言われます．心理面接のなかでそのことが報告され，母親は「おなかの子が生まれて，Aと同じ病気だったら，子どもを抱えて飛び降りようと思う」と述べると，じっと黙りこみました．沈黙のなかで，母親がみずからの心の深みをのぞき込んでいらっしゃることを心理士は感じ，同じ深みに身を投じるような思いで沈黙をともにしていました．30分近く経過した後，母親は顔を上げ，心理士の目をまっすぐに見つめて，「おなかの子を抱えて死ぬことを，ずっと考えていたら，死ぬぐらいだったら，死んだつもりで，この子を抱えて生きていっても，いいのではないかと，ふと思えた」と話し，涙されました．

　—面接が進むなかで，もう一度反転するように，肯定的な思いが語られていきます．Aちゃんが生まれてから亡くなるまでの経過がくり返し語られるうちに，堂々めぐりに見えたものが，実は螺旋のように深まっていったのだと，知ることができます．

　その①では，面接のはじめにAちゃんのことを「自分たちを困らせる存在」「早く忘れて

144

3　臨床心理士の立場からできるグリーフケア

しまいたい存在」と語っていた母親が，「可愛い」と思えた瞬間を実感をもって想起します．

　その②では，亡くなっていく場面について，医療スタッフによるケアの温かさを思い出すとともに，Aちゃんを「わが子」として受け止めていた様子が語られます．

　その③の場面で，死を決意するような母親の言葉に，もし心理士が「死んだつもりで，子どもを抱えて生きていってもいいのではないか」と説得を試みたなら，決して受け入れられなかったことでしょう．30分の沈黙という凝縮された時間のなかで，母親は自分自身の内面と向き合い，Aちゃんと出会い直して，生と死をめぐる思索を深めていかれたのだと思います．

4）心理面接終章

　母親は「Aが生まれたのも事実，病気をもっていたのも事実，亡くなってしまったのも事実，と受け止められるようになった」と言い，父親も「一緒に来て，こうして聴いていることに意味があると思う」と述べました．

　次子は，健康に生まれました．母親は「生命そのもののような赤ちゃんを抱きながら，腕の中で亡くなっていったAが二重写しになって苦しい」と訴え，その後の心理面接は，死の悲しみと生の喜びの両方を受け容れていくプロセスを支える面接となりました．心理面接終了後は，穏やかな子育ての日々を過ごされながら，折に触れ「Aの話をしたいので」と来談されました．

　――Aちゃんと家族の事例では，外側から見えている状況と，両親によって内側から語られたことに大きな隔たりがありました．さらに，心理面接を通して両親が自分の内面を探索するうちに，両親自身も気づいていなかった心の動きが見つかっていきます．このように，人の心は一面的に割り切れるものではありません．矛盾に満ち，流動的で，揺らぎやすく，揺れながら，堂々めぐりをくり返し，深まっていくものでもあります．そんなプロセスに同行するのが，臨床心理士の仕事であると考えています．

●参考文献●

（1）橋本洋子：赤ちゃんの死とこころのケア．竹内正人，編：赤ちゃんの死を前にして―流産・死産・新生児死亡への関わり方とこころのケア．中央法規出版，pp14-36，2004．

（2）橋本洋子：NICUとこころのケア―家族のこころに寄り添って第2版．メディカ出版，2013．

（3）田村正徳：重篤な疾患を持つ新生児の医療をめぐる話し合いのガイドライン．2001〜2004年度厚生労働省成育医療研究委託事業報告書．埼玉医科大学，2004．

V 家族のグリーフケア

4 宗教家の立場からできる グリーフケア

淀川キリスト教病院チャプレン
藤井理恵

はじめに

　私が初めて NICU（neonatal intensive care unit）に足を踏み入れたのは，淀川キリスト教病院のチャプレンに着任して間もなくの頃，生後 17 日の赤ちゃんの看取りの場面でした．呼吸器から解放された赤ちゃんは暖かい母親の胸にしっかりと抱かれ，幼児洗礼を授かったのち，静かに息を引き取りました．讃美歌とチャプレンの祈りのなかで，母親と赤ちゃんのお別れが支えられたときでした[1]．

　「チャプレン」とは本来「施設付き牧師」のことを指すもので，病院付き牧師の働きの一つに患者，家族のスピリチュアルケアに携わることがあげられます．

　筆者は長年ホスピスを含む成人病棟で死にゆく方やそのご家族とかかわってきました．最近は NICU や子どもホスピスの子どもや母親たちとかかわる機会もあり，決して数多くの事例にかかわっている者ではありませんが，精一杯生きた子どもと母親とのかかわりを振り返りながら，宗教家の立場からグリーフケアについて整理してみたいと思います．ここではキリスト教を中心に記すことを了承いただきたいと思います．

1 グリーフケア

1）スピリチュアルペイン

　これまでの成人病棟でのかかわりのなかでは，病む人や死にゆく人からさまざまな問いを投げかけられてきました．これら自己の存在の根底を揺るがすような問いかけはスピリチュアルペインといえるもので，大きく 7 つの面で捉えることができます[2]．

　病む人は，なぜこんな病気になってしまったのか，なぜ苦しまなければならないのかと問い（①苦しみの意味への問い），病気を抱えて生きる意味を問い（②いのちや生きる意味への問い），これまで助けになってくれると思っていた価値観も崩され，本当に価値のあるものがこの世にあるのかを問いかけています（③価値への問い）．また，だれにも自分の本当の気持ちはわかってもらえない孤独のなかで（④孤独），みずからの限界に向き合い，それを超えるものを求めています（⑤限界）．また，思いがけない苦しみを背負うことになった自分とその

人生を振り返り，罪の意識にさいなまれ，自分のしてきたさまざまな事柄や生き方をだれかに赦されたいと願います．また，赦さなかった人のことを思い出して後悔の念に駆られています（⑥罪責感）．そして，やがて迎える死がどのような形でやってくるのか，死んだ後はどうなるのかなどの不安をもっています（⑦死や死後の不安）．

　ここ数年，NICU や子どもホスピスでのかかわりや看取りの場面に立ち会うたびに親のスピリチュアルペインについて改めて考えさせられています[3]．親にとって，いのちに代えても惜しくない最愛のわが子を失う苦しみは，自分の一部をもぎ取られるような痛みを伴う計り知れないものであることを思わされます．

　健康な身体で生んであげられなかった，なぜこんなことになってしまったのか，自分のどこがいけなかったのか，これからどうなっていくのかなど，どうすることもできない限界の前で，多くの親は子どもが背負う苦しみの意味を探しながら自分を責めています．そして子を亡くした親にとっては，子どもの生まれた意味，生きた意味，子どもがその死を通してまで自分に教えようとしてくれたものは何なのかを問い続ける旅が始まります．

2）スピリチュアルケア

　病気や障がいをもつ子どもの家族はさまざまに心揺さぶられながら過ごしています．その思いを否定することなく，心を注ぎ，耳を傾け，揺れながらもともに居続けることは寄り添うことにおいて大切なところです．その寄り添いのなかで，人は抱えている問いに向き合う勇気や力が与えられることでしょう．また，看取りの過程において発せられるスピリチュアルな問いへのケアは，家族のグリーフケアにつながるものと考えています．

【価値への問い】

　愛するわが子の病気や障がいを告げられたとき，多くの親は自分の価値観を問われます．これまでの自分の価値では受けとめきれない子どもにどう向き合えばよいのか悩みます．その傍らにあって，チャプレンは聖書の価値観をもって寄り添い，求めに応じて語ります．与えられたいのちは，たとえ人がどのように感じようと絶対的な価値ある存在としてそこに置かれています．その価値の根拠は人間の揺らぎやすく，また変わりやすい価値観にあるのではありません．それは人間を超えたところから，いわば宣言のように，人間の限界を貫いてやって来る神からの絶対的肯定によるのです．

　人の否定など通用しない世界——いのちそのものが慈しまれ，愛され，その存在が肯定されている世界があり，その世界のなかで子どもはあらゆる否定を押しやって無心に生きています．与えられたいのちそのものを生きるその姿から，母親も自分を生きることや人生を引き受けることに向き合わされていくように感じます．

　私はあるとき，ホスピス外来に通うターミナルの方から「先生（筆者）の背後には絶対に揺らがないものが感じられます．だから私は安心してこの不安を語れるのです」という言葉を聞きました．決して揺れずにいるわけではない私の背後に，絶対に揺らがないものを感じると言われたことを通して，チャプレン（病院牧師）としての役割を改めて確認させられた

ことでした.

　神様から宣言されている "存在の絶対的な肯定" をもってそばにあることが, チャプレンの大切な働きの一つと考えています.

【限界】

　当院では NICU のすぐそばにチャペルがあります. ときどきチャペルの中で赤ちゃんの母親の祈っている姿を見かけます. また NICU 入室の前後に必ずチャペルに立ち寄る母親もいらっしゃいます. チャペルで跪いて祈っているある母親は次のようにおっしゃいました.「私には何もすがるものがないんです. どうしようもないんです. だからこうしてチャペルでお祈りさせてもらっているんです」. そう言って, 人間を超えた何かにすがりたい思いを涙ながらに語られました. そしてこのあとチャプレンも一緒に祈りました.

　母親は子どもの病気の前で無力です. その意味において母親はいつも限界の前に立たされながら過ごしているといえるでしょう. 八方塞がりの状況のなかで, しかし人間を超えるものとつながることは一つの支えとなります. 苦しみのなかにある親にとっては, 家族や医療チームの支え（横からのサポート）と同時に, その限界を超えて人を支えるものとの繋がり（縦からのサポート）が必要です. チャプレンはいわばこの縦の関係を結ぶ役割を担う者です. チャプレン自身も無力な存在です. しかし無力な自身を神様に委ねつつ, この縦の関係を支えることを託された者といえるでしょう.

【罪責感】

　当院にホスピスを開設し, 2,500 人以上を看取ってきた柏木医師は,「医療の中での宗教者の役割」のなかで次のように述べています.

　「宗教者は患者や家族の罪意識に注目してほしい. どの患者も病気になったことの罪意識を大なり小なり必ずもっています.『病気になったのはあのためではないか』と考えており, "あのため" は個々によって違っています. 時には『病気になったのはあのためではないか？』という程度を超えて,『間違いなくこのためである』という確信にまで凝縮してしまう場合もあります. その罪意識に注目し, それが赦されるものであることを伝えてほしい. 赦されることを本当に伝えられるのは宗教者でしかないと思っています」[4]

　こどもホスピスで, 障がいのある子どもの看取りが近づいたとき, その母親から「障がいの子どもを持った母親は, みんな自分を責めています」という言葉を聞きました. 自分の何が悪かったのかをいつも問いかけているとのことでした. このように罪責感に苦しむ方には, その思いをしっかりお聴きしたうえで, たとえ何か罪の意識を感じていたとしてもそれはすべて赦されるものであることを牧師として伝えます.

　この母親が子どもにくり返し語りかけていた「ごめんね, ごめんね」の言葉はしだいに「ありがとう」の言葉に変わり, 看取りが近づくなかで「天使になる準備してるんだよね. ○○ちゃんと神様のタイミングで逝っていいよ」と語りかけている言葉は心に深く残っています.

4　宗教家の立場からできるグリーフケア

3) お別れ会

　病院では大切な子どもを亡くした家族のためご希望に応じて「お別れ会」（礼拝形式）をもっており，これは大切なグリーフケアの一つと考えています．

　お別れ会には赤ちゃんのご両親（または親族も）のほかにお世話をさせていただいたスタッフが参加します．讃美歌を歌い，聖書を読み，チャプレンによるメッセージが語られ，祈りがささげられます．そのあと担当医師と看護師からの挨拶，そして家族からもご挨拶をしていただきます．亡くした子どもへの思いを語られる家族や涙で言葉にならない家族などさまざまですが，それぞれの気持ちを表しながら最後のお別れをなさいます．生まれて間もない赤ちゃんの両親の多くは小さなひつぎ（あるいはボランティアの手作りの箱）の中に，赤ちゃんのために用意していたおもちゃやお菓子などを納められます．最後に参加者全員がお花を入れ，両親の手で蓋を閉じていただき，お見送りいたします．

　お別れ会では，聖書に基づいていくつかのことをお伝えしています．

- ・まず，いのちは神様から与えられた尊いものであること．
- ・たとえ短いいのちであったとしても，お子さんは与えられたいのちを生き抜いたのであり，その人生は決して中途半端なものではなかったこと．
- ・人間は，いのちの長さや，何かができたかどうか（Do）という価値観でいのちを測りますが，神様の目から見れば，いのちは存在する（Be）だけで尊いといえること．ですから子どもは短くても存在そのものを通して，いのちがけでメッセージを残してくれていること．たとえば，いのちの喜びや人を愛することや赦すことなどです．
- ・そしてその存在は決して失われることなく，神様の愛の懐にしっかりと抱かれていること．居る場所は確かに違うけれど，その関係は絶たれたのではなく繋がっており，これから新しい関係が結ばれていくこと．
- ・また，両親がこれまで赤ちゃんのいのちを精一杯支えて育んでこられたことのねぎらいの言葉．

などを含めてお伝えしています．

　これらのメッセージを，悲しみのなかにある両親に個人的に面と向かってお話しすることは，説得や押しつけと受け取られ，かえって受け入れがたいものとなるかもしれません．しかし，お別れ会のメッセージとして語ることは可能であり，後になってこのメッセージを支えにしていると話してくださる方もいらっしゃいます．

2　スタッフのグリーフケア

　親にとって，限界を超えるものに委ねることは，悲しみを抱えながら生きるうえで一つの支えになることを紹介しましたが，子どもにかかわるスタッフについても同じことがいえると思います．

　NICUでは週に1回，責任者（新生児集中ケア認定看護師）と臨床心理士とチャプレンの

Ⅴ

家族のグリーフケア

3名でスピリチュアルカンファレンスをもっています.

あるとき NICU 入院中の A ちゃんが突然亡くなりました. 朝までニコニコと笑顔で過ごしていた A ちゃんの急変に, スタッフは信じられない気持ちで蘇生処置を行いました. しかし A ちゃんは亡くなり, スタッフには自分たちを責める気持ちが残りました.「もう少し早く気づくことができたら助かっていたかもしれない」「蘇生処置のときの看護師としての判断やケアは十分だっただろうか」「A ちゃんに苦しい思いをさせてしまった…」. 上司や同僚に十分なことをしたといわれても, そうは思えない持っていき場のない気持ちがありました. お互いが同じ気持ちを抱えていることを理解していたスタッフは, だれにも自分の辛い気持ちを話すことができず, しかもその気持ちを抱えながらも忙しく日々の業務に携わらなければならない現実がありました.

いまの時点では, この気持ちを言葉にして語ることは難しいこと, しかし A ちゃんのことを心のなかで蓋をしたまま日常のケアに携わるのはよくないこと, また A ちゃんときちんとお別れできていないスタッフが多くいることなどを考え, 責任者（認定看護師）は臨床心理士と相談したうえで, A ちゃんのため, またスタッフのためにチャプレンに祈ってもらうことを提案しました. 以下は祈りの後のスタッフからの感想です.

・自然に涙が出て少し気持ちが楽になった. いまでも A ちゃんのことを話そうとすると喉が詰まる感覚があり苦しくなるが, A ちゃんのためにチャプレンに祈ってもらえて A ちゃんに伝えられなかったことが心のなかで伝えられたような気がした.

・蘇生の場面にいたので, A ちゃんが亡くなってしばらくはふと頭に浮かんで, もやもやした気分になっていた. お祈りを聞いて自然と涙が出てきて胸のもやもやが少し和らいだ.

・医療の現場では私たちにとって祈りは大切だと思った. 祈ってもらうことはスタッフのグリーフケアになると感じた.

おわりに

人は小さく弱い存在ですが, このことを通常の生活で実感することは多くはありません. しかし苦しみや悲しみのときには強く感じさせられ, 人はどうにもならない限界の前で, その意味や答えを探し求めます. その答えはだれかに説得されてみつけるものではありません. その人自身が見出してこそその人にとっての真実な答えとなるのです. ですからチャプレンは, 押しつけや説得をすることはありません. しかし神様（縦の関係）からの絶対的な肯定を背負って寄り添い, かかわり続けるとき, 人を包み込んで愛し, 赦し, 肯定する存在とのかかわりが, 人を深く慰め, 支え得ることをこれまで体験してきました. このことは宗教をもたないといわれている日本人のスピリチュアリティの構成概念に「生きていくうえでの規範（宗教と信仰を含む）」や「超越性」があげられていること, さらに「超越性」の下位概念に「絶対的存在との連帯感」「無償の愛」があげられていることによっても示されています[5].

宗教者の立場からのグリーフケアを考えるとき, それは単に教義を説くのではなく, 宗教

4 宗教家の立場からできるグリーフケア

における「いのちや人間観」「死生観」の視点に立ちながら祈りつつかかわることが，ケアの担い手として大切なあり方であることを感じさせられています．

●文　献●

1) 島田誠一，ほか：小児の脳死判定の試みと児への対応．日本小児科学会雑誌 96（6）：1432-1440，1992.
2) 藤井理恵，藤井美和：増補改訂版たましいのケア—病む人のかたわらに．いのちのことば社，pp21-26，2009.
3) 藤井理恵：親のスピリチュアルペイン．鍋谷まこと，藤井美和，柏木道子，編：輝くこどものいのち—こどものホスピス・癒しと希望．いのちのことば社，pp42-49，2015.
4) 柏木哲夫：医療の中での宗教者の責任．第 13 回 PCCAJ（日本パストラルケアカウンセリング協会）全国大会講演，1997.
5) 藤井美和，ほか：日本人のスピリチュアリティの表すもの：WHOQOL のスピリチュアリティ予備調査から．日本社会精神医学会雑誌 14（1）：3-17，2005.

VI 家族が望む看取りのケア

1 家族が望む看取りのケア

こども遺族の会小さないのち
坂下裕子

はじめに

現代は，幼い子どもを病気で亡くすことが非常にまれなため，身近な人は接し方がよくわからず，遺族は死別に続く二次的なストレスに直面しがちです．そういう時代を背景に，少数者が支え合おうと集ったのが，自助活動による遺族の会です．小児という幼い子どもの遺族ばかりの会で，子どもとともに過ごした時間がさらに限られるのが，NICU（neonatal intensive care unit）で看取った遺族です．

NICUで最期を迎えた子どもにとって，病院は，そこで暮らし，育ち，人と出会い，触れあい，生涯を全うしたところです．しかも，これらどのあたまにも「唯一」の文字がつきます．親にとっても，抱っこをし，お乳をあげ，親になっていったところです．だからNICUの遺族は，特有の言葉と特有の思いを紡ぎ出すのでしょうか．

NICUの遺族に対して遺族の会の体勢が十分ではないなか，院内で行われるようになったグリーフケアの取り組みがあります．そこに参加した方々から伺ったお話の内容に触れながら，NICUの遺族の特性，子どもの遺族のグリーフとそのケアのあり方，病院で行われるグリーフケアの価値について考えます．

1 自助活動による遺族の会

病気で子どもを亡くした遺族の会「小さないのち」を立ち上げて，17年が過ぎました．「小さないのち」は，病名を限らず小児科で子どもを亡くした遺族を対象に，遺族同士の語らいの場（以下わかちあい）の運営を活動の柱にしています．

多くの遺族と出会い，さまざまな話を聴いてきましたが，ほとんどの親の口から出る言葉があります．「なんでいないんだろーって毎日思う」「なんでうちの子なんだ？　ってやっぱり考えてしまう」．これらは，疑問形ですが，向ける先の見出せない嘆きのようなものです．その一方で，「なんであのとき」とか「なんでもっと」と，明確な不明点を示しながら回答を求めるように発せられる言葉があります．遺族の会では，「嘆き」を聴き続けることはできますし，それこそが本分だと考えるのですが，病院に置いてきた課題に対応することができま

せん．仮に，会のなかに医学的な応答のできる人がいたとしても，その遺族が抱えている本当の問いには対応できません．

遺族の会では，納得のいく医療を受けて十分な看取りを経た遺族と，そうではない遺族との，明暗を分けることがよくあります．後者の場合，親の要望が非現実的なものだったのだとしても，治療やケアにかかわる方たちともっと話し合って，もっと通じ合う関係が築けたらよかったのに，と残念に思うことがよくあります．

2　生前からのグリーフケア

グリーフを，「死別の悲しみ」と捉えている人が多いのですが，グリーフは，「喪失に伴うさまざまな反応」だと私は考えます．死別後に始まるものではなく，おそらく深刻な告知がなされたときから連なるように持続しているはずです．ただし重症を経験したとしても，回復を遂げた子どもと家族は，グリーフからも医療からも解き放たれ，いずれ幸せな時間にうずもれていきます．一方，子どもを亡くした家族は，時間がいったん病院の中で止まります．そのため，辛いことも，嬉しかったことも，長い間そのまま残ります．とりわけ NICU で子どもを看取った家族は，病院が子どもと過ごした経験のすべてです．

親が子どもの医療にもっとも望むことは何かと考えると，子どもにとって最善の治療が行われることと，子どもが大切にされることに尽きると私は感じています．このことが家族へのケアになり，死別後のグリーフケアにもなっていきます．そのためにも，子どもにどんなことが行われ，どう扱われているか，見たり聞いたりしながら「わかる」ことが大事です．親が，子どもに関するあらゆることのわかりやすい環境に置かれることは，グリーフケアに繋がっていくはずです．

さらに，家族に対しても思いやりが向けられるとき，家族は満たされますが，子どもが深刻な状況下では「私たちのことよりも子どものことだけを」とその時点では思う人が多いはずです．それでも私自身は，子どもの治療中に，家族に思いやりを向けてほしいと願っています．医療スタッフが家族に向けてくれた思いやりの行為というのは，子どもの死後にさらに染みわたるのを感じるからです．

3　医療者だからできるグリーフケア

また，グリーフは，「悲しみ」といった感情面の様相だけでなく，悲しんでないように見える人も含め，その反応は多岐にわたります．表1[1]は，子どものグリーフの特徴を示したものではありませんが，「小さないのち」の遺族たちに見せると，「ほとんどあった」「いくつもあった」ということから，参考にできると考えられます．加えるならば，「子どもはご飯も食べられないのに自分だけ美味しい物を食べるなど許されない」とか，「もう子どもは何も経験できないのに何かを楽しんだりしては申し訳ない」といった独特な解釈により，みずから苦しむような自罰的な行動を取ったりすることでしょう．

Ⅵ　家族が望む看取りのケア

表1●通常のグリーフの特徴

感情面	悲しみ，怒り，罪悪感，自責の念，無力感，孤立無援感，ショック，感情の麻痺，思慕，孤独感，不安，消耗感　など
身体感覚面	空っぽな感じ，胸の締めつけ，喉のつかえ，離人感，息苦しさ，体力の衰え，活力のなさ　など
認知面	死を信じられない，混乱，故人へのとらわれ故人がいるという感覚　など
行動面	睡眠障害，食欲の障害，うわの空の行動，社会的引きこもり，故人を探し求める，休みなく動き続ける，ゆかりの地を訪れ思い出の品を持ち歩く，泣く　など

〔文献1）より〕

　表1にあるようなさまざまな反応を，次々と，あるいは一気に抱え込むことになると，遺族は本当に大変です．けれども，生前の医療スタッフの行動のありようで，いくつかの点において変化をもたらすはずですし，子どもの治療にかかわる医療スタッフにしかできないグリーフケアがあると私は考えます．

　たとえば，家族が，十分な治療が受けられなかったと認識したことによる「怒り」や，家族の言葉に耳を傾けてもらえなかったと認識したことによる「怒り」などは，医療スタッフの対応のあり方で，後々もたずにすむことが考えられます．また，説明や話し合いが丁寧に行われ，どういう病気なのか，どのような効果や限界のある治療なのか，どのくらい生きられるのかなどについて理解が伴えば，臨終の際に心が壊れるような「ショック」や「感情の麻痺」から家族は随分守られるでしょう．親は，子どもが病気をもって生まれたこと自体に自責でいっぱいになりますが，その子に何もしてあげられなかったという「罪悪感」や「無力感」は，治療中の子どもとのかかわり度合いで違ってくると思われます．ただし，子どものそばに居られることも，触れたり抱いたり世話したりできることも，医療スタッフからの許可やサポートの下で初めて実現できることです．そして，解決のつかない窮地に追い込まれるとき，家族は何からも見放されたような心境に陥るかもしれませんが，「孤立無援感」から救うのも医療スタッフの存在でしょう．

　こうした家族とのかかわりのあり方がグリーフケアになっていることは，本人が，経験してきたことの全容を振り返ったときに大きくうなずけるはずです．

4　グリーフカード

　とりわけ，わずかな治療期間で死別を迎える場合，家族への対応が十分にできないことから，退院後に家族が再び病院を訪ねることが望まれます．遺族の会「小さないのち」のアンケート結果では，「看取った病院と連絡を取りやすくする方法があれば」と考える遺族は，解答のあった78人中73人（94％）でした[2]．そこで回答者の意見をもとに，退院の際に手渡していただく「グリーフカード」（**p132 図1**）を考案しました[3]．

　グリーフカードは，患者の死後にも説明の機会を設ける用意があることを知らせるだけで

なく，当たり前にできていたことが難しく感じられるようになることや，家族間でも悲しみの表現が違うことなど，遺族が直面しうるさまざまなグリーフに関する情報が盛り込まれています．実際に受け取った人からは，「いったい自分がどうなってしまうのかと思うくらいだったときに，これを見て安心できた」という感想が聞かれました．

グリーフカードは，著作権フリーで，病院の機能にあわせて自由に改変することができます．退院の際に，思いやりの言葉を添えて手渡していただけたらと思います．母子手帳に挟んで保管してもらえるように，見本はA6サイズにしています．子どもを亡くした母親にとって，母子手帳は大事な遺品のひとつだからです．

5 病院でのわかちあい

子どもの入院中だけでなく死別後も，こうした多くの配慮に恵まれたとしても，家族が激しいグリーフに襲われることは，幾度となくあります．それは，子どもを亡くすということが圧倒的な体験だからです．しかも医学の進歩が目覚ましく，助かる命が増え続けているなか，わが子だけが生きることがかなわなかった現実を，親はなかなか受け止めきれません．そのため私は，遺族の会の運営を長年してきましたが，「小さないのち」のような自助活動は，さまざまな試練に直面します．その1つが，家庭生活を経た子どもの遺族と病院の中だけで過ごした子どもの遺族が，一同にわかちあうことの難しさです．

ほんとうに短い生涯であっても，家庭で過ごした子どもの親は，経験の種類が豊富です．家の中にはその子が触れたり使ったりした物もたくさんあり，遺された写真も多種多様です．きょうだいが，亡くなった子と過ごした時間や，きょうだいの悲しみについての話題もよく出ます．ですから，「病気で子どもを亡くした」という共通体験を拠り所とする遺族間で，どうすることもできない制約に直面するとき，とてもやるせない思いがします．

そんななか，NICU主催の「わかちあい」が，年に2回，院内で実施されるようになりました．当初は私が進行役を務めましたが，早期に医療スタッフにバトンタッチしました．参加者が望むことと考えたからです．ここには，前述のわかちあうことの難しさはありません．広い共通項を持ちあわせています．長さの違いはあっても，どなたの子どももこの病院で過ごし，この病院で生涯を閉じています．持ち寄られる写真も，すべてNICUの中のものです．

病院によっては，対象者のスクリーニングを行ったうえで案内を郵送することとし，病院に対して陰性感情をもっている人を除外していますが[3]，私が協力参加しているNICUでは，病院や医療スタッフにそのような感情をもつ人は，これまで出席していない状況です．「亡くしているにもかかわらず，ここをいい病院だと思える病院は，ほんとうにいい病院なんです」とインタビューで話された母親の言葉は，状況を物語っていると思います．

6 参加者の声

NICU主催のこの「わかちあい」に参加した方々に，インタビューさせていただきました．

伺った内容は，おもに子どもとの死別に関することと，病院で行われている「わかちあい」に関することで，本人の許可を得て表2にまとめました．協力してくださった5家族6人の方々は，生後30日の子どもを5か月前に亡くした母親と，生後7か月の子どもを9か月前に亡くした母親と，生後4か月の子どもを3年前に亡くした母親と，生後13日の子どもを6年前に亡くした母親と，生後23日の子どもを6年前に亡くした夫妻です．

　語られたお話には，子どもを亡くした遺族に共通する内容と，そうではない内容がありました．「わが子への変わらぬ愛情」「ずっと忘れたくない思い」「病院でしてもらったこと・させてもらえたこと」「心のケアの必要性」「共通体験に支えられる」という点は，何歳の子どもを亡くした遺族からも同様に聞かれます．一方で，NICUが「子どもが生きた特別な病院」で，NICUの医療スタッフが「子どもが出会った特別な人」として捉えられている点は，NICUの遺族特有だと感じました．「子どもが生きた場所だからつらいところにしたくない」といった場所への愛着や，「担当の看護師さんは第2の母」という特定の人への格別の思いなどが込められていました．

　また，病院で行う「わかちあい」では，参加動機が，同じように子どもを亡くした遺族と出会うことだけでなく，ほとんどの人に「もう一つの理由」があります．インタビューでも，「看護師さんの顔だけでも見たかった」「お礼が言いたかった」「子どもが生まれた報告がしたかった」「スタッフの思い出が聞きたかった」「もうここにいないことを知るためだった」という話がありました．病院でなければかなえられないグリーフケアや，医療スタッフにしかできないグリーフケアについては，自助活動による遺族の会にとっては限界を越えた課題です．

　会場が病院内であるために，つらくて行けない遺族も存在しますが，「また病院を訪ねる機会になるので，どこかの会館よりも病院がいい」と話されたご遺族がいました．「病院だから子どもを親に預けて出かけやすい」という声もありました．遺族の会「小さないのち」は，病院に足が向かない遺族の受け皿であり続けたい思いをもっていますが，一度は子どもを看取った病院を再訪されることを望んでおり，再訪しやすい環境が整うことを願っています．とりわけNICUの遺族は，本人の意思にもよりますが，医療スタッフによるグリーフケアの機会を得ることが，グリーフの過程を和らげてくれるように感じます．なお院内で遺族の「わかちあい」を行うことは，遺族のためだけでなく，医療スタッフへのケアにもなっていると，この病院のスタッフは報告しています[4]．

おわりに

　子どもの遺族にとってのグリーフケアは，子どもの生前の医療の質にかかってくると私は考えています．けれども，「赤ちゃんが亡くなっていくときのケアが，どんなに適切に行われたとしても，圧倒的な悲しみは襲ってくる．どんなに納得して治療を選択しても，『これでよかったのだろうか』と激しい揺れがやってくる」[5]とは，そのとおりだと感じます．そんなとき，その遺族の思いをそのまま受け止めてくれる人が，病院にもいてくれたら，と思います．

1　家族が望む看取りのケア

表2 ●NICU主催のわかちあいに参加した遺族へのインタビューから

子どもの遺族全体に共通する心情など	
変わらぬ愛情	・いまも一日の大半は一緒に過ごした時間を思い出す・〇〇日しか生きられなかったからこそ忘れない・子どものことはつらいことも全部含めて何にも替えがたい・亡くなったときのことを思い出すと苦しくなるが，むしろつらいことを逃げずにしたい・話すと泣けてくるが，それが子どもの存在を受け止めている・亡くなったことを隠さずに大切にしている・つらくて苦しかったことも子どもが生きたことの証・後で生まれた子にも兄の存在を知ってほしい　など
忘れたくない思い	・亡くなったことを忘れることは生まれたことも生きたことも消してしまうこと・記憶が薄れないようにときおり思い出の品を眺めて修復作業をしている・思い出すとフラッシュバックするように苦しいがぜったいに忘れたくない・話そうと思えば生きた日数分全部話せる・下の子が生まれたら記憶が薄れるかと思ったがぜんぜん薄れていない・話をするぶん思い出せるから嬉しい　など
病院でできたこと・してもらったこと	・ぜったいに一日一回は先生に会えることが心強かった・病気だけでなく子どものことを本当によく考えてくれた・おむつを換えるのにも「換えるよー」「冷たいけどごめんねー」と子どもに声をかけてくれた・子どもが泣いていたら手を握って話しかけてくれていた・子どものことを可愛がってくれている気持ちが伝わってきた・長時間抱っこできるようにアイスノンも固定できる抱っこベルトを手づくりしてくれた・病院は遠かったがNICUでいろんなことをさせてもらえるのが楽しみだった・ほかの子と同じように行事に参加させてくれた・抱っこするのは大変だったのに長い時間させてもらった・「おかあさんのせいじゃない」と何度も言ってもらって面会に行けるようになった・クリスマスもお正月も初節句もできた．毎月誕生日をしてくれた・心がしんどいときは臨床心理士にすぐ会えるように連絡してくれた・臨床心理士にたくさんの時間を割いてもらった・こちらから尋ねなくても気づいたことはいつも話してくれた・亡くなったあとも「またいつでも来てください」と言ってくれたので行くことができた　など
心のケアの必要性	・まさか自分が子どもを亡くすなど思いもしなかったので心のケアは必要だった・おなかにいるときからずっと辛い告知に耐えてきた・自分がもし違うことをしていたら子どもは生きられたんじゃないかと思う・どんなケアを受けてどう過ごしたかで以後がぜんぜん違ってくると思う・看護師が子どもを抱き「いっぱい抱っこしていっぱい泣いてね」と言われたとき，はっと我に返りわーっと泣いた・次の子もちょっとしたことで死んでしまうのではないかとびくびくしていた　など
共通体験に支えられる	・1人でいたら自分だけがこんなに苦しいんじゃないかと思う・みんな頑張ってるんだと知るだけで力になる・同じ経験をした人からの情報は必要・同じように子どもを亡くした者にしかわからないことがある・友人には軽く話したくないことがある・「いっしょだね」「私もそうだった」という会話ができる・同じ悩みをもつ相手との会話によって自分の気持ちに気づかされる　など
NICUの遺族特有の心情など	
子どもが生きた「特別な病院」	・つらい思い出もあるが子どもが生きた場所だから，そこをつらい場所にしたくなかった・亡くなった病院というよりも，生まれた病院・NICUで過ごした時間がすべてなので，特別なところ・親の知らない子どもの時間を言ってくれる言葉に，この子はここで生きてここで人と触れ合ってきたのだという思いを強くした・病院の方は忙しいので訪ねていくのは難しくても，周りをうろうろするだけでもいい・電車の中から見るだけでも，車で病院の前を通るだけでもいい・そこで生きて，亡くなって，一歩も外へ出ていないから懐かしい　など

VI

家族が望む看取りのケア

157

Ⅵ　家族が望む看取りのケア

表2 ●NICU 主催のわかちあいに参加した遺族へのインタビューから（つづき）

NICU の遺族特有の心情など	
子どもが出会った「特別な人たち」	・子どものことを知ってくれている人は病院にしかいないから，知ってくれているだけで特別な人・かわいそうな子にしたくなかったので，先生や看護師さんに愛情をいっぱい注いでもらえてよかった・親は限られた時間しかいてあげられないぶん，看護師さんたちが愛情を与えてくれて救われた・先生や看護師さんは親の知らないことも知っている人・子どものことを知っている人の言葉は，友人や親せきの言葉とはぜんぜん違う・子どもの思い出が他人の中にもあることに気づいた看護師さんと話すと子どものことを思い出すこともできる・看護師さんは第二の母・担当看護師さんは一番尊敬できる人・息子は担当看護師さんを選んで生まれてきたと思えた・病気を見つけて転院を強く勧めてくれた医師に誰より感謝している．だから生まれて〇〇日間生きることができた　など
わかちあいに関する感想や意見	
・行ったあと，写真を見ることも名前さえ口にすることができなかった主人が子どもの話をするようになった・顔だけでも見たくて，担当だった看護師さんが異動された科にも立ち寄ることができた・「〇〇ちゃんのお母さん」と言ってもらえる場所は少ないから次も行きたい・つらいのも苦しいのも含めて病院の空気全部が愛しかった・ぜひ続けてほしい．きっとここに来る人は，この先に何か見つかるかもという望みを持って来ると思う・また病院を訪れる機会ができるので，どこかの会館よりも病院でするのがいい・参加は，「やっぱりもうここにはいないんだ」とちゃんと自分に言いきかせるためでもあった・親同士の話だけでなくスタッフの思い出話も聞かせてほしい・遺族会を「傷のなめあい」と言う人がいるが，病院の会なら周りから前向きな会に行くと思われ，子どもを預けて行きやすい　など	

　さまざまなグリーフの特徴（**表1**）に触れた際，「悲しみ」の軽減は求めませんでした．

　子どもを亡くした遺族の悲しみは，消えることがありませんし，軽減をめざすものでもないと考えるからです．ただ，抱えきれない悲しみに，押しつぶされそうになっているときには，「圧倒的な感情を表現し，それをともかく受け止めてもらえると，圧倒的だった感情は，少しだけ自分の手の中に持ちやすくなる」[5]といわれます．自分の手に持てるようになったとき，遺族は，悲しみはいとしさに比例していることに気づくはずです．悲しみを，子どもへの愛の証として抱きしめて歩み出てゆく姿を，いつも遺族の傍らで見つめています．

●文　献●

1) J・W・ウォーデン，著，山本　力，監訳：悲嘆カウンセリング－臨床実践ハンドブック．誠信書房，pp16-32，2011.
2) 坂下裕子：インフルエンザ脳症におけるグリーフケアの必要性．日本小児科学会誌 110：1644-1647，2006.
3) 広瀬寛子：悲嘆とグリーフケア．医学書院，pp79-96，2011.
4) 寺田明佳，ほか：医療者によるグリーフケア―NICU における実例から．日周産期新生児会誌 45：1251-1253，2009.
5) 橋本洋子：NICU とこころのケア―家族のこころによりそって．メディカ出版，pp96-97，2000.

VI 家族が望む看取りのケア

2 看取りケアの基本スキル

株式会社ケイツーマネジメント　ケア・コーディネーター/看護師
諏訪免典子

新生児，小児が病気や災害などで命を失うことがあります．子どもを失った親の悲しみは癒えることはないでしょう．逆縁という用語があります．仏の教えを素直に信じない（縁に背く）こと，あるいはそのような救い難い人のことです．年長者が年少者の供養をすることを逆縁といいますが，これが転用されて，親より先に死ぬことを逆縁というようになりました．夭折に際して家族が望む看取りのケアの基本スキルはどうあるべきかを論じたいと思います．

1　看取りケアの基本スキル

親を看病し，介護し，死を看取ってきた者の多くは子ですが，親が子を看病し，死を看取ることもあります．看取るという行為は，人間が到達した人間としてのもっとも人間らしい行為の一つですし，それゆえに看取りケアの基本スキルの根底をなすものは人間が人間に施す人間の英知そのものです．

1) 基本スキルの本質

看病のことを見取りといい，看取りとも書きます．見取りの本義は，みとること，見て知ることです．見取ることとは，見て知ることであり，見て習い覚えることです．人が死に至る過程を受け止め，最期を迎える人間にどのようなケアが望まれているのかを知ることが見取りつまりは看取りの本義です．看取りケアの基本スキルは看取りの本義を逸脱するものであっては困ります．

2) 基本スキルを構成するもの

看取りケアの基本スキルは，単なる処置や手当ではありません．スキルつまり能力には潜在能力と顕在能力があります．潜在能力とは，人間の内面にある知識，技術および態度（意欲）です．顕在能力は外面にはっきり表れた行動です．

看取りケアにはそれぞれ次のように対応することができます．

・知識とは，わかること，看取りケアにかかわる理論や知見を知っていて，看取りケアとは何かがわかることです．

・技術とは，できること，医療や看護に関する安全で最新の科学を実地に応用して，看取りケアをたくみに行う技です．

VI　家族が望む看取りのケア

・態度とは，役立ちたいと思う気持ち，看取りの情況に対応する感情や意志であり，看取りに対する心の構や考え方です．
・行動とは，できたこと，看取りケアを行うことですが，観察可能な存在としての行為です．

3）基本スキルの中核をなすもの

看取りケアの基本スキルの中核を構成するものは，看取りのためにもっとも適切な行為をしようとする態度です．知識を保有していても技術を修得していても態度つまり行為として発現する意欲なくして看取りに対する能動的意志活動にはなりません．

人間としてもっとも尊い行為の一つにかかわっているという認識なくして家族から委ねられた家族が望む看取りケアの実践はありません．人間の死に至る過程を受け止めて，人間が死に逝くケアを家族ともども実践するための態度こそ基本スキルの基盤をなすものです．

4）死を受容する

死は必然です．生まれたときが死への始まりです．死に向き合い，死に逝く人を懇ろにケアすることが看取りケアです．看取りは生と死の狭間ですが，賢人は死をどのように受け止めているのでしょうか．「人間は死を怖れる．それは生を愛するからである」，ドストエフスキーです．「死は人生の終末ではない．生涯の完成である」，ルターです．

人が死と向き合っている最期に至るステージを看取るためのケアはどうあるべきでしょうか．看取りケアは，たった一度の人生の終焉にかかわるたった1回のケアです．それゆえに，人として誠心で真摯なケアでなければなりません．人生は，「終わりよければすべてよし」（シェークスピア）なのでしょうか．そうだとしたら，ケアを通じて人生の終焉を意義あるものにすることが看取りケアです．

5）IF I WERE YOU

子どもが親より先に亡くなってしまうほど親にとって悲しい出来事はありません．逆縁には，病気で亡くなる，災害や事故で亡くなる，天災でなくなる，そしてみずからの命を絶ってしまう場合などがあります．

「とんぼつり今日はどこまで行ったやら」

これは，加賀千代女の作とされる句です．無邪気に遊ぶ子どもを描写したほほえましい句と思いがちですが，そうではなさそうです．千代女には1人の幼い子どもがいました．その子が亡くなりました．わが子のことは忘れがたいものです．夏の夕暮れ，門口に佇み，夕焼けに染まる野を見つめながら，わが子の姿を心の目で追い続けます．帰ってくるはずのないわが子．あの子は，どこにいるのだろうか．天の野原を駆けているだろうか．

親の看取りを受けないまま死に至った子どももいますし，親が看取りをしようにもできないまま子どもが死ぬ場合もあります．看取りの時間があるとしても思うとおりのケアができないこともあります．さながら親のように看取りをするケアの専門職も必要です．それゆえに IF I WERE YOU，もし私がこの子の親だったらという意識変容なくして看取りケアの担当ではありません．さりながら，親とともに慟哭してばかりでは看取りケアではありません．

160

2　看取りケアの根拠

　ケアのスキルは観察可能なものでなければなりませんし，根拠が明示できるものでなければなりません．すべてのケアには拠りどころが必要です．根拠のないケアはケアではありません．

1）ケアと根拠

　看取りケアには医療的見地が求められるものの看取りケアは医療行為そのものではありません．医療行為ではないからといって根拠が乏しくてもよいというものではありません．いや，むしろ，人生の終焉であるがゆえにいささかも悔いが残るケアをしてはいけませんし，根拠に裏打ちされたケアでなければなりません．

　看取りケアには医学あるいは薬学的なアプローチである病気あるいは症状を対象にすることもあるものの全人的な視野に立ってケアを実践する場面が多いという事実を受け止めなければなりません．

2）看取りケアと根拠

　看取りケアに求められる根拠は少なくとも6つあります．科学的あるいは理論的根拠，法的根拠，組織的根拠，全人的根拠，倫理的根拠および慣習的根拠です．

(1)　科学的あるいは理論的根拠

　最新で安全なケアを実践するためには科学的あるいは理論的根拠が不可欠です．看取りケアには医療行為や医学的所見が求められますし，ケアに関する適切な技（手技，看護行為）および理論（看護理論など）に裏打ちされたものでなければならないのです．

(2)　法的根拠

　ケアを法的視点からみると看護的領域と介護的領域があります．看護的領域は，療養上の世話であり，介護的領域は日常生活の支援です．

　看取りケアは，人の死にかかわるものですし，死の判定を下せる専門職は医師をおいてほかにいません．死に至る過程で人間の名誉を傷つけてはいけません．あるいは，死者の権利は保全されなければなりません．死後の相続権など財産保全も疎かにはできません．医師法や医療法さらには民法などに準拠した法的根拠が欠かせません．

(3)　組織的根拠

　看取り期のすべてを1人の専門職がケアすることは困難です．多くの場合，複数の専門職がチームを編成して看取りケアを担当します．専門職個々の思いつきで看取りケアがなされてはなりません．専門職個々のバラツキをなくすために看取りに関する規範や基準などチームとしての組織的根拠が求められます．

(4)　全人的根拠

　看取りケアは死に逝く人の基本的人権を侵害してはいけませんし，家族，とりわけ親の権利も尊重しなければなりません．延命治療を受ける権利がある一方で延命治療を拒否する権利もあります．人はだれでも生きる権利がありますから看取りケアにおいても生き抜くため

のケアが求められています．つまりは，看取りケアには全人的根拠が不可欠です．

(5) 倫理的根拠

看取りケアは倫理に悖るケアであってはなりません．倫とは人としての道です．人の道を踏みはずすケアでは看取りケアとはいいません．倫理的根拠が伴わない看取りケアを実践してはならないのです．

(6) 慣習的根拠

死は，地域におけるスピリチュアルな事柄や風習にもかかわってきます．その地域における習わしを否定することは戒めなければなりません．習慣や伝承を蔑ろにするなど慣習的根拠を否定した看取りケアであってはならないのです．

こうした 6 つの根拠は，悔いのない看取りケアとして実践するための根底をなすものですし，いや，必然ではないでしょうか．

3　看取りケアの質

看取りケアは，人が人に人として提供するケアの最終的な局面です．看取りケアは，ケアを連続したつながりと見立てて，生命の死に向き合うケアです．人間に対するケアとして実践しなければならない最終的な局面にかかわるものですからケアの質をいささかも損なうことがあってはなりません．

専門職としての役割認識，適切行動，カンファレンスによる相互の理解および人格あるいは人間性の尊重，看取りケアにかかわるスキル，こうしたことを要素として看取りケアの質が維持されなければなりません．

1) 看取りケアの理論的背景

ケアの理論「看護の基本となるもの」を著わしたアメリカの看護師ヴァージニア・A・ヘンダーソン（Virginia Avenel Henderson）の主張があります．

「病気あるいは健康な人をケアするにあたって，看護師の独自の機能とは，健康状態に対する反応を査定し，必要な力，意志あるいは知識をもっていれば手助けされなくても行えるであろう健康あるいは回復に資するこれらの行為の遂行を援助すること，そしてできるだけ早期に部分的あるいは全面的な自立を得るような形で援助を行うことである．」

この主張は，看取りケアの専門職にとって道標ではないでしょうか．

(1) ヒューマン・ケアリング

慰める，元気づける，思い遣る，気遣うなどは欠かすことができないケアのマインドですが，看取りケアにおけるマインドには寄り添う（being with）ことが重要ではないでしょうか．

ヒューマン・ケアリング理論で名高いジーンワトソン（Jean Watson, 1985）は，看護学の主要概念として，看護—ケアリングの哲学と科学の視点からヒューマン・ケアリングを提唱しました．

看取りケアにはヒューマン・ケアリングの視点は欠かせません．また，看取りケアにとっ

て，チンとクレイマーによる看護理論の構築の試みをまとめた書には参考とすべき主要な知見が2つあります．1つは，研究と実践を通じて経験知をくり返し検証することが重要です．もう1つは，倫理知，個人知および審美知の構築です．

(2) 倫理面からみたケアの質

倫理的知識は，道徳，価値，信仰そして道徳上の推論を考慮することで発展してきました．ケアにおける倫理は，ケア実践を導き，さまざまな状況において何をすべきかを示唆し，ケアの責務を明確にします．

(3) ケアにおけるスキル

ケアのスキルを実践するにあたって，ケアとキュアの相互作用を明らかにする必要があります．ケア職が果たさなければならないケア実践に関する役割を具体化する必要があります．ケアのスキルは，情熱，献身，そして真摯で誠実なケア行為によって表現されなければなりません．

2) 家族の望み，意向を受容したケア実践

本人自身の意思決定を尊重しつつも，家族への配慮を欠かせません．このことは，看取りケアを実践するための専門職としての覚悟でなければなりません．

(1) 看取りケアに対する葛藤および心の揺らぎ

現代の医療においては，終末期医療に関する基準が未整備ですし，また，看取りケアについても明らかなガイドラインはありません．たとえば，延命のための医療行為を開始しないこと（治療の不開始），行っている延命のための医療行為を中止すること（治療の中止）に関して法の整備あるいは学会の定めは未来に持ち越されています．判断基準が明らかではないことによって医療行為の中止に関する判断や意思が患者と家族とで相違することにもなります．葛藤および心の揺らぎの対応などに課題が生じます．本人のみならず家族の意向を受容しつつ，葛藤や心の揺らぎとも向き合って看取りケアを実践することになります．このことは看取りケアの質を低下させないことにもつながります．

(2) 本人の事前の意思表示（リビングウィル）

看取りケアは人間が人間にしなければならない人間の最期にかかわる責務です．それゆえに，専門職の独りよがりなケアであってはなりません．専門職が連携し，看取りケアのスキル向上を図り，本人あるいは家族の望む事前の意思表示（リビングウィル）を尊重する看取りケアが求められます．

4　看取ケアの段階的対応

看取りの段階において人にはどのような精神的あるいは身体的な変化が起こり，それぞれの状態にどのような対応をするのでしょうか．本人あるいは家族等が望む看取りケアを実践するためには看取りケアの適否を判断する材料となり得る情報を提供しなければなりません．

1）看取りケアとインフォームド・コンセント

　医師は，治療法や薬の内容について，患者に十分な説明を施し，患者の同意を得て，それを実行するという医師と患者の関係性における考え方がインフォームド・コンセントです．医師が患者に対して，治療を開始する前にこれから始める治療内容について「治療が必要な理由」「治療に要する期間」「治療による効果」「治療にかかる費用」等を説明して，患者から同意を得ます．

　しかし，医療行為にのみインフォームド・コンセントが必要ということではありません．インフォームド・コンセントは，「十分な説明を受けたうえでの同意」ですし，契約行為すべてに求められている考え方です．

　看取りケアは医学的モデルに対応したケアではありません．しかしながら，インフォームド・コンセントが不要ということにはなりません．看取りケアは人としてたった一度のケアであり，人間の心理学的要因や環境的要因を配慮したケアです．インフォームド・コンセントあってこその看取りケアを実践です．

　看取りケアのインフォームド・コンセントは少なくとも以下の3つを含みます．

(1) cure（癒し）のケア

　看取りケアは，死に逝く人に対する礼代です．礼代（いやしろ）とは，敬意を表すしるしとして提供することです．cure とは病気を癒し，心の悩みを解消することです．看取りケアの専門職としてもっとも留意することは，cure（癒し）の具体的な内容を対象者あるいは家族に説明し同意を得ることです．

(2) soul（霊魂）のケア

　看取りケアは霊魂と切り離すことはできません．"I pray that his (her) soul may rest in peace"，魂が安らかに眠るようにと祈る気持なくしては，看取りケアではありません．soul（霊魂）のケアに思いを馳せるだけではなく，どのように行為や行動にするのか，看取りケアの専門職の課題です．

(3) 苦痛緩和ケア

　苦痛とは精神や肉体が感じる苦しみや痛みです．看取りケアでは苦痛をすべて取り去ることはできません．しかし，「苦痛して，遂に死に侍り」では看取りケアではありません．苦痛を訴えている本人の苦痛をやわらげることができないものでしょうか，看取りケアの専門職にとって切なる願いの一つではないでしょうか．

　厳しい状態が和らぐことあるいは緩めて和らげることが緩和です．緩和ケアとは，治癒を目的とした治療が有効でなくなった患者とその家族に対して行う医療です．苦痛緩和ケアは，痛みなどを軽減し，心理面，社会面，精神面の支援により本人および家族の QOL（quality of life）の維持を図ることをいいます．QOL とは，人生の質（クオリティ・オブ・ライフ）です．看取りケアの専門職は本人に対する技術側面（看護職の場合は看護行為）のみならず家族の QOL の維持を図るという側面にも注力しなければならないのです．

2) 「看取り」の実施までの基本的な手順

　家族が望む看取りケアを実践するために看取りの体制を確立する必要があります．看取りに関する方針を立て，看取りのチームを編成します．看取りの意義や目的を明確にしたうえで看取りケアの実践に必要な環境整備を行い，看取りケアの実践をするための体制づくりをします．

　①看取りに対する方針を明確にします．

　②方針に沿った具体的な看取りケアの内容を検討します．

　③看取りケアの実施に必要な環境整備を行います．

　④看取りケアに関する必要情報を他の専門職さらには家族に伝達し，共有化を図ります．

3) 本人意思の確認

　本人および家族等の意思を事前確認します．対象者の意思表明が困難な場合は，親権を有する親の意思を尊重することになります．

（1）カンファレンス

　状況の変化等に応じて，対象者や家族とともにカンファレンスを実施し，看取りケアの実施につき，事前説明をして十分に理解を得ておきます．

（2）看取りケアを実施するための最終判断

　看取りケアを実施するための判断方法とタイミングは，医学的回復が見込めないと総合的に医師が判断した場合です．

（3）看取りケアの実施についての家族等への説明

　家族に看取りケアの状況を説明します．たとえば，医学的回復が見込めなくなったことにより，その後想定される状況と対応についての説明を行います．看取りケアの方針と対応についてインフォームド・コンセントを行います．

5　ラストステージのケア

　年齢にかかわりなく新生児・小児にあっても看取り期は人生のラストステージです．

1) 基本スキルと看取りケアの実践

　看取りケアの専門職の役割は，苦痛を軽減するだけではありません．緩和医療など医療的処置のみならずQOLを対象にした役割もあります．本人のQOLに主眼を置いて精神的側面を重視する総合的な看取りケアの実践が求められています．

　看取りケアにはQOLに加えてROL（respect of life）を実践する必要があります．ROLとは，人生に深く敬意をあらわすことです．ROLを，「respect of live」と捉えて，生きることそのものに敬意を表します．形だけのhave respect for（尊敬する）ではなく，honorable（尊敬すべき）な人間として向き合い，さながら生活をともにしている家族のように看取りケアを実践します．

2) 本人のみならず家族の意向を受容したケア実践

　本人の意思決定を尊重しつつも家族への配慮を欠かすことができません．家族の切なる想

いを受容したケア実践が必要です．専門職が家族とも連携し，チームとしてコミュニケーションの向上を図り，本人の事前の意思表示（リビングウィル）を尊重する看取りケアが求められています．

3）看取りケアの専門職は，アドボケーター（代弁者）

終末期を迎えた本人がたどる心理的過程には，否認，怒り，取引，抑うつ，受容の5段階があるという主張があります．この過程は類型化できませんし，時系列でもありませんが，心理的過程においても本人や家族と向き合い寄り添うことも看取りケアの専門職の責務です．

看取りケアの専門職は本人だけのアドボケーター（代弁者）ではありません．家族の代弁者でもあります．死後に家族が後悔の念を抱くことなく，本人の死を受け止めていくことができるよう，家族を支援します．家族は，悲しみ（グリーフ）や喪失感を感じ，身体的症状や心理的症状が出現することが多いものです．グリーフケアを提供することも，看取りケアの専門職の重要な役割です．こうした意味合いからみて看取りのカンファレンスの果たす意義は大きいものがあります．特に，死後に行う偲びのカンファレンスは，看取りケアの専門職が死者の代弁者となる機会ですし，看取りケアに関する経験値を知見にする価値ある場でもあります．

4）看取りケアの基準づくり

看取りケアにかかわってきた経験から看取りケアの基本スキルについて，標準としての基準づくりが必須であることを痛感しています．基準が必要な理由は，看取りケアにはケア理論や知見が十分ではないからです．

看取りケアをターミナルケアと位置づけることも終末期ケアとしてカテゴライズすることもありますが，看取りケアの質の良し悪しを考えるための拠り所としての基準が必要です．新生児・小児医療にかかわる看取りケアの基本スキルを成す規範や規準としてのcanon（教理や標準）は今後のさらなる研究そして実践が待たれます．

新生児・小児の死は逆縁ですし，夭折ですから哀感や悲哀感が勝ります．看取りケアの基本スキルには，夭折であるからこそ，誕生以来懸命に生きたことを弔い，死に至る時間を誠実にケアするため看取りケアの作法ともいうべき規準としてcanonが欠かせません．新生児・小児医療にかかわる看取りケアの基本スキルには1つのcriterion（基準および尺度）では不十分です．判断，比較のための基準であるstandard，特にmoral standards（道徳的基準）が求められています．

●参考文献●

(1) 葛田一雄：看護部長の仕事—看護管理者の仕事・実践マネジメント！．ぱる出版，2007．
(2) 葛田一雄：ナースのOJT．ぱる出版，2010．
(3) 諏訪免典子：看取りケアの基本スキルがよくわかる本．ぱる出版，2012．
(4) 葛田一雄，諏訪免典子：ナースのためのOJT その理論と実践．経営書院，2014．
(5) 筒井真優美，編：看護理論家の業績と理論評価．医学書院，2015．

VI 家族が望む看取りのケア

3 子どものアドバンス・ケア・プランニング

山梨県立大学看護学部小児看護学
井上みゆき

はじめに

　緩和ケアは，生命維持治療をする，しないにかかわらず，子どもの身体，精神に対する積極的な総合的なケアで，家族に対する支援も含みます．それは生命予後が不確定な診断がついたときに始まり，子どもへの苦痛を緩和する快適なケア，家族の価値観を尊重する意思決定，死別したときの悲嘆ケアの一連です[1]．このなかでも生命維持治療をめぐる意思決定は，家族にとっても医療者にとっても難しい問題となっています．このような治療の選択は，家族と医療者が対等な関係で「子どもの最善の利益」に基づき話し合うことになっています．しかし，"子どもの最善の利益に基づく話し合いといっても…"と戸惑うことが多いと思います．それは，子どもの最善の利益は人間の価値観に依存し，その人の考えにより異なるからです．たとえば，医学的に治療をしても長く生きることが難しい場合，手術などの治療をしないで，母親に抱かれ，家族と過ごすことを善いとするのか，それとも手術をして生きることを善いとするのかは，人間の価値観に依存し，絶対的唯一の正しさはありません．そのため，意思表明ができない子どもの場合は，ファミリーセンタードケアに基づき，子どもを育てる家族の意志や価値観を尊重するといわれています[2]．

　しかし，わが子が亡くなるかもしれない精神状態のときに，親の意思や価値観はどのように聞くことができるのでしょうか？　医療者に親が"真"の意向を述べることができるようにするにはどうしたらよいのでしょうか？　臨床の場で医療者のだれもが，「話し合うことが大切」ということは理解していても，実際には何をどのように話し合えばよいのか，迷うことが多いと思います．

　そこで，近年では，アドバンス・ケア・プランニングという考え方が注目を浴びています．このアドバンス・ケア・プランニングとは，日本では「事前ケア計画書」などと訳されており，「将来の意思決定能力の低下に備え」というように大人を対象としています．しかしその定義は，「治療やケアの選択の意向と現在の気がかり，患者自身の信念や価値観および希望について，患者や家族と医療者が話し合うプロセスである」とされており，話し合うプロセスを重要とすることや，親の信念や価値を尊重するファミリーセンタードケアと一致します．

VI　家族が望む看取りのケア

シアトルの子ども病院の意志決定コミニケーションツールを日本の文化にあわせて修正して紹介し，家族と医療者が話し合いにより，子どもの最善の治療・ケア計画を立て，実践することについて説明したいと思います．

1　子どものアドバンス・ケア・プランニングとは

子どものアドバンス・ケア・プランニングとは，子どもの生命が脅かされている状態のとき，子どもや家族と医療者の話し合いのプロセスを通じて，その子どもと家族の信念や価値観を共有し，治療やケア計画を一緒に立て実践していくことです．

具体的には，子どもや家族がどのような人生を送ってきたのか，どのような人生を送りたいのか，どのような家族を創りたいのか，何を大切にし，どのようなときに幸せと感じ，どのようなときに辛いと思うのか，などを話し合います．すると，言葉に表現できなかったその子どもや家族の大切にしている価値観，人生観，生死観などが見えてきます．そして子どもや家族が大切にしていることを医療者も共有しながら，「その子どもの最善の治療やケア」の計画を一緒に立て実践していくことです．

従来の生命維持治療をめぐる話し合いでは治療選択に重点が置かれていましたが，アドバンス・ケア・プランニングは，子どもや家族の信念や価値観，気がかりなどを話し合いにより明らかにし，これらの内容を基盤として治療・ケア計画を一緒に立てていくことです．もちろん，生命維持治療の選択も含まれますし，子どもの状態や家族の状況の変化によっては計画を変更することも含まれます．アドバンス・ケア・プランニングは，話し合われた内容が診療録や看護記録にも記載され，家族と医療者がともに持ち，子どもの医療にかかわるすべての人が共有します．

子どもと家族の考えを大切にしながら，家族と医療者でその子どもの最善を描けるような治療やケアを一緒に計画し，実践していくことですから，子どもや家族の後悔や不安が軽減されることが明らかになっています．さらに，医療者にとっても満足が得られるケアや治療が提供できるとされています．

2　意思決定コミュニケーションツール

アドバンス・ケア・プランニングを実践するためには，家族と医療者のコミュニケーションが重要になります．ここでは，シアトルの子ども病院で使用されている「The Decision-Making Tool：An Information for Families（意思決定コミュニケーションツール：家族に対する情報）」[3]を参考にして，日本の文化にあわせて修正したものを説明していきます．これは，家族と医療者の治療やケア計画の話し合いを導くために使用します．ここに示した内容は1例であり，それぞれの子どもの状態や家族の状況によって異なることもあるので，その施設や個人にあった様式や内容を考慮する必要があると思います．重要なことは，どのような様式であろうと，子どもや家族の信念や価値観，気がかりなどが話し合い記録され，これらの

3 子どものアドバンス・ケア・プランニング

内容を基盤として治療・ケア計画を家族と医療者が一緒に立てていくことです.

1) 意志決定コミュニケーションツールにより話し合われ記載される内容

(1) 現病歴

子どもの現病歴の概要を簡潔に記載します.

(2) 医学的な治療の状況

すべての診断または症状が記述され,それぞれの治療の選択肢(現在行われているまたは可能な治療)についてリスト化し,それぞれの治療に対するリスクと利益を簡潔に,わかりやすく記載します.診断名がつけられないときや,医学的によく解明されていないことなどは,そのままを記載します.

(3) 子どもと家族の目標・優先すること・希望

医学や医療に関することを日常的に知る機会がない家族にとっては,治療の利益やリスクを話されても,すぐに理解して治療を選択することは難しいです.そこで,まず子どもや家族が優先することや希望は何か,目標とすることは何か,などを話し合います.また,いろいろなことを一度に,決めることができないときには,ここでは,漠然とした家族の思いや考えを記載していきます.ここの部分は,下記の生活の質と,関連することが多いと思いますので,症例によっては別々にしなくとも,一緒にしてもよいかもしれません.どこに何を書くかということよりも,子どもや家族の考えや思いを話し合いにより,明らかにすることが大切になります.

(4) Quality of Life(生活の質)

アドバンス・ケア・プランニングは,その子どもと家族の信念や価値観を共有し,治療やケア計画を一緒に立て実践していくことです.

その子どもと家族が生活の質(Quality of Life:QOL)をどのように考えているのかが,重要になってきます.QOLとは,何かができないから生活の質が低下しているということではありません.QOLもまた,人間の価値観に依存している概念で,とても難しいことです.松田[4]は「QOLは,人権を守り,家族関係を支えるケアリングの思惟を重視し,可能な限りよりよい人生を送れるように,環境を設定することにある」としています.子どもがよりよい人生を送るためには,快適なこと,心地よいこと,幸せと感じられることが多く,辛いことや嫌なことが少ない,生活環境を整えることだと考えます.そのために,子どもにとっての快適さや辛さとは何か,どのようなときに快適あるいは辛いと感じるか,子どもが好きなことと,嫌いなこと,家族がどのような人生を送り,どのような家族を創っていきたいのか,などを話し合います.話し合いですから,一方的に家族だけに,このようなことを聞くのではありません.人間は自分のことを話すには,相手の考えなども知らなければ,話すことができません.医療者も,子どもの快適なことや,その子どものために何がよいことなのか,子どもが幸せにみえることは何かなど,臨床でその子どもを看てきた経験を踏まえ,自分自身の意見を話すことも大切になります.

VI 家族が望む看取りのケア

(5) 日常の問題

ここでは，子どもと家族の日常的な問題について話し合います．たとえば，子どもや家族を支援してくれる人の存在や子どものきょうだいにかかわること，経済的な問題，宗教などの医学的でないが子どもの健康に関する効果などもここに含めます．また，在宅ケアなどのときには，家での物理的な制限，たとえば段差や階段なども話し合い，ケア計画に生かしていきます．

(6) 実践可能なケア計画をたてるための話し合い

上記に記載してある内容に基づき，どのようなことが話し合いのなかで明らかになったのか，どのような問題があるか，いまもなお考慮しなければならないことはあるか，疑問はあるかを話し合います．

(7) 治療・ケア計画

上記に記載してある内容に基づき，子どもと家族の目標，優先することや，生活の質に沿って，治療やケア計画を一緒にたてます．この内容は診療録や看護記録の中に記載されます．そして個々のケア計画の担当者（医療者・家族）により実践されます．子どもの状態が変化したとき，家族の状況や決定が変化したとき，などは計画が修正されます．

3 意思決定コミュニケーションツールの使用例

以下の事例に基づき，意思決定コミュニケーションツールの使用例を**表1**，**表2**に示します．実際の事例を基にしていますが，一部修正しており，発言内容などは要約して記載しています．

1) 妊娠中に胎児の脳の形成異常（無脳症）の診断を受け出産を希望された事例の概要

Aさんは，妊娠26週のときに，検査結果から医師に「脳の形成異常（無脳症）のため，死産になるか，子どもは生まれても数時間しか生きない可能性が高い」と説明された．両親，産科医，新生児科医，助産師，NICU看護師，臨床心理士が参加し，今後の方針（分娩方法と出生したときの蘇生）について話し合いが行われることになった．

話し合いでは，はじめに子どもの医学的な説明が小児科医からあった．母親は，以前に説明を受けている子どもの状態と同じで，成長することは難しいと思った．その後に産科医から，普通に分娩すると，子どもの頭が小さいので難産になるし，子どもに負担がかかる，子どもを助けるのなら帝王切開，助けないのならば自然分娩と説明された．さらに経腟分娩ならば，早い週数に誘発分娩で行ったほうがよいと言われた．母親は，「私たち夫婦は，子どもを苦しめずに，難産で私も苦しむのであれば，帝王切開で産みたいです」と言った．子どもに亡くなった状態で会いたくなかったし，お姉ちゃんにも会わせたかった．母親自身も子どもがダメかもしれないのに，辛い陣痛に耐えられるかも自信がなかった．とにかく，子どもと自分にとって，帝王切開がベストだと思った．分娩は，両親の希望どおりに帝王切開で出産することになった．産科医師は，出生後に子どもの蘇生をするか，しないかの選択をしたほうがよいのではないかと提案した．しかし母親は，「子どもが生きるか，死ぬかというのは

3　子どものアドバンス・ケア・プランニング

表 1 ●話し合われた内容

意思決定コミュニケーションツール 1

患者名前：山田太郎　　　　　　日付：〇〇年▽月△日　　13：00～14：30
参加者氏名：山田花子（母），山田一郎（父），田中産科医師，山本小児科医師，高橋 NICU 看護師，田村助
　　　　　　産師，中村臨床心理士

現病歴
　妊娠 25 週のときに，MRI 検査結果から胎児の脳の形成異常（無脳症）の診断を受けました．
医学的な治療の状況
　MRI の検査結果では，子どもの状態は脳の形成異常（無脳症）のため，胎児死亡となるか，死産になる
か，子どもは生まれても生存できない可能性が高いです．無脳症を医学的に治す方法はありません．
　出生後，蘇生・人工呼吸器を使用することは可能です．現段階では，人工呼吸器を使用してどれくらい生
存できるかは不明です．
1 胎児無脳症の分娩方法の選択
・自然分娩の場合：母体に傷がつかないです．麻酔の副作用のリスクはありません．
　　　　　　　　　　難産になる可能性があります．子どもへ負担がかかります．
・帝王切開の場合：母体に傷がつき，麻酔の副作用のリスクがあります．
　　　　　　　　　　出産後の母体の回復が遅くなります．
　　　　　　　　　　子どもへの負担が少ないです．
2 胎児診断　無脳症
　治療の選択肢：出生後の子どもの蘇生の選択
　蘇生をする場合：子どもの脳の状態によっては蘇生をすることで生存が可能となることがあります．
　　　　　　　　　　どれくらい生存できるかは子どもの脳の状態によるので現段階では不明です．
　　　　　　　　　　子どもは NICU に入院となります．
　　　　　　　　　　人工呼吸器を途中で中止することは法的に難しくなります．
　蘇生をしない場合：どれくらい生存できるかは子どもの脳の状態によるので現段階では不明です．
　　　　　　　　　　　子どもは NICU ではなく，産科病棟の個室で家族との時間を過ごすことになります．
子どもと家族の目標・優先してほしいこと・希望
・子どもを苦しめずに，難産で私も苦しむのであれば，帝王切開で出産することです．
・子どもがダメかもしれないのに，辛い陣痛に耐えられる自信がないです．
・子どもと自分にとって，帝王切開がベストだと思っています．
・子どもに亡くなった状態で会いたくない，お姉ちゃんにも会わせたいです．
Quality of Life　生活の質
・呼吸ができない子どもを生かすことは辛いこと思っています．
・自然のままで，という気持ちもあります．
・状態が落ち着いていた場合は，子どもを助けないことも辛いことなので，子どもの様子を見て決めたいで
　す．
・子どもの気持ちは聞けないから，親が判断しなければならないことだし，どちらの方法をとっても，それ
　は間違っていないのだと思っています．
日常のこと，生活上の問題
・きょうだい（お姉ちゃん 4 歳）は，実母と実の姉が面倒を見てくれています．
・夫，夫の両親，実母には，子どものことを話しており，理解して支援してくれています．
・夫の職場にも，子どものことは話しており，分娩から 1 週間は休暇をとっています．
・分娩のときは，夫，夫の両親，実母，お姉ちゃん 4 歳が立ち合います．

決められない」と言った．心理士は，「生まれた子どもと会わないと，わからないのではない
か」と話してくれた．小児科医師は，「産んでから，決めてもいいのではないか」と提案して
くれた．母親は，「ちょっと気が楽になった」NICU 看護師は，いままでの同様な症例を看て

VI　家族が望む看取りのケア

表2 ●話し合いにより立案された治療・ケア計画

意思決定コミュニケーションツール2

患者名前：山田太郎　　　　　日付：○○年▽月◎日　13：00～14：30
参加者氏名：山田花子（母），山田一郎（父），山本小児科医師，田中産科医師　高橋NICU看護師，田村助
　　　　　産師，中村臨床心理士

実践的なケア計画を立てるための話し合い
・ご家族の希望により，分娩は帝王切開となります．
・出生後の蘇生は，「自然のままで」という気持ちもあるようですが，「状態が落ち着いていた場合」は，子
　どもの様子を見て決めたいという希望ですので，出産後に子どもの状態を小児科医師が診察し，ご両親と
　相談して蘇生について決定します．
　緊急を要することですので，具体的には以下のように計画いたします．
治療・ケア計画
・帝王切開は，出生後にお子さんと会えるように，腰椎麻酔で実施いたします．
・分娩時，ご家族には手術室の一番近い場所で待機していただきます．当日，看護師がご案内します．
・いままでの話し合いに参加している山本小児科医師，田中産科医師，高橋NICU看護師，田村助産師，中
　村臨床心理士の医療チームで支援いたします．
・出産後，子どもを小児科医師が診察し，ご両親と相談して蘇生は次のようにさせていただきます．
1．呼吸をしていない・心臓がほとんど動いていないと診断した場合
・気管挿管，心臓マッサージ・蘇生薬剤の使用は特別な希望がない限りいたしません．
・手術室ですぐに子どもとご両親，お姉ちゃんに会っていただきます．
・その後，産科病棟の個室で，ご家族，親戚の皆さまと過ごしていただきます．
　以下の＜蘇生を希望しない場合＞をご参照ください．
2．状態が落ち着いていると診断した場合
・子どもは酸素を使用して，手術室でお母様とお会いし，NICUに入院となります．お父様には，NICUで
　待機していただきます．
・お母様の分娩後の処置が終わりしだい，ベッドごとNICUに来ていただき，ご両親で子どもと会い，医学
　的な状態について，医師から説明していただき，蘇生について選択していただきます．
1）蘇生を希望する場合
・蘇生後に子どもの状態が安定してから，夫の両親，実母，お姉ちゃんに会っていただきます．
・蘇生をしても急に状態が悪くなった場合は，すぐにご両親に連絡をさせていただき，お姉ちゃんとの面会
　を考慮いたします．
・蘇生後の治療・ケア計画ついては，再度，話し合いを持ちたいと思います．
2）蘇生を希望しない場合
・NICUから子ども，ご両親，夫の両親，実母，お姉ちゃん，ご両親が面会を希望する方は産科病棟の個室
　に移動し，ご家族との時間を過ごしていただきます．
・産科病室では，ご家族との写真撮影，お子さんの写真撮影，カンガルーケア，手形・足形をとる，お風呂
　に入れる，体をきれいにする，母乳を含ませる，遺髪など，ご家族のご希望に沿うように看護師が支援い
　たします．その他，ご希望があれば，看護師にお伝えください．
・お子さんを茶毘にふすまでの間，病室にお姉ちゃんとお父様に泊まっていただくことも可能です．
・お子さんは夜間病棟でお預かりいたしますが，昼間は病室で過ごしていただくこともできます．その場
　合，コットにドライアイスを引かせていただきます．
その他：ご両親のお気持ち，お姉ちゃんの様子で心配なことなど，臨床心理士に相談したいことがありまし
　たらお伝えください．

　　　医師サイン：山本雄二　　　　看護師サイン：高橋美佐子　　　ご家族サイン：山田一郎

※名前はすべて仮名です．

きた経験から「たとえ，子どもの蘇生をしなくとも，病室で家族と過ごせる，それもまた，
子どもにとって幸せだと思うし，呼吸器を付けて寝たきりの状態になったとしても，子ども

を育てながら，親も成長するものだし，どちらを選んでも，子どもにも，親にもいい方法だと思います」と言ってくれた．この話を聞いて母親は，「親が判断しなければならないけど，どちらの方法をとっても，間違っていないのだ」と思えた．

2）2回目の話し合い

出生後の蘇生に関して両親は，「呼吸ができない子どもを生かすことは辛いこと」と考えていた．出生後，「自然のままで」という気持ちもあったが，状態が落ち着いていた場合は，子どもを助けないことも辛いことなので，子どもの様子を見て決めたいという希望であった．そのため，分娩は母親が子どもと会えるように帝王切開は腰椎麻酔で行われ，父親は手術室の入口で待機することになった．子どもは自分で呼吸をして生まれた．出生後，手術台の上で子どもは酸素をして母親と会ってから，NICU に入院となった．母親は産後の処置が終わるとベッドごと NICU に行き，保育器にいる子どもに触れた．両親に，医師から子どもは胎児診断と同様の状態である旨が伝えられた．母親は，「長く生きられないという予感があった，自然にと，最終的に思った "このままにしてください"」と医師に告げた．子どもと母親は産科の病室に行き，夫，夫の両親，実母，きょうだい（姉4歳）が子どもを抱っこした．母親が抱っこすると，子どもはだんだん冷たくなっていったが，死亡時間は何時でもよいと思った．医師が診察し，死亡を告げられた．子どもを火葬するまでの間は，産科病棟で親子4人だけで過ごした．母親は，子どもが息をして生まれてきた証がほしいと思っていた．子どもと家族の写真，足型，手形を取り，形見に子どもの髪の毛を残した．

母親は，「お姉ちゃんはお菓子をいただくと，太郎にもあげるといって仏壇に供えている，子どもは息をして生まれて，一緒に過ごすことができた，呼吸器をつけて生きることを選ばなかったけれども，最後はよい状態だった」と語った．

おわりに

事例で，お姉ちゃんがもらったお菓子を弟にもあげるということは，生物学的な生命は亡くなっても，弟として，家族として居るのだと考えられます．子どもと家族の信念や価値観を大切にしたアドバンス・ケア・プランニングによって，いつまでも家族の中で生きられることは子どもの最善の利益になると考えます．

●文　献●

1) Romesberg TL：Building a case for neonatal palliative care. Neonatal Netw 26（2）：111-115, 2007.
2) 井上みゆき：新生児の緩和ケア．小児看護 34（8）：1071-1076, 2011.
3) Seattle Children's Hospital Research Foundation：The Decision-Making Tool：An Introduction for Families. http://www.seattlechildrens.org/search-results.aspx?&term=Decision_Making_Tool.pdf（2016/2/10）
4) 松田一郎：家族への支援．江草安彦，監，岡田喜篤，ほか，編，重症心身障害養育マニアル第2版．医歯薬出版，pp338-343, 2005.

VII 医療・ケアチームで安らかな看取りを支援した心に残る天使たち

1 胎児緩和ケアを行ったEちゃん（無脳症）

大阪医科大学附属病院看護部リエゾン精神看護専門看護師
宮田　郁

はじめに

　近年，出生前診断・胎児治療技術の進歩によって，子宮内の状況を医学的により把握できるようになり，胎児も一人の患児（fetus as a patient），一人の人間（fetus as a person）として治療の対象となりつつあります[1]．

　出生前診断を基に，胎児異常の可能性を指摘された妊婦およびその家族は，妊娠を継続するか否か苦渋の選択を迫られることになり，その意思決定には他者には決して理解しえない葛藤があろうと推察されます[2]．このように妊娠の継続（胎児治療や出産後の治療等）するか否かという選択だけではなく，2004年にLeuthner[3]が「胎児緩和ケア」という概念を提唱しました．この胎児緩和ケアについて，船戸ら[4]，和田ら[5]が，「（胎児）緩和ケアとは，身体的・精神的・社会的・スピリチュアルを抱合したケアのための積極的・包括的アプローチである．すなわち胎児・新生児のQOLの向上と家族の支援に焦点を当て，不快な症状のコントロール，家族の慰安と死別の準備，死のプロセスと悲嘆への支援も含めるケア概念である」[4,5]と紹介しています．

　筆者がこの胎児緩和ケアという概念に関心を寄せていた平成26年に，産科医より介入依頼がありました．赤ちゃんが完全無頭蓋症（無脳症）の診断で，妊娠継続を希望している両親への，分娩にむけた意思決定支援と産後の精神的な支援に関する依頼でした．

　この赤ちゃんを妊娠期からEちゃん（仮称）と名づけて見守ってきた両親・家族とのかかわりのなかで，筆者は胎児緩和ケアの実践を実感できましたので，ご紹介したいと思います．なお，ご両親から「このような赤ちゃんの見守り方があることを，みなさんに知ってほしい」という言葉をいただいています．

1　胎児緩和ケアを行ったEちゃん

1）Eちゃんの妊娠

　母親は近くの産科クリニックで妊娠を確認した後，妊娠12週の胎児エコーで，頭部の形態異常を指摘され，当院の産婦人科に紹介受診となりました．その際，頭蓋形成以外の異常は

ないこと，出産後の生存は困難である可能性が高いという説明を受けています．その日から両親と家族はお腹の中にいる赤ちゃんをEちゃんと名づけ，妊娠継続する否かを含めた見守り方について何度も話し合いました．両親は「いま，生きていることを大切にしたい．すべての命には意味があり，この子から教えてもらえることがたくさんある」という想いから，妊娠継続を決め，家族もその気持ちを支えることになりました．

妊娠17週に主治医は，赤ちゃんが無頭蓋症（無脳症）であるという診断，産後の救命は困難であることを涙ながらに母親に説明しました．母親の日記には，そのような医師と出会えたこと（Eちゃんが出会わせてくれたこと）について感謝していると記されていました．

主治医は，妊娠19週時に妊娠22週を超えると人工妊娠中絶が不可能なこと，原則的に母体に適応がなければ経腟分娩での出産になることを説明，さらに妊娠22週に入る前にも同様の内容で再度説明のうえ，母親に妊娠継続希望を確認しました．その後は母児ともにトラブルなく，Eちゃんは母親のお腹の中で成長することができていました．

2）Eちゃんの出産にむけたサポート

妊娠26週頃に主治医から筆者であるリエゾン精神看護専門看護師（リエゾンナース）に，Eちゃんと両親のこと，小児科からの勧めで，Advance Care Planning（以下ACP）を活用した，産後のEちゃんへの対応を考えたいとの相談を受けました．筆者は，産科で流死産を経験した母親と家族のためのグリーフケア外来を開設していましたので，産後の母親のグリーフへの対応も踏まえての相談でした．28週の妊婦健診時にリエゾンナースは母親と面談し，妊娠が判明してから現在に至るまでの経過をともに振り返り，想いを共有しました．そのうえで，Eちゃんにとって最善の方法をみんなで考えていきたいという気持ちを母親に伝え，その日以降の妊婦健診にリエゾンナースも同席しました．妊娠30週頃に，両親と医療者でのEちゃんの分娩・産後の対応についての最初の話し合いを行うことが決定しました．その話し合いは，Shared Decision Making（以下SDM）を基盤にしたACPの概念を活用しています．大阪発達総合療育センターでは，すでにその概念を基に「終末期の迎え方で，確認したいこと（確認書）」という話し合いのツールを作成していましたので，そのツールを参考にさせてもらいEちゃん用にアレンジしました．話し合いの日までに，入院・分娩・産褥のケアをする病棟の助産師や看護師に話し合いの基盤になる概念，ツールについて理解してもらう必要がありましたので，リエゾンナースが勉強会を実施するとともに，Eちゃんと両親の情報共有をしました．

話し合いの当日，両親，産科医師，小児科医師，担当助産師，リエゾンナースというチームメンバーで話し合いを行いました．まずは，『現状説明と今後の目標』という用紙を用いて，現在のEちゃんの状況と今後予測される経過と出産後の予後について説明を行い，その説明を基に，あらかじめチームで検討していた『終末期の迎え方で，確認したいこと（確認書）』を提示しながら，出産後の対応についての両親の意向を確認しました．話し合いの場で決断できることはほとんどありませんでしたが，両親は「赤ちゃんにはしんどい思いをさせ

たくないし，できる限り自然な状況で過ごさせてあげたい」という希望のみを話しており，自宅でゆっくりと話し合って決めてもらうよう伝えました．迷うことがあれば，いつでも連絡してもらうこと，この用紙に記載した内容は，いつでもEちゃんの状況により変更することができることをあらかじめ説明するとともに，Eちゃんのいのちの尊厳を重視しながら，両親の気持ちをしっかりと受け止めてサポートしたい旨を伝えました．

　話し合いから2週間後の妊婦健診時に，再度出生後の対応についての確認書の内容を確認しました．自宅で記載された確認書は，「自然な経過で」という希望に基づいた内容でしたが，出生後にEちゃんの状態が落ち着いていた場合についてのみ，Eちゃんの様子をみて決めたいという希望が記載されていました．この健診時点で母親は羊水過多の状態になっていましたので，急な出産になる可能性を考慮し，産科病棟スタッフには，その時点でのEちゃんへの対応の希望について情報を共有し，分娩に向けて準備を始めました．

3) Eちゃんの出産から看取り

　母親はこの10日後（妊娠34週）の夜間に破水し緊急入院になりました．頭部先行で降りてきてくれるのかということを心配していたものの，問題なく分娩が進み，破水から10時間後，春の穏やかな日の朝に1,338グラムの女児，Eちゃんが産まれました．職場の事情で父親は出産に立ち会うことはできませんでしたが，母親の姉が立ち会うことができました．また，多くの産科医，助産師，看護師が立ち会い，母親の希望に添った音楽の流れるなかでの分娩になりました．分娩時，Eちゃんは啼泣や呼吸することはできませんでしたので，当初の希望どおり自然な形での経過が辿れるよう，すぐに母親の胸の中で過ごしてもらいました．母親はEちゃんに「産まれてきてくれてありがとう．本当にいい子やね」と話しかけ続けていました．リエゾンナースは，ちょうどそのときに分娩室に到着しましたが，ただ「おめでとう，よく頑張ったね」と母親とEちゃんに声をかけることしかできませんでした．その後，徐々に心拍が低下し，出産から23分後に永眠となりました．Eちゃんの状態を確認していた産科医は，母親とEちゃんとの時間を優先し，心拍が停止した時間をすぐには伝えず，父親が来院してから永眠した時間を伝えました．父親は来院してEちゃんと対面した際に「お腹の中ではあんなに元気に動いていたのに，全然動かなくなって…」とつぶやきました．筆者はその言葉をすぐそばで聴き，Eちゃんは，お腹の中では赤ちゃんらしく過ごすことができ，母親はEちゃんの胎動を夫と共に実感していたのだと感じました（図1）．

　当院の産科病棟においては，死産出産や人工妊娠中絶を選択せざるを得なかった場合，新生児死亡となった場合には，赤ちゃんにどのようなケアをしたいかという希望を確認するため『ペリネイタル・ロスケア・チェックリスト（図2）』を作成しています．担当の助産師（看護師）が，母親や家族の思いに寄り添いながら，用紙に記載していくようにしており，Eちゃんの母親は，ほぼすべてのケアを希望し，一つひとつ実践していました．退院前日，母親から筆者に「話したい」という希望があり，訪床したところ，Eちゃんの妊娠がわかってから，現在に至るまでを経時的にそのときどきの想いを踏まえながら語り，「こうしてゆっく

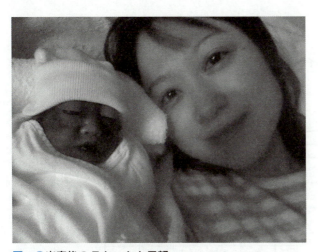

図1 ● 出産後のEちゃんと母親

り話したかった」という言葉で締めくくりました．そして，翌日，Eちゃんに似合う色だからと黄色の花を棺いっぱい敷き詰めて退院となりました（図3）．

退院後，Eちゃんの母親から感謝の気持ちを綴った手紙が届きました．そこには，『今回こちらで出産ができ本当によかったです．亡くなった事実はどんなに強がっても，やっぱり寂しいです．…でも，悲しくはありません．それはお腹にいたときの一生でいちばん穏やかな9か月間を赤ちゃんと一体になれ，彼女からの愛を力いっぱい感じた分娩の最高の瞬間を味わえたからです．そしていま，そんな体験ができた自分自身を誇らしくも感じています．』という一節がありました．この一節を読んだとき，初めてEちゃんに対面した父親の『お腹の中ではあんなに元気に動いていたのに，全然動かなくなって…』という言葉を思い出し，胎児緩和ケアの実践だと確信できました．

おわりに

今後，出生前診断や胎児治療が進歩する時代にあって，みずからの意思表示ができない胎児や新生児に代わって家族と医療チームが本人の「最善の利益」を中心に協働意思決定を行うことは[1]，ますます重要性を増してくると思います．そのようななかで，Eちゃんと両親，家族から胎児の人権と尊厳を守る「胎児緩和ケア」が大切な医療選択肢の一つであることと同時に，その概念は周産期医療の基盤であることを教えられました．

● 文　献 ●

1) 船戸正久，ほか：周産期生命倫理における胎児緩和ケアの意味．窪田昭男，齋藤　滋，和田和子，編：周産期医療と生命倫理入門，メディカ出版，pp49-61，2014．
2) 石井桂介，ほか：出生前診断がついた重症疾患にまつわる倫理的諸問題．窪田昭男，齋藤　滋，和田和子，編：周産期医療と生命倫理入門，メディカ出版，151-162，2014．
3) Leuthner SR：Fetal palliative care. Clin perinatol 31：649-665, 2004.
4) 船戸正久，ほか：胎児緩和ケア（fetal palliative care）の紹介．日本周産期・新生児医学会雑誌 44（4）：920-924，2008．
5) 和田　浩，船戸正久：胎児緩和ケア．産婦人科治療 101（5）：544-548，2010．

Ⅶ 医療・ケアチームで安らかな看取りを支援した心に残る天使たち

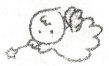

図2 ●ペリネイタル・ロスケア・チェックリスト

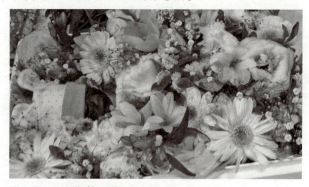

図3 ●あふれる花に囲まれたEちゃん

VII 医療・ケアチームで安らかな看取りを支援した心に残る天使たち

2 NICU・GCUにおいて看取りの育児を行ったMちゃん(低酸素性虚血性脳症)

高槻病院新生児小児科
榎本真宏

はじめに

　近年，胎児画像技術などの進歩に伴い出生前診断症例が増加している状況を受け，出生前からご家族に支援を行うため，私たちの病院では2012年4月にプレネイタルサポートチームが発足しました[1]．このチームは，専任の周産期コーディネーターを中心に，新生児科医，産科医，小児循環器科医，小児脳神経外科医，小児外科医，小児麻酔科医，臨床遺伝専門医，助産師，各部門の看護師，臨床心理士，医療社会福祉士，理学療法士，医療事務，最近では院外の紹介元医師がスカイプで参加し，個々の症例について情報共有して胎児の病状を把握したうえで，分娩時期や分娩方法，治療方針や支援の方法などを議論します[2]．まさに総合周産期母子医療センターとしての総力を結集したチームといえます．コーディネーターは，児の担当医，担当看護師が産科から新生児や外科に変わっていくなかでも，家族，特に母親に寄り添って継続的な支援を行い，一貫性を保ちます（**図1**）．出生や手術，退院などそのときどきの出来事にあわせて，さまざまな役割を果たし，各専門家の隙間を埋め，また調整役となります．このチームは発足から3年間に90症例に関与し，そのうち68例は当院で出生，12例は紹介元または他施設で出生となり，10例が人工妊娠中絶となりました．このなかに今回紹介するMちゃんがいます．

　また，終末期に際して緩和ケアをベースとしたadvance care plan（ACP）をご家族とともに立案し，それに基づいた家族中心のケアを行い看取ることが重要と考えられるようになり，近年では子どものエンド・オブ・ライフケアとしても取り入れられるようになりました[3)4)5)6]．具体的には，日常の看護計画から看取りまでを，ご家族が中心となって医療者が専門家として助言しながら，事前に立案します．今回，Mちゃんの支援を行うにあたっては，ACPを「ケアプラン」ではなく，よりご家族中心の印象を与える日本語の「育児」と認識して作成しました[4]．両親が家で育児をすることがかなわないと考えられたMちゃんの場合は，病院で育児をするという感覚を強くもってもらうことができるこのような呼び名にしたほうが，両親の気持ちが「ケアに参加した」ではなく，みずから「育児をした」となるのではないかと考えたからです．私たちにとっても新しい取り組みとなりました．改めて診療

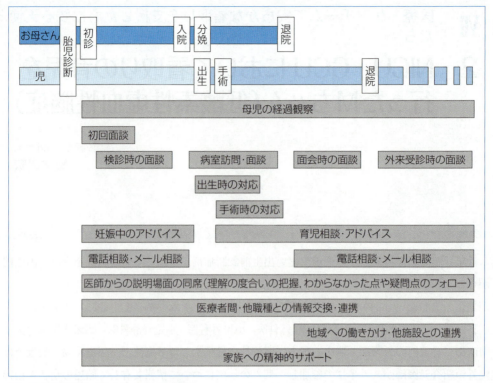

図1 ● 周産期コーディネーターの役割

録を振り返り，その様子とご家族の想いをここに記録しようと思います．

1 症例の経過，医療者間カンファレンス，両親との対話

1）症例の経過1

　出生前に徐々に巨大化する臍帯動脈瘤（発見時直径約2 cm，出生時8 cm），脳瘤（図2），先天性心疾患（両大血管右室起始）を指摘され，複数の産科を渡り歩き，最終的に当院を受診されました．当院に入院後，臍帯動脈瘤の増大傾向を認めたため切迫破裂と考え，在胎30週3日に体重1,498 g，アプガースコア1/4（1分/5分）で帝王切開にて出生となりました．

〔医療者間カンファレンス〕プレネイタルサポートチームにおいて，娩出のタイミングや方法について，議論がなされました．

〔両親との対話〕両親は信頼できる医療機関に辿り着くまで，複数の病院を受診されていました．出生までに当院で産婦人科医，新生児科医，小児脳神経外科医，小児循環器医から，病状について説明を受けました．両親は出生後の外科治療の計画などを聞いておられましたが，出生後早期に非常に重篤な状態に陥る可能性は高いとは，両親も私たちも認識できていませんでした．

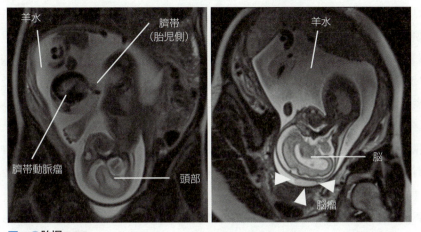

図2 ● 胎児 MRI

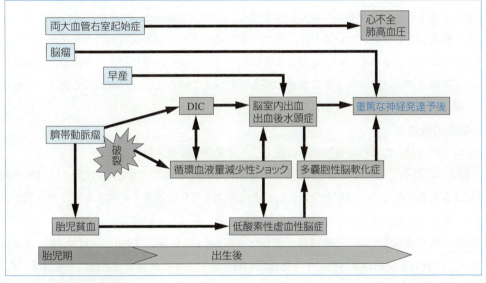

図3 ● Mちゃんの病態

2）症例の経過2

NICU入院後，菲薄化した臍帯動脈瘤破裂による循環血液量減少性ショックや，巨大動脈瘤に起因すると考えられた播種性血管内凝固のために輸血，カテコールアミン，ステロイド投与に加え，交換輸血が施行されました（図3）．

〔両親との対話〕出生の日，両親には出産お祝いの言葉とともに，非常に厳しい内容の説明がなされました．この状況を脱しないことには次の治療には進めない，非常に危険な状態であることなどです．

出生前のイメージとのギャップに両親は大きなショックを受けられているようでした．説明する医療者も，生後の重症度と両親の認識に大きな隔たりがあったため，両親と子の愛着

形成を見守りながら，病状説明を丁寧にくり返しました．

3）症例の経過3

循環動態はきわめて不安定であり，日齢2には脳室内出血（Grade Ⅳ）を認め，脳波検査にて平坦脳波が確認され，重度の低酸素性虚血性脳症であることもわかってきました．

〔医療者間カンファレンス〕この日，関係するすべての医療者が出席したカンファレンスを行い，今後の治療方針について話し合いがもたれました．積極的な治療の継続から，治療の維持（withhold）から中止（withdraw）までさまざまな意見が出されました．治療方針の決定は，両親と相談のうえ，決めていくことが再確認されました．このような医療者間カンファレンスはくり返し開かれました．

〔両親との対話〕この頃には両親は，児にさまざまな集中治療を施している状態にもかかわらず，児とのアタッチメント形成，児の心理的な受け入れは良好でした．個室にて母子同室している効果もあると思われました．両親は出生前の医療機関を複数巡った経験から，医療に対する多少の不信感があったかもしれませんが，NICU（neonatal intensive care unit）チームとの信頼関係も形成されていました．また，出生前のイメージと現状の大きなギャップも，理解されるようになりました．そのような状況下で，病状の説明に加え，今後の治療方針について医療スタッフにもさまざまな意見があって悩んでいることを正直に打ちあけ，これから一緒に考えていこうという話になりました．

4）症例の経過4

生後2週間経ったころ，循環動態は安定し，経腸栄養も進み始めました．

〔両親との対話〕病状は安定し，急変する可能性が低くなってきました．しかし，神経学的予後はきわめて厳しく，脳瘤や先天性心疾患に対する外科的治療をすべきかどうか，新生児科医，看護師と話し合いを重ねながら両親は悩んでいらっしゃいました．急変時に，胸骨圧迫や強心剤を使用しないことを確認しました（do not resuscitate：DNR）．外科治療の詳細について，両親は小児脳神経外科医や小児循環器科医からさらに詳細な情報提供を受けました．

生後3～4週間頃から，Mちゃんの「幸せ」について両親と一緒に考えるようになりました．大切なのは，「命の長さ」ではなく「最期に幸せな人生だったと思うか」，そして「後悔のない」育児にしようと話し合っていました．そして，個室でクリスマス会を行いました．担当医はサンタクロースに扮して場を盛り上げてくれました．

5）症例の経過5

日齢36，頭部MRIにて低酸素性虚血性脳症が原因と考えられる多嚢胞性脳軟化症を認め，神経学的予後はきわめて不良と考えられました（図3）．

〔医療者間カンファレンス〕医療者カンファレンスで，これまでの経過から心疾患や脳瘤に対する手術といった侵襲的治療を回避し，緩和医療を行うのが妥当であろうという意見が大勢を占めました．図4はこのころのMちゃんです．

〔両親との対話〕両親に検査結果を説明し，Mちゃんの苦痛を緩和する以外のすべての治

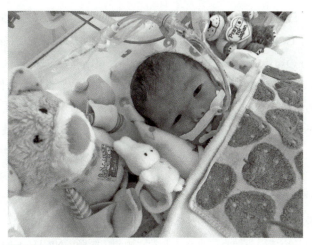

図4 ● Mちゃん

療を行わないことを一緒に決断しました．この決断に至るまでの両親の葛藤はたいへんなものだったと推察されました．

　遠方から面会に通っていましたが，生後1か月半，遠方からの面会が両親の負担となり，また児と過ごす時間をさらに増やしたい希望があったため，両親は病院のすぐ近所にウイークリーマンションを借りられました．父親もそこから通勤するようになりました．この頃には母親の笑顔も増えてきたように思います．病院で育児をする体制が整ってきました．

　母親は後日こう述べています．「積極的な治療をすることだけが私たちと子どもにとってよいのか？　はじめの1か月は本当に悩んで，最終的にいまの時点で辿り着いた答えは，一番頑張っているのは本人だし，こっちの選択でそうやってしんどい思いをさせるのは可哀想だと思って．だから手術とか先々のことを考えていくんじゃなくて，この目の前のいま一緒にいる時間を，1日1日を噛み締めて一緒に過ごしてあげるのが，いま私たちがMちゃんにしてあげられる子育てなのかなと思って．」

6）症例の経過6

　日齢71，自発呼吸が安定したため人工呼吸器から離脱し nasal CPAP（continuous positive pressure）管理となりました．日齢89にはNICUからGCU（growing care unit）に移動しました．CPAPからの離脱は困難で，在宅医療への移行は難しい状態でした．

　〔医療者間カンファレンス〕GCUに移動するにあたり医療者間カンファレンスを行い，「子育て」をするには集中治療をするNICUよりGCUがよい点もたくさんあろうという意見がありました．その一方で，比較的軽症症例の多いGCUの環境が，両親にストレスを与えないか，GCUで急変に十分対応できるか議論がありました．NICUの担当看護師は，これまでの両親と医療者の話し合ってきた内容や日頃のケアの状況をもとに，ACPの草案を作成開始しました．

〔両親との対話〕母親が GCU を見学し，不安が少しは軽減されたころ，GCU も事前にカンファレンスを重ね，GCU 看護チームが NICU とも事前に連携した状態で移動となり，母は移動後，徐々に GCU の環境に慣れられました．この頃に雛祭りのお祝いをしました．

〔医療者間カンファレンス〕この頃，ACP 導入となりました．看護師の作成した草案を，母親と内容を詰めていくことになりました．その草案には，①現在の状態，②目標，③日常ケア，④終末期ケアのことが具体的に記載され，A4 で 3 枚の文書となりました．

〔両親との対話〕ACP の説明を行いました．話し合いのなかで「ケアプラン」では難しいので「育児」としました．そのほうが，母親もしっくりきたようです．「一緒に育児計画を立てましょう．両親が病院で育児をするお手伝いを私たちがします．」と話しました．日常のケアの方法から，看取りのことなどを，具体的に話し合いました．

生後 4 か月，はじめてのお散歩に行きました．両親，医師，NICU，GCU の看護師，周産期コーディネーターと大勢で，病院内の小さな公園にでました．少し肌寒い日でしたが，M ちゃんも，両親も，スタッフもみんな楽しそうでした．とてもよい思い出になりました．初めての，そして最後の散歩でした．

7）症例の経過 7

日齢 135，徐脈となり両親に抱っこされながら，M ちゃんは永眠されました．

〔両親との対話〕約 4 か月後，母親に話を伺いました．

「亡くなった後，最初の 1 か月，家から出る気がしませんでした．育休中でしたが，仕事をいっそ辞めようか悩みました．外で子どもをみるのがつらかった．悲しみに浸っていました．しばらく時間が経つと，このままじゃいけないと思い始めました．母親や妹が M ちゃんの思い出話をして，生きていた証という話をしてくれて泣いていましたが，徐々に受け入れられるようになりました．時間が経つにつれて，日常を取り戻しました．いまでもまだ大泣きして，夫に感情をぶつけることがあります．父親は，M ちゃんは心の中にいると言ってくれます．

看取りの育児を振り返って，後悔することはありませんでした．育児をやりきったと思います．病院でできる子育てはできたと胸を張って言えます．医療スタッフが M ちゃんに何かしてあげたいという気持ちをもつように促してくれて，最初は何をしていいかわからなかったけど，だんだん看護師さんと相談できるようになって，してあげたいことが見つかるようになりました．M ちゃんが喜んでくれている気がしていました．限られた時間のなかで M ちゃんはゆっくり成長してくれました．自分と看護師さんのアクションによって，この成長はもたらされたんだと思います．」

2　考察

重篤な病気の子を持つことや生後早期の母子分離は，家族，特に母親には大きなストレスとなり，その状況下での親子間相互の愛着形成はしばしば困難であるため，医療者は十分注意を払う必要があります[1]．私たちの NICU では，24 時間面会，カンガルーケア，母乳育児

支援，看護ケアへの参加，同胞祖父母面会などを通じて，まずアタッチメント形成を支援します．親に愛されることは，子どもにとって最大の幸せと考えるからです．今回は，NICU内の個室を用いた生後早期からの母子同室が効果的であったと思われます．

愛着形成に続いて芽生えてくる親としての自覚や責任感が，その後の治療方針の決定に重要になります．本症例のように重篤な疾患をもつ児では，医療者が治療方針を決定するのではなく，一緒に考える，決めることが大切だと感じています．そのためには，親としての愛情，責任感は必要条件となり，医療スタッフは診療方針に悩んでいることやスタッフによって異なる意見がありうることを両親に包み隠さず話すことができる信頼関係構築が必要であり，医療者と両親が対等に話し合える状況に早くなれることが大切と考えます．経過が長くなると，医療（育児）のチームリーダーは両親と捉え，医療者は専門家としての助言，心理的支援に徹する場合もあります．

日常ケアから終末期までのACP草案を看護師が作成し，母親と細部を詰めていくところでした．話し合い中でACPを育児計画と言葉を変えて，より両親が育児の中心を担うという状況になり，この計画に沿って緩和医療，看取りを行いました．後日の母親の話から，ACPを育児計画と捉えて両親がより主体性をもったので，亡くなった後に育児をやりきった，全力を尽くした感覚を得ることができたようです．両親にとって子育てに後悔の念がないことは，わが子の死の受け入れ，そして両親自身が前を向いて人生を歩んでいくうえで，とても大切なことと思われます．ACPに基づく看取りの育児は，重症児の終末期医療のひとつのあり方かもしれません．

——謝辞——

執筆にあたり，この子の人生を一緒に見守ったチームである高槻病院小児科の上村義季先生，北原　光先生，NICU，GCU看護師の瀬崎宏美さん，太田芙貴子さん，周産期コーディネーターの寺元千佳さんをはじめ，新生児科，小児脳神経外科，産婦人科，NICU，GCUのすべてのスタッフ，そしてMちゃんとそのご家族に，この場を借りて深謝申し上げます．

●文　献●

1) 榎本真宏：愛仁会高槻病院〜家族とともに考える〜：各施設の取り組み．桜井浩子，橋本洋子，古庄知己，編著．18トリソミー—子どもへのよりよい医療と家族支援をめざして，メディカ出版，pp197-199，2014．

2) 寺元千佳，ほか：プレネイタル・サポートチームの3年間の歩みと今後の課題．小児の脳神経40（1）：127，2015．

3) 船戸正久，馬場　清：Advanced care plan（ACP）に従って多職種チームで看取りを行った超重症児（者）の1例．日本未熟児新生児学会雑誌25（3）：556，2013．

4) 榎本真宏，ほか：Advanced care plan（ACP）に基づき，両親が看取りの育児を行った1例．日本未熟児新生児学会雑誌（印刷中）．

5) Lotz JD, et al：Pediatric advance care planning from the perspective of health care professionals：a qualitative interview study. Palliat Med 29（3）：212-222, 2015.

6) Heckford E, Beringer AJ：Advance care planning：Challenges and approaches for pediatricians. J Palliat Med 17（9）：1049-1053, 2014.

VII 医療・ケアチームで安らかな看取りを支援した心に残る天使たち

3 医療型障がい児者入所施設で看取ったHさん（重症心身障がい）

大阪発達総合療育センター3階フェニックス病棟看護師
井ノ上智世

はじめに

　大阪発達総合療育センターフェニックスは，医療型障がい児者入所施設で，超重症児者，準超重症児者が入所者の約半数を占めます．開設7年目を迎えた2013年，初めて入所者の看取りを経験しました．アドバンスケアプランニング（advance care planning：ACP）の立案から看取りまで，Hさんとご家族とのかかわりを通して感じたこと，考えたこと，悩んだことを報告します．

1　事例紹介：Hさん，20歳男性

　在胎24週，体重800gで出生．重症仮死・脳内出血で重度低酸素性脳症，24時間人工呼吸管理が必要な超重症者です．意識障害があり，眼球や手指のわずかな動きはあるものの，明確な意思疎通は困難な状況でした．家族構成は，母親と妹．面会は年に1回ないし2回程度でした．2008年に基幹病院から当センターに入所しました（**図1**）．

2　経過

　2013年3月頃より，さまざまな生理的機能が低下し経管栄養の注入も困難となり，るい痩が目立ってきました．主治医から母親へ，急変時の侵襲的治療介入の希望や本人や母親が望まれる看取りのケアについて話し合いを始めました．母親は，「いままで頑張ってきたのだからこれ以上，頑張れとはいえない．積極的な蘇生は希望しない．中心静脈栄養も希望しない」と意思表示されました．一方，スタッフ間では，看護・介護スタッフなどチームで緩和ケアチームを立ち上げ，初めての緩和期ケアや看取りをどのように捉え支援するのか，日々，戸惑いながら取り組みました．主治医，担当看護師が中心となりHさんの母親の思いに寄りそい，病棟カンファレンスを重ねました．結果，「特別なことではなくHさんがいまの生活を最期まで続けられる」に焦点を合わせ，①療育活動やリハビリを可能な限り継続する，②安楽に過ごせる，③母親の揺れる思いへの支援，の3点を基軸としたACPを作成し，母親とスタッフが一緒になって，Hさんへの緩和ケアを始めました．

3）医療型障がい児者入所施設で看取ったHさん（重症心身障がい）

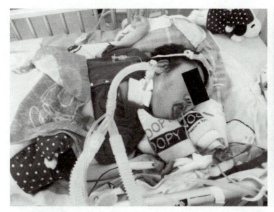
図1 ● 自室のベッドでリラックスして過ごしている様子

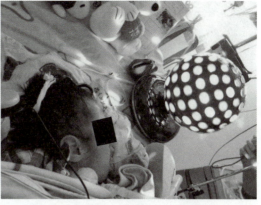
図2 ● 自室のベッドで作業療法の感覚活動に取り組んでいる様子

3 ケアの実際

　多職種協働で日々の情報共有，連携を図りスヌーズレンやリラクゼーション，病棟レクレーションを継続し，運動会やクリスマス会にもいままで同様参加しました．主治医，担当看護師を中心に，母親とコンタクトを取り誕生日会や成人式に一緒に参加していただくことができました（図2，図3，図4）．

　成人式では，以前からHさんが取り組んでいた，「指を動かすとスイッチが入る」スライドショーを披露することができ，母親が喜びで涙ぐむ様子も見受けられました．いつでもHさんと母親が一緒に過ごせるよう，面会時間の制限をなくし自室に宿泊できる環境を整えました．経過とともに，母親の面会が増え，Hさんの身体を拭いたり髪の毛を整えたり，また，幼少時の話しをスタッフに聞かせてくれることも増えました．

　徐々に体調が悪化し，同年4月24日，状態が急変，数時間後には，母親に抱かれスタッフに見守られながら最期を迎えました（図5）．母親は久しぶりに抱いたわが子に「こんなに大きくなったね」と声をかけていました．死亡確認後，母親は，「これでよかったのかな？　覚悟していたけど辛い」と泣き崩れながらも，最期の時間をHさんと過ごすことができました．

　召天後，センター5階ホールでお別れ会を開き（図6），母親と思い出を共有すると同時に，正面玄関から皆でお見送りをしました．多くのスタッフが参加してくださり，私たち職員にとって非常に心に残る看取りの時となりました．

4 振り返り

　重症心身障がい児者は，健康状態の変化や生命予後の予測が困難で，現在の健康状態が急速に悪化，重症化しやすい傾向があります．また，現在に至るまで幾度となく命の危機に直面し，家族は「いつ何が起こるかわからない」と覚悟しつつ，「乗り越えてくれる」という強

Ⅶ　医療・ケアチームで安らかな看取りを支援した心に残る天使たち

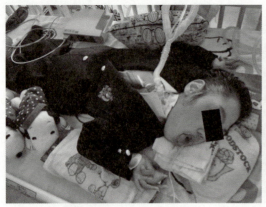

図3 ● 20歳の誕生日
　　　スーツを着ています．

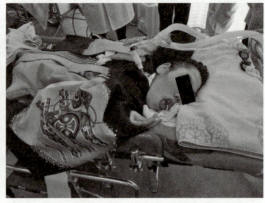

図4 ● 成人式の日
　　　"羽織，袴，似合うでしょ"．ご家族，スタッフ，皆でお祝いしました．

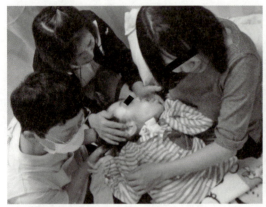

図5 ● お別れの日
　　　2013年4月24日，母親に抱かれ最期を迎えました．

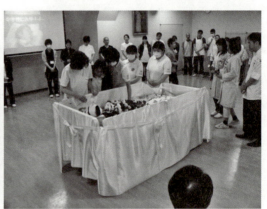

図6 ● センター5階ホールでのお別れ会の様子

　い希望をもっています．Hさんとのかかわりを通して，いつも命の危機に直面しているわけではないが，いつ何が起こるかわからないのが，重症心身障がい児者の特徴であると改めて実感しました．また，医療チームが，本人や家族の価値観や目標を理解し，これからの人生計画も含んだ治療やケアに関する話し合いを重ねながら，ACPを考えていく必要性を強く感じました．

　ACPとは，急変時の対応，現在の健康状態を守るために必要な栄養や輸液，どのような暮らしを送るか，を総合的に考え立案することです．その過程のなかで，私たちにとって大切なことは，①最善の選択を支援できる情報の提供，②家族の悩みや迷い，揺らぐ思いに寄り添う姿勢，③家族の思いにあわせて随時プランの修正や変更ができる柔軟な姿勢，④スタッフ間で情報共有・共通認識する姿勢を常にもつことだと思います．本来，緩和ケアは本人の

意思が最優先されます．しかし，重症心身障がい児者は，明確な意思表示が困難であるため
意思決定は家族に委ねられることがほとんどです．

　Hさんの母親が「これでよいのかな」と言われていたように，わが子の状態や予後を理解
していてもなお，葛藤をくり返し心が揺れ動きます．その気持ちを表出できる関係を築き，
本人がいまできていることをどう工夫すれば続けられるか，どうすれば無理がないか一緒に
考え，その方の人生や看取りについて話し合う大切さをHさんから教えていただきました．

　Hさんから教えていただいたことを胸に，これからも重症心身障がい児者看護に携わって
いきたいと考えています．

VII 医療・ケアチームで安らかな看取りを支援した心に残る天使たち

4 在宅で看取ったTくん（神経芽腫）

さいわいこどもクリニック
宮田章子

1 在宅移行までの病状の経過

　Tくんは，2歳2か月のときに腹痛をうったえ，近くの小児科の先生のところに受診をしました．初めは胃腸炎を疑われたのですが症状がいっこうによくならず，専門の病院に紹介され，腹部腫瘍の精密検査のため2歳4か月開腹による生検を行い，診断は神経芽腫でした．stage IV，しかも予後の悪いタイプで，治療しても再発率が高いということもわかりました．そのときお母さんのおなかには3番目の赤ちゃんがいました．Tくんにはすぐに化学療法が開始され，2歳10か月，自家末梢幹細胞移植を実施．その後2歳11か月，腫瘍摘出術を受けました．ちょうどそのときに弟が生まれましたが，その弟はまもなくヒルシュスプルング病とわかり外科手術を行いました．同じ病院の小児科に兄弟2人が入院していたので，両親は肉体的にも精神的にも大変だったそうです．その後も治療は続きます．腫瘍摘出後，術後放射線治療がなされ，3歳5か月，やっと治療が終了しました．退院後は幼稚園に通えることができるようになりました．しかし長くは続かず，4歳8か月には骨髄の再発がみられ，4歳11か月，臍帯血移植を行い無菌室に1か月入院していました．幸い感染を起こすことなく移植は定着し再び幼稚園に通うことができるようになっていました．5歳10か月頃から腫瘍マーカーのNSE（神経特異エノラーゼ）の上昇がみられ再々発がうたがわれていました．6歳1か月，腹痛が出現，胸椎に再々発であることがわかり，緊急放射線照射を外来で開始しました．主治医からは，原疾患のさらなる治療法はなく，今後は緩和医療となること，最後は自宅で看取る方法もあることを告げられました．両親はお子さんを自宅で看取りたいと決心され，私が在宅医になることが決まりました．

2 在宅移行後

1) まずは，仲よくなってお互いを知る

　病院で退院支援会議が開催され，今後のことを病院の医師を含め看護師，ソーシャルワーカーなどとこれまでの経過や今後の方針などの話し合いを行いました．そのとき初めてTくんと病院で会いました．何度もつらい治療を受けて頑張ったTくんの表情はとても固く心を

許して話しをするという雰囲気はまったくありませんでした．彼がわれわれチームを信頼してくれなければ，今後の緩和治療は難しいと判断し，在宅チームの最初の目標は訪問をくり返しTくんはもちろんのこと兄弟とも仲よくなること，ご両親の思いを理解することでした．訪問看護も導入されていましたが彼らチームにもまず，家族と関係性をつくることをお願いしました．退院前に中心静脈のポートを造設し，すでにモルヒネとアセトアミノフェンは導入され内服していましたが，幸い痛みもまったくなく，薬の調整も不要でしたので，歩行障害に配慮する以外遊ぶ制限はほとんどありませんでした．

　1月，初めて自宅に往診をしたときは，覇気がなくリビングのソファに座っていたのが印象的でした．歩行に支障があり食欲も低下しているので幼稚園を休ませているとのこと．何もすることがなく痛みがないのなら，少しでもいいから幼稚園に行ってみませんか？　と奨めてみました．その翌日すぐに幼稚園に行き，お弁当を完食し，午後まで滞在できました．本人も行けたことがとてもうれしかったらしくその後もほぼ毎日通園できるようになり，帰宅後も園服を脱ぎたがらずそのまま過ごすようになりました．毎日幼稚園に行けるよう訪問は夕方と決めました．往診をしても診察するのは二の次，訪問のたびに本人と兄弟，母とトランプをしたり工作をしたりという遊びが続きました．彼の好きなことを理解しながら数回目で会話が成立するようになり打ち解けてくれるようになり，まもなく訪問を待ってくれるようになりました．両親とは自宅での看取りの気持ちの再確認をすると同時に，なるべくQOLを保障すべくずっと自宅に寝ているのでなく，やりたいことをなるべく長くできるよう，行動は規制しないことをお話ししました．主治医の病院から奨められた抗悪性腫瘍薬の内服も予後を大きく変えるわけではないということで投与しないことに話し合いで決めました．

2) 目の前のやりたいことを探して，それに向かって

　1月から歩行困難が進行していましたが，2月になると緊急放射線照射の効果が少しずつ現れてきていました．通園し始めた彼の当面の目標は，卒園の劇の発表会に出演することでした．劇や歌の練習をしている姿を見て，どうしても出演したい意志を感じ，彼の生きる意欲を感じることができました．発表会の数日前は高熱が出ていて痰も多くなっていましたが，点滴や吸入，吸引などで改善し，手助けが必要だった歩行も本番の発表会では手助けなしに立って演技をすることができました．それを本人だけでなく幼稚園の先生，家族みんなが喜びました．前後して買い物や外食に頻回に行けるようになり，本人の希望で温水プールにも行き楽しむこともできました．一方で，ご両親はいつごろまで生きてくれるのかをとても気にされていました．在宅では画像検査はできませんし検査だけでは命の最期を数日・数週間単位で予測することは難しいことを伝え，まず目標の設定を数週間単位で考えていくことを提案し，次は3月の幼稚園の卒園式に決めました．卒園式間近になり高熱の出現，湿性咳嗽や痛みの増強がみられましたが，抗菌薬の点滴，モルヒネの増量やデカドロン®の投与，症状の対症療法などで無事卒園式に出席することができました．卒園し目標がなくなったこと

もあり，3月末は意欲の低下や元気がなく全身状態の悪化が認められるようになってきていました．腹痛や腋窩痛などの痛みも徐々に増強し，モルヒネの増量，アセトアミノフェンの増量が必要になってきました．モルヒネの副反応である皮膚のかゆみが出ましたがオンダンセトロン投与で改善しました．徐々に歩行困難が進行し下肢の痛みも少しずつ増強していました．あくまで自分で歩く，トイレに行くというプライドの高いTくんは，予想どおり車いすでの移動をいやがっていたので，訪問看護師と相談し，遊びの一環として兄弟で乗りっこをして車いすの取り合いをさせるように設定しました．室内にまず車いすを入れ試しに乗ってみることからスタートしたところ，兄弟で車いすのとりあいとなり，無事車いす導入に成功しました．

4月初めには，かねてから申し込んでいたメークアウィッシュジャパンのイベントがかなえられ，ホテルに妖怪ウォッチが会いに来てくれ家族で食事とお泊まりをすることができました．イベントがあるととても元気になり，疲れてもなかなか横になろうとしませんでした．また祖父母と一家で長崎ハウステンボスでの1泊旅行も実現できました．次の目標は小学校の入学式でした．まわりの予測は，病気の進行で痛みが出始めているので本人の入学の意欲，特に入学式への参加は積極的ではないと感じていたのですが，入学式が近づくととても楽しみにしていることがわかりました．

3）やりたいことのための痛みのコントロール

3月末から右の上眼窩部の突出が目立つようになり，4月に入ると大腿部の痛みをはっきり訴えるようになってきました．しかし入学式は無事出席でき，予想以上の意欲で登校し始め周りをびっくりさせました．まもなく給食も始まりましたが，その給食もかなり食べられ，幼稚園のときより楽しいという発言も聞かれました．学習能力が高いため周りの同級生に教える場面もあり，どんなにからだがつらくても宿題だけはすると言って聞かず起き上がって頑張る姿を何度も見かけました．しかし4月下旬からは痛みも強くなり，下校するとぐったりし，モルヒネ，アセトアミノフェンの増量やレスキューを飲み，ステロイドの投与を続けても，薬が切れると痛みのため睡眠を妨げられるようになりました．ついに自己調整鎮痛法（patient controlled analgesia：PCA）の導入を検討するようになりましたが，本人は点滴をすると行動制限が出るなどの不安から抵抗がありなかなか同意が得られず，強引に導入することも考えていたのですが，もう一度説明を試みました．このままだと痛くて学校は行けないと思うがPCAを付けたら痛みが抑えられ学校に行けること，周りからは見えないようにできることを説明し本人に考えてもらうことにしました．そうしたところ数日後，本人みずから希望してきました．腹部への皮下投与であれば外見上見えないためPCAを皮下点滴投与としました．ポンプとレスキューボタンを入れる袋もドラえもんのポシェットにかえ医療器具とわからないように車いすの座面の横に置き本人がすぐ手が届くようにしました．これで昼間は本人が，夜間は母がレスキューボタンを押し痛みが軽減できました．しかし5月の連休明けには，痛みの程度は日ごとに増加，骨転移による顔面・頭部の骨突出も急に目立つようにな

りました．腹痛，下肢痛，頭痛，など痛みの種類が多岐にわたるようになりました．内臓痛，神経痛，骨痛に対する痛みコントロールは，モルヒネ，アセトアミノフェンに加え非ステロイド性抗炎症薬（non-steroidal anti-inflammatory drugs：NSAIDs）：カルバマゼピンなどの投与をしました．それに加え意欲と食欲の維持のためステロイドの投与は持続するようにしました．PCAの内容は痛みの増強にあわせ2～3日ごとに内容を変更し，量も増えていきました．NSADsやステロイドも経静脈的にCVポートから訪問看護師の力も借りながら毎日投与を行いました．彼の日中家で過ごす場所はリビングルームでした．そこで点滴や処置も希望し，また遊ぶ場所も勉強もリビングで，家族が一番集う部屋を動きたがりませんでした．痛みが進行しても小学校の登校は1時間でも行くと言って続けました．徐々にそれも短くなり，10分しかもたない状態になってきていました．

しかし痛いながらも意識は清明で，食べたいもの，欲しいものが言え，母の手づくりの食事を食べ，また外食や買い物にも行け，往診のたび大好きなカードゲームもリクエストされました．そのときは寝ていても座ってやりたいとリビングのソファに寄りかかりゲームに参加しました．右眼窩上の骨転移の隆起のため眼瞼が閉じられず，目の痛みを訴えそのための夜間覚醒も出現していました．PCAが漏れるととたんに痛みが強くなるため，差し替えはなるべくすぐに行うようにコールされたらすぐに対応できる往診体制をとりました．PCAを開始して2週間後の日曜の朝，PCAの刺し替えに往診した際，これまで一度も抵抗していなかったのに，針を刺したとき急に払うような不穏な行動が出現しました．バイタルはまだ保たれていたのでいったん引き上げた後，数時間後に急にもがくような動作とせん妄が数分続いた後，両親がそろって見守るリビングのソファで静かに息を引き取りました．

4）看取りの後のご家族の気持ちと私たちのチーム

自宅で看取る気持ちが決まっても，これでいいのかと心が揺れたり死に目に会えない恐怖と不安がありましたが，この子は孝行者です．父の唯一の休みの日の昼間，みんなが駆けつけられる日を選んで逝きました．私たちも自宅で看取れて本当によかったと思っています．この子とみんなでがんばり切れて悲しみだけでなく満足感でいっぱいです．

われわれ在宅チームのメンバーもそれぞれご家族の気持ちと強く共有でき最期を看取ることができました．

Ⅶ 医療・ケアチームで安らかな看取りを支援した心に残る天使たち

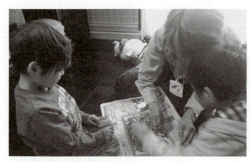

図1 ●在宅医とパズル
左がTくん.

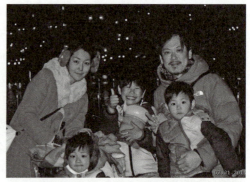

図2 ●家族で冬のハウステンボスに旅行
左から2番目がTくん.

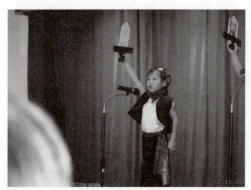

図3 ●卒園の劇の発表会に参加できました

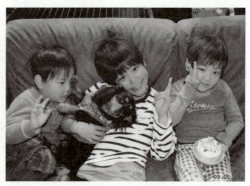

図4 ●おうちのリビングで兄弟といっしょに
一番右がTくん.

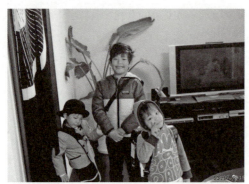

図5 ●幼稚園から帰って来ました
右がTくん.

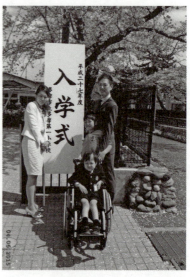

図6 ●小学校入学式に参加できました

VII 医療・ケアチームで安らかな看取りを支援した心に残る天使たち

5 小児ホスピスで看取ったTくん（脳腫瘍）

患者家族（母）
福本留美

　私の息子，たけるは6歳で「小児脳幹グリオーマ」という病気が発覚し，2年後に8歳で亡くなりました．最期の2か月間，たけると過ごしたホスピスでの日々を綴りたいと思います．

1　ホスピスで最期を

　2013年2月，たけるは大阪の「淀川キリスト教病院こどもホスピス」に入ることになりました．たけるだけではなく，家族全員がお世話になるという感じだったと思います．まだ，できて間もない新しいホスピスはとても綺麗で，それまでたけるが入院していた大学病院の病棟とは雰囲気もだいぶ違いました．ホスピス内はとても静かで，至る所に，和紙で作製された，可愛らしい形の照明が飾ってあり，オレンジ色の暖かい明かりが灯されていました．

　この時のたけるの状態は，寝たきりで，話せず，食べれず，自発呼吸もできませんでした．かろうじて左手と目だけ動かすことができました．たけるとのコミュニケーションは，小さなホワイトボードでした．ホワイトボードに「痛いところはない？」と聞くとたけるはパー（はい）グー（いいえ）チョキ（どちらでもない）などで応えてくれました（図1）．「おうちに帰りたい？」この質問をするとたけるはパーでもグーでもなく返事に迷っているようでした．ホスピスの看護師さんも「たけるくんの気持ちを考えると，在宅で過ごすほうが」と言ってくれました．しかし，具体的な話になるとやはり考え込んでしまいました．

　私たち家族は，もともと東京に住んでいたのですが，大阪の大学病院で行っているワクチン治療を受け続けるために，前の年に，東京から大阪に家族で引っ越してきたのです．狭いアパートでしたので，まず，たけるを受け入れる環境を整えることができませんでした．また，そのとき夫は新しい仕事とたけるの介護で，うつ病と睡眠障害になっていました．たけるの妹（ここみ）は1歳で，夜中も授乳がありました．たけるの兄（さとる）は小学校5年生でしたが，たけるの病気の悪化をとても恐れていて，医療装置の警告音に敏感に反応してしまうのです．そんな状態でしたのでたけるにはホスピスで最期をということになりました．

Ⅶ　医療・ケアチームで安らかな看取りを支援した心に残る天使たち

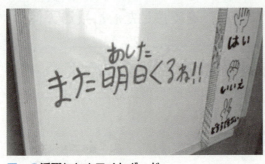

図1 ● 活躍したホワイトボード

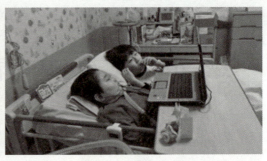

図2 ● パソコンでお笑い番組を見るたけるとさとる

2　穏やかな時間

　ホスピスまでは，自宅から電車と徒歩で1時間半くらいかかりました．平日の朝は夫とさとるを送り出し，ここみを保育園に預け私は1人でホスピスへ向かいました．ホスピスに着くと，それまで付き添ってくれた私の母と交代します．母が夜から朝まで，日中は私が，たけるに付き添いました．そして週末にはいつも家族全員がたけるの部屋に集まることができました（図2）．

　ホスピスでは家族が安い値段で食事を注文することができましたし，布団も有料でしたが家族分借りることができました．お風呂も部屋についていたので本当に助かりました．

　また，看護師さんたちが，数時間おきにたけるの様子を見に来てくれて，そのときに雑談したり，不安を聞いてもらい，とても安心できました．たけるの表情も以前より柔らかくなった気がしました．

　私たち家族は，たけるの命の時間が少なくなっていくなかでも笑顔がありました．それは，ホスピスのスタッフの方たちが見守り，気遣ってくれたからだと思います．たけると同じ部屋でテレビを見たり，音楽を聞いたり…また，晴れた日はたけるをベットごと屋上へ連れて行ってくれました．たけるは，優しい風にあたり，ゆっくり進む飛行機を眺め，七色のシャボン玉を見つめました．ごくありふれた日常ですが，たけるにとってはとても貴重で，幸せな時間だったと思うのです．

　ホスピス内は，兄弟，姉妹たちが元気に遊べるスペースもありました．1歳の娘は，そこでおもちゃをたくさん出して遊んでいましたし，兄のほうは隣の部屋の兄弟くんたちと一緒にストレッチボールで遊んでいました．ときどき来てくださるボランティアの方は，お母さんのリフレッシュにと，ヨガを教えてくれました．また，私の妹が関東からたけるに会いにきてくれたときは，屋上のスカイガーデンでコーヒーを淹れてくれました．とても美味しいコーヒーで妹も感激していました．

3 別れの涙

　3月になり，季節が冬から春に変わろうとしていました．たけるの状態が少しずつ悪くなってきました．眠っている時間が長くなり，もう左手も反応しなくなりました（**図3**）．

　兄のさとるは，訪問医の先生から呼び出され，個室で弟の病気の状態を聞かされました．もう時間がないことも改めて知らされた様子でした．しばらくして，個室から戻ったさとるは，たけるのベットに入り，弟に頭を付けて声を上げて泣きました．私はなすすべもなく立ちすくんでいました．眠っているたけるの目からも涙が溢れていました．次から次へと大粒の涙が流れているのです．病状で涙が出ることもあると聞いていましたが，こんなにたくさんの涙は見たことがありませんでした．このときの涙は，たけるが兄との別れを悟り，流した涙だと思えてなりませんでした．このときのさとるとたけるの辛さを思うといまでも胸が押し潰されそうになります．

4 お兄ちゃんの誕生日会

　4月になり，桜の季節になりました．兄，さとるの誕生日が近づいてきました．スタッフの方たちがさとるの誕生日会を企画してくれました．誕生日の当日「おうち」という名の大部屋にパーティーの飾り付けをしてくれました．とても華やかです．そしてそこへたけるをベットごと連れてきてくれました．テーブルには美味しそうな「ちらし寿司」や「サラダ」や「ケーキ」を用意してくれたのです．さとるもここみも歓声を上げて喜びました．スタッフの方たちが，私たち家族を囲んでさとるに歌を歌って，拍手をしてくれました．ここみからさとるへの素敵なサプライズプレゼント（絵）もありました．一つ一つすべてに，人の優しさがこもった，最高の誕生日会でした（**図4**）．夫はこのとき，精神的にあまりよい状態ではなかったのですが，皆さんのお蔭で明るい時間を過ごせたと思います．もしも，これが在宅介護だったら，ここまでやれる心の余裕がなかったでしょう．

5 心に誓ったこと

　たけるの病気が発覚して，その日のうちに余命を宣告されたときから，私は2つのことを心に誓いました．1つはたけるの残された時間を大切にすること，もう1つは家族が壊れないようにすることです．たけるの病気のせいで家族が険悪になってしまったら，一番悲しむのはだれかを考えたからです

　私はたけるに対して「生きてほしい」とは願いませんでした．生きて欲しいと願うと悲しみに溺れてしまいそうだったからです．だから「一緒に乗り越えよう」と強く強く念じていました．そのときの気持ちは，たけるを出産したときの心境と同じでした．100％無事に出産しようと決心したときのように，この子を完璧に空へ旅立たせてあげようと思ったのです．

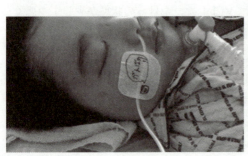
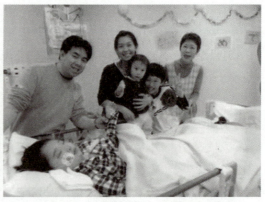

図3 ● 眠ったままのたける

図4 ● お兄ちゃんへ．サプライズ誕生日会

6　行き先のない汽車

　たけるがいよいよ悪くなってきて，血圧と体温が下がり始めました．そんなときに大きな出来事がありました．ここみがマイコプラズマ肺炎で入院することになったのです．ここみが入院することになった病院は，24時間保護者の付き添いが必要でした．場所もホスピスから離れています．私，主人，義理の母，私の母…，自宅，ホスピス，病院…，ローテーションで交代で付き添いたいのですが，ここみが私でないと泣いてしまうため，交代もままならなくなりました．たけるの所へ行きたいが行かれない…このときは，家族全員疲れ果てていました．あまり，会話もありませんでした．私は左目が充血し，靴を履いて立っている日が続いたせいか足がパンパンに腫れていました．頑張りたいのに体が悲鳴を上げていました．私たち家族は行先がわからず走り続ける汽車に乗ったように，いつまで走るのか，どこまでいくのか…燃料は尽きるのか…すべてわからないまま不安と戦っていました．

　大人がそんな状態だったのでここみにも，いままでの疲れが出てしまったのでしょう．ここみは結局5日ほど入院し，咳も治まりました．そして明日検査をして退院，というとき，今度はホスピスから連絡が入りました．「たけるくんが危ないので来てほしい」との連絡でした．たけるの最期はそんな大変な日でした．

　私たち家族は携帯電話でやり取りしながらここみとたけるの調整を話し合いましたが，夫も私も母たちも意見が合いませんでした．たけるやここみへの気持ちが皆同じなのに，行動が違うために，なんでこうしてくれないのか？　という思いがそれぞれにありました．「限界」という言葉が頭をよぎりました．家族が焦りと憤りとでバタバタする様子をホスピスの看護課長さんが察してくださり，私たちの間に入ってくれました．「お子さんがこんな状態のときに家族のなかで意見の相違があるのはよくあることです」と話してくださいました．こうしたらどうかという助言もしてくださり，いろいろありましたが，何とかたけるの元に全員集まることができました．

198

7　悲しみよりも「終わった」

　たけるは大好きな家族に見守られながら，私の腕の中にいました．医師が聴診器を差し出してくれました．以前私が「たけるの心臓の音を最期まで聞きたい」と話していたからです．しかし，結局，聴診器は使いませんでした．別れを惜しむ声，嗚咽，自分の泣き声で心音が聞こえる状態ではなかったのです．

　たけるの体がゆっくりゆっくり，冷たくなって私の肌に伝わってきました．「たけぴ，いままで辛かったね．もう，休んでね．ありがとう」．医師が時計を見て時刻を告げました．

　私たち家族が2か月間過ごしたホスピスの部屋は，私物を全部運び出し，がらんとしていました．ベッドがぽつんと1つ．そこに，たけるが寝かされていました．サッカーが好きだったたけるは，サムライブルーのユニホームに身を包み，霊柩車が迎えに来るのを待っていました．夫と二人でたけるをしばらく見つめていました．「たける…よく頑張った．もう楽になっていいよ」と夫は言いました．「今頃，天国で思い切り走ったり，美味しいもの食べたりしてるといいけど」と私は言いました．悲しいという感情よりも「終わった」という気持ちが強かったと思います．

8　巡る命日と感謝

　2013年4月20日，この日がたけるの命日です．ホスピスで，同時期に過ごしたママ2人とは，いまでもメールのやり取りをしていて，心の支えになっています．なかなか他の人には理解できない辛さも，話してスッキリすることができます．

　年に一度，ホスピスでは家族会を開いてくれて，私たち遺族を招待し，兄弟，姉妹たちと遊んでくれたり，グリーフケアをしてくれたりと，癒しの時間を提供してくれます．本当に有難いことです．

　私は，ホスピスで過ごしているとき，戦っているのは患者と患者家族だと思っていました．しかし，時が経ち，改めて振り返ってみると，私たちよりも長く子どもの死と向き合い，こうしているいまも戦いを続けていてくれる人たちの存在に気がつきました．ホスピスでお世話になった医師，看護師，スタッフ，ボランティアの方々との出会いに深く感謝します．そして「命」のなかでももっとも小さい「命」が多くの人に大切に守られていきますように．

VII 医療・ケアチームで安らかな看取りを支援した心に残る天使たち

6 赤ちゃんと家族の幸せを支える医療（18 トリソミー）

患者家族（母）
五十嵐桃子

　2 年前，私たちの長女・こはるは染色体異常を持ってうまれ，6 日間の生涯をたくさんの人に見守られながら精一杯生き抜きました．「赤ちゃんと家族の幸せを支える医療」について，私たち家族が経験し，感じたことを綴らせていただきます．

1　告知

　羊水染色体検査の結果がはっきりと出るまでは，「もしかしたら何かの間違いかもしれない」「心臓や食道の奇形はおなかの中で治るかもしれない」「トリソミーのなかでも軽いほうかもしれない」と言い聞かせ，少しでも希望が欲しくて，ネット検索ばかりしていました．

　しかし検査結果ははっきりと 18 トリソミー．多くの疾患を併せもっていることを踏まえると，1 年以上の生存の可能性はきわめて低い，とても重い結果でした．

2　「胎児」との時間

　初めは，後悔の気持ちが溢れ，将来を悲観して泣いてばかりいた私でしたが，検診のたびに，100 g ずつ大きくなっていく娘の姿や，元気な胎動を感じられるようになってきた頃，「この子は "いま" を精一杯生きている」ということがだんだんとわかってきました．病院では，私たちができることとして，何度も「家族で悔いのないように過ごしてください」といわれて，満開の桜を見に行ったり，海にドライブに行ったりしては写真を撮り，毎日絵本やお手紙を読み聞かせたり，主人も仕事を休んで，ほとんどの時間を家族で一緒に過ごすようになりました．残された時間はだれにもわからないけれど「たとえおなかの中で亡くなってしまってもだれよりも幸せだったと思えるよう，愛情をいっぱい伝えたい，家族の思い出を残したい」自然とそう思うようになっていきました．

　胎児の名前は，異常がわかるずっと前に「（こはる）」にしようと夫婦で相談して決めていました．本当は産まれてから公表しようと思っていたのですが，疾患がわかってから，私たちの両親兄妹にはすぐに伝えました．できるだけ多くの人から名前で呼んでもらいたいと思ったからです．

　まだ「胎児」とよばれる段階でしたが，私たちのなかではもうはっきりと，娘は家族の一

員になっていました.

3 治療方針の決定

　医師たちとの話し合いのなかでは,「もともと弱い体質の赤ちゃんや,限りあるかもしれない生命の時間が予想される赤ちゃんの場合には,集中治療はおすすめしていない.それよりも,家族と過ごす時間を大切にしたい」という提案をいただきました.ただし,絶対にできないというわけではなく,他の病院では手術などもしていること,産まれてみて,状態がよければ様子をみてできることもあるかもしれないとの説明も受けました.

　私たちがお世話になったのは,日本のなかでもたくさんの赤ちゃんが入院している病院だったので,そのような選択肢があるとは意外でした.しかし,決して娘の命を軽く扱われたり,あきらめられたとは,思いませんでした.それよりもあえて "他の病院で助かったから自分たちの病院でも助けられる" というようなことをいわずに,「私たちも,どちらがいいのかずっと迷いながらご両親と決めてきた」と話してくれた医師の背景には,これまでに出会ったいろいろな赤ちゃんやご家族の顔が浮かんでいるのを感じました.

　状態がよかった場合の母児同室の取り組みや,退院して在宅で一緒に過ごせた家族のお話も伺いました.一人ひとりの状態にあわせて,将来も見据えたうえで,赤ちゃんと家族が側で過ごせる時間を第一に考えてもらっていることが伝わってきました.

　それからも治療方針については,すぐには決められずにいて,多分,最後まで,本当の意味では決めきれていなかったのかもしれません.それよりも,出産予定日までの時間が刻々と近づくにつれ,先のことはあまり深刻に考えないようになっていました.あきらめたのではなく,もうここまできたら,「あとは天にゆだねるしかない,心遥の生命力を信じよう」と自分にも言い聞かせて,出産の日を待ちました.

4 出産の日

　そして迎えた出産の日.

　陣痛を待つ間に「名前は決めたの?」と1人の助産師さんが聞いてくれたので,伝えてありました.今思うと,私が一番痛みで苦しいとき,皆が代わる代わる「こはるちゃん頑張っているよ!」と声をかけながら応援してくれていました.そして,何度も心拍は下がりながらも何とか持ちこたえ,子猫のような「ミーミー」という産声をあげて,こはるは産まれてきてくれました.

　すぐに私の胸に乗せられ,カンガルーケアをたっぷりとさせてもらいました.小さな身体が私にくっついて,心臓の鼓動を確かに感じることができ,嬉しくて嬉しくて,ずっと抱きしめていました.

　少しするとNICUの医師がベッドサイドに来て,優しい笑顔で「おめでとうございます.こはるちゃん,とっても元気そうですね」と声をかけてくださいました.看護師さんも娘の

Ⅶ 医療・ケアチームで安らかな看取りを支援した心に残る天使たち

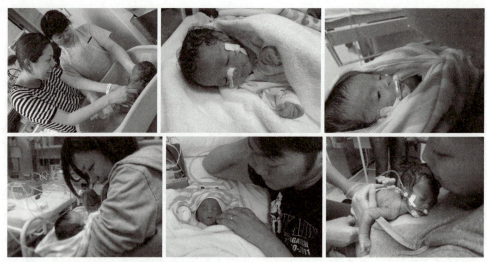

図1 ●沐浴，抱っこ，添い寝などの様子

仕草をみて「かわいいね」と声をかけてくれたりして，そんなゆったりとした時間の流れをみても，想像していたような壮絶な医療現場とはかけ離れていて，穏やかな気持ちで過ごすことができました．

その後の毎日は，NICUと産科病棟を行ったり来たりしながら，娘の体調をみながら私たちのペースで，まるで本当の家のように過ごさせてもらいました．私が「明日，こんなことがしたいと思っている」ということを看護師さんに告げると，「今日やりたいと思ったことは，今日やりましょう．そうすれば，明日はまた，明日やりたいと思ったことができるから」と言って時間をつくってくださり，抱っこや沐浴，添い寝．カンガルーケアなどひとつひとつ"夢"をかなえていくことができました．病状が悪いときは痰の吸引だけすると，さっと私に抱っこをさせてくれました．そうすると娘の数値がよくなっていくのを何度も目の当たりにし，「ママのことがわかるのかな」と，不思議な気持ちになりました．

初めは，びくびくしながら娘に接していた私たちも，「親としてこの子を守っていきたい．」という実感が湧いていくのがわかりました．娘は生後3日頃に目をぱっちりとあけてこちらを見つめるようになり，言葉はなくとも，気持ちが繋がっていることを感じさせてくれました（図1）．

5 8時間のカンガルーケア

娘の容体は，だんだんと悪くなっているようでした．しかし，悪くなったり，よくなったりもくり返していたので，先のことははっきりとはわかりませんでした．そんななか，私の退院の日の朝に急変．NICUに駆け寄ると，いまにも息絶えそうな娘の姿がありました．

それからNICUの隣にあるファミリールームに案内していただき，最後の沐浴や手形・足

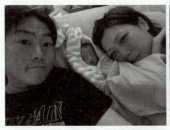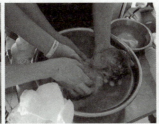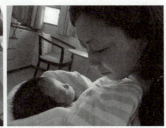

図2 ● ファミリールームでの様子

型をとりました．するとまた娘はニコニコ．「きゃぁ」と声もあげてご機嫌な様子でした．その後は，娘が一番穏やかに過ごせるカンガルーケアをさせてもらいました．娘はすやすやと眠りにつき，途中何度か痰の吸引などもしましたが，あっという間に8時間が経っていました．とても気持ちよさそうだったので，「もうNICUには戻さなくていいや．このままずっと一緒にいよう」と心から思えていました．

朝が来て，家族3人で寝てみようかな，とふと思いました．それまではできるだけ動かさないでおきたかったはずなのに，なぜかやってみようと思えました．とても自然な気持ちの流れで，家族で川の字になって横になり，そのままこはるは私たちの腕の中で気持ちよさそうに眠り，天使になっていきました．5月27日の早朝でした（図2）．

6 退院

それからチューブなどを抜いて，しばらくゆっくり眠らせてもらいました．こはるが産まれてから，初めてぐっすり眠れた時間でした．起きたら，もう一度沐浴をして新しい洋服に着替えました．家族が集まり，先生や看護師さんとたくさん写真を撮りました．退院のときは，玄関にたくさんのスタッフが集まってくださっていて，涙を流しながらも笑顔で見送っていただきました．短い期間にも，こはるがたくさんの愛情に包まれていたのだと，改めて感謝の気持ちでいっぱいになりました．

お見送りをしてもらい，車が動き出すと，窓からはさわやかな風が入ってきて，こはるの前髪がゆらゆらと揺れていました．穏やかに微笑んでいるような表情をしているように思え，私たちも幸せな気持ちになりました．

7 退院後の生活と心のケア

病院で幸せな時間を過ごした分，家に帰ると，いままでのことが夢だったように，悲しみに打ちひしがれる生活が待っていたことも事実でした．もうこの先，生きていく意味もないと思い，暗い部屋で何日も過ごしました．それを救ってくれたのは，家族や，同じ経験をしたママたちの存在，そして私たち家族が過ごした唯一のふるさとである病院スタッフの存在でした．

社会では，こはるは「かわいそうな赤ちゃん」「終わったこと」として，ふれてはいけないことになっている気がして悲しかったのですが，病院では，退院した後も「こはるちゃん」はごく普通の存在として，思い出話ができ，いつまでも家族の一員として扱ってもらえました．季節の折にはお話会の案内と一緒に，担当看護師さんからのメッセージも届きました．退院後の心のケアをしてくれる場所がまだまだ地域には整っていない分，病院側のそのような心遣いに本当に救われました．

8　いま思うことと今後の願い

「緩和ケア」「侵略的治療の差し控え」という言葉だけを耳にすると，どうしても「生きることをあきらめるのか？」「ただ死を待つのか？」というようなことだと感じられる方もいらっしゃると思います．実際に過去には，生命予後の悪い赤ちゃんに対して，医療現場でそのように考えられてきた悲しい事実や歴史もあるのかもしれません．

しかし，少なくとも私が自分の経験として感じたのは，そのような消極的なイメージではなく，むしろ死を意識することで，とても積極的な気持ちで「生きること」に正面から向き合った日々でした．また，医療スタッフの連携により，私たち家族だけでは決して叶えることができなかったような，幸せな時間を与えてもらったとも思っています．

娘の人生は6日間という短いものでしたが，たくさんの人に出会い，愛され，大切にしてもらって，ありのままの姿で一緒に泣いたり笑ったりすることができました．そのおかげで重い病気をかかえている赤ちゃんとは思えないくらいの生き生きとした表情をたくさんみれたのかもしれません．そのひとつひとつが今家族にとって何よりの宝物です．

今後も，同じ疾患の赤ちゃんでも，一人ひとりもっている可能性が皆違っていることを前提に，その子の状態やご家族に合った医療の選択が尊重され，より多くの家族が赤ちゃんと過ごす大切な時間を，あたたかい医療の力で支えていただけることを願っています．

Ⅷ コラム：援助者のメンタルヘルスケア

1 子どもの看取りにかかわる援助者のストレスケア～ストレスの理解と具体的な対処方法～

甲南女子大学看護リハビリテーション学部
瀬藤乃理子

　医療や福祉などの対人援助職の仕事は「感情労働」とよばれ，そこでは支援対象者のさまざまな感情を受けとめ，相手からどのような訴えがあっても，それに合わせた適切な対応が求められます．そのなかでも，子どもの看取りの現場は，死にゆく子どもやその家族に対する非常に難しい心理的支援が求められ，援助者自身の無力感や罪責感，葛藤，悲しみなども，きわめて増幅しやすい環境です．

　その結果，援助者が「共感性疲労（compassion fatigue）」という深刻な状態になる場合があります．共感性疲労は「バーンアウト（燃え尽き）」の1つの形で，トラウマなど深刻な問題をかかえる人を援助する際に生じる援助者側の2次的ストレス状態をさします[1]．この状態に陥ると，援助者の感情の枯渇や意欲の減退だけでなく，自尊心の低下，イライラ感，身体の不調，仕事の遂行能力の低下など，多方面に影響が生じるといわれています[2]．援助職としてすぐれた技術を持ち，患児や家族に親切で優しい人柄を兼ね備えた人が，看取りの現場で燃え尽き，仕事が継続できなくなることは，患児や家族にとっても職場にとっても大きな損失です．医療スタッフの燃え尽き予防への対策は，子どもの看取りの現場では，重要かつ緊急な課題であるといえます．

　ここでは，新生児や小児の看取りの医療にかかわる人たちが，自分を守るために知っておきたい事項を整理し，筆者が各地で実施している「共感性疲労の予防プログラム」のなかで，援助職に勧めているいくつかの方法について，具体的に紹介します．

1 バーンアウトや共感性疲労への理解

　家族の死は，人間の一生のなかで，非常にストレスの高いライフイベントとして知られていますが，子どもの重篤な疾患や死は，そのなかでももっともストレスフルな出来事であることに間違いありません．2012年，アメリカ小児科学会（American Academy of Pediatrics：AAP）が，子どもを亡くした家族の支援について，小児科医に対するガイドラインを示しています[3]が，その推奨項目の1番目に，「子どもを亡くした遺族の悲しみは非常に強く，そして予想以上に長く続くことを理解しておく」と記されています．子どもの看取りの現場に従事する援助職は，予想をはるかに超える子どもや家族（遺族）の深い悲嘆に触れなくてはな

205

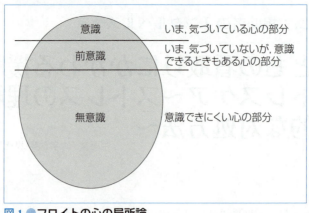

図1●フロイトの心の局所論
〔文献4）より〕

らないことをまず自覚し，援助に入る前から心の準備をしておくことを忘れてはなりません．

深い悲しみに触れることは，援助者自身の心の深い部分も大きく揺さぶられますが，この援助者自身の心の揺れ動きが，共感性疲労と大きく影響します．なぜでしょうか？

フロイトは，私たちの心は「意識」の部分と「意識下（前意識・無意識）」の部分に分かれており，心の大部分が「無意識」の領域であると考えました[4]（図1）．悲しみやつらさ，深く傷ついた体験は，それを日常的に感じたり，思い出したりするとつらいために，防衛規制がはたらき，無意識の領域に抑圧されます．子どもや家族（遺族）が悲しみの感情や体験を語ることは，自分がふだんは意識していない無意識の領域に沈んだグリーフやトラウマなどを，吐き出させる作用があります．そして，吐き出すことで，「話をして心が軽くなった」という状態（＝カタルシス）をつくり出すと考えられます．

遺族に寄り添う私たち援助職にも，同じように心の中に「無意識」の領域が存在します．子どもや家族（遺族）が悲しみを語るとき，その人の心の奥深い部分が大きく揺れ動くのと同時に，その話に共感すればするほど援助者の心も同じように共鳴し，無意識の領域が大きく揺さぶられる可能性があります．そして，それが疲労感を生むと考えられます．またFigleyは，その状態をそのまま放置すると，無意識の領域に潜んでいた援助職の過去の傷つき体験（トラウマ）が再燃し，その人自身が抱えている問題が増大し，追い詰められた状態（＝共感性疲労）になる危険性があることを指摘しています[1]．

「共感すること」は対人援助においては，必要不可欠な要素ですが，その援助に携わる人たちは，自分自身の心身の状態にいつも目を向け，ストレスの持続や自分のトラウマの再燃に対しても，十分な注意が必要です．

2　セルフケアの重要性

援助職の共感性疲労を予防するための対策としては，職場レベルと個人レベルの両方から

表1 ●職場・個人のストレス対策

職場レベル	個人レベル
○学習の場 　・看取り・死別などの知識・考え方 　・患者への対応（アセスメント・介入） 　・家族・遺族への対応 　・自分自身のストレス管理 ○事例検討会やデス・カンファレンス・ 　スタッフミーティングなど ○ケアの評価のフィードバック ○スーパービジョンの機会の設定 ○コミュニケーションスキルトレーニング 　共感・傾聴・距離のとり方 　悪い知らせの伝え方 　怒りや罪責感などへの対応 ○スタッフ相互の助け合い 　スタッフ間のコミュニケーション ○看取りの方針・情報の共有 ○管理職によるストレス管理・モデルの提示 ○精神科医など他職種との連携 ○職場に応じた具体策の検討	○専門職としての知識・技術を深める ○専門職としての技能を伸ばす ○スーパービジョンを受ける ○休息や気分転換 ○ストレスの自己管理 　・自分のストレスへの気づき 　・感情状態のチェックとコントロール 　・心身の鍛錬 　・仕事と家庭の線引き ○リラックス法や自分に合ったセルフケアの習得 　・呼吸法 　・運動やヨガ 　・十分な栄養や休息 　・音楽 　・趣味 　・家族や友人との時間 　・ユーモア 　・自然の散策 　・その他（自分に合った方法） ○対処方法の見直し・改善 ○人（上司や同僚，友人など）に相談する ○自己成長

〔文献5）より〕

取り組む必要があります[5]（**表1**）.

　職場レベルの対策としては，学習の場の提供，管理職によるスタッフのストレス管理，スタッフ相互の助け合い，他職種との連携などが推奨されています[5]．トラウマ支援の領域においては，ストレスマネージメントを含めた研修の継続や，スーパーヴィジョン体制を整えることが重要であると認識されていますが，日本の医療現場では，その考え方が浸透しているとはいえません．特に子どもの看取りの支援は援助職に多大なストレスがかかるため，今後，援助職のストレス対策を職場レベルでも整えていく必要があります．

　遺族支援における個人レベルの対策としては，まずは自分自身のストレスに気づき，それをチェックし（セルフチェック），共感性疲労などの燃え尽き（バーンアウト）の状態に進めないように，セルフケアを行うことが重要です．

　自分自身のストレスに気づくための1つの方法として，筆者は**図2**のようなセルフチェック用紙の活用を勧めています．縦軸は現在の自分の心のエネルギーレベル（精神的活力の高い・低い），横軸は現在の感情レベル（プラス・マイナス）で，いまの自分の心が4つの象限のどのあたりに位置するかをチェックします．また，チェックと同時に，そのときの自分の感情状態を，「気分がいい」「穏やかだ」「悲しい」「腹立たしい」など，1語のワードで表に書き込みます．このように，自分の感情に名前をつけることを「ラベリング」とよびますが，

Ⅷ　コラム：援助者のメンタルヘルスケア

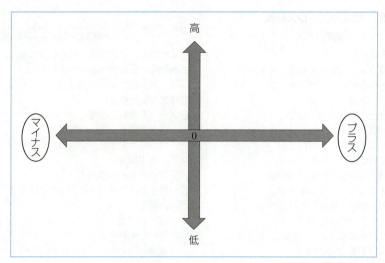

図2 ●セルフチェック記入用紙

　この作業は自分の感情状態から一歩引いて，冷静に自分の心を眺めることにつながります．このような方法でチェックする練習を何度も行っていくと，現在の自分の心の状態を敏感に，かつ客観的に眺めることができるようになっていきます．
　このようなセルフチェックを行う際に，特に重要なことは，そのときの心の状態がどの象限にあれ，どんなネガティブな感情であれ，それを冷静に淡々と眺めるようにすることです．感情は本来，天気のように動くもので，この後に述べるセルフケアを短時間でもしっかりと実施すれば，現在の心の状態を必ず変化させることができます．その変化を実感する意味でも，このセルフチェックを日々，励行するとよいでしょう．

3　セルフケアの実践

　自分の心の状態があまりよい状態ではないとわかったときには，それを放置せずに，まずは自分なりのセルフケアの方法を実行してみましょう．セルフケアの方法は，休息する，美味しい食事をとる，運動する，笑う，趣味，信頼できる人と話したり相談する，音楽を聴く，自然を訪ねるなど何でも構いません．自分にとって心地よいセルフケアの方法は，心の状態をプラスの方向に導きます．ふだんからできるだけ多くのセルフケアの方法をもっておき，そのときの状態に合わせて組み合わせて行います．セルフケアを実施する際には，他のことは考えずに，少しでも自分のストレスを軽くすることに集中します．日々，セルフケアをこまめに実践することで，「自分の心の状態は，自分で変えることができる」と実感できるようになります．
　もう1つ，セルフケアを行ううえで重要なことは，自分の心のエネルギーレベル（図2の縦軸である精神的活力の高い・低い）を整えることです．以下の「呼吸法」と「運動」の2

つは，エネルギーレベルを整えるきわめて大切な方法です．看取りに従事する援助職は，日々の生活のなかで，この2つの方法をセルフケアとして活用できるようになりましょう．

1) **呼吸法（丹田呼吸）**：おへその下5 cm あたりの下腹部（丹田）を意識しながらゆっくりと行う腹式呼吸（丹田呼吸）は，心身のエネルギーレベルを鎮静化させ，心を落ち着かせる効果があります．目を閉じて，鼻からゆっくりと息を吸い，下腹部が膨らんだら少し止めて，吸った倍以上の長さでゆっくりと口からはきます．気持ちが高ぶっているとき，緊張しているとき，眠れないとき，物事に集中しにくいとき，この呼吸法を5〜10回，ゆっくりと行ってみましょう．

2) **運動**：運動は，心身のエネルギーレベルを上げる効果があります．ジョギングや水泳，スポーツジムに通うなどの激しい運動でなくて構いません．家や職場で軽くストレッチをしたり，音楽に合わせて体を動かしたり，1分間ほど集中して体操やヨガを行うだけでも，精神的なエネルギーレベルはアップします．心が沈むとき，何もやる気が出ないときなどは，横になって休むよりも，運動を行う方が心をリセットしやすい場合も多くあります．

　これらの考え方や方法は，現在，心理学の分野で注目されているマインドフルネス認知療法に基づいています．「マインドフルネス」とは，「いま，ここの自分に心を込めること」という意味で，一歩引いた視点でそのときの自分の感情状態に気づき，その感情そのものを無理に変えようとせず，あるがままに受けとめることを指します．そして，感情調節の手段として呼吸法や運動などを用いながら，そのときの感情と距離をとることで，自分自身をコントロールする感覚を取り戻すことをめざす技法です[5]．マインドフルネス認知療法は，すでにうつや不安障害などに対する効果を示す実証的な研究報告が多数出ていますが，燃え尽き予防やセルフケアの方法としても非常に有効です[2]．

4　セルフケアのポイント

　「セルフケア」は「自分で自分をケアする」という意味と同時に，「自分自身を守る」という意味が含まれます．次の8つの項目は，看取りの援助職が自分自身を守るためのポイントです．セルフケアだけでは気持ちのコントロールが難しい場合は，人に援助を求めることも大切な方策であることを知っておきましょう．

1) **必ず心の準備をしてから援助に入る**：厳しい状況の子どもやその家族に会う前には，ひと呼吸置き，自分の受ける影響も認識し，必ず心の準備をしましょう．

2) **対人援助は呼吸と同じ**：吸気と呼気のバランスが崩れると健康を保てないように，人に与えるのと同じくらい，自分自身を大切にしましょう．そのバランス感覚を養うことも重要です．

3) **すべてをコントロールするという気持ちを捨てる**：世の中には人間の力ではコントロールできないことが多く存在します．自分ですべてを解決しようと思わず，ときには状況にゆだね，祈り，自然の流れや時の流れに託しましょう．

コラム：援助者のメンタルヘルスケア

4) **「プラス」にこだわらない**：プラス思考を望めば望むほど，そうできない自分が情けなくなったり，腹立たしくなったりします．「ほどほどを良し」としましょう．

5) **仕事は置いて，家まで持ち帰らない**：仕事そのものだけでなく，その日に自分にかかった心理的ストレスも，できるだけ家に持ち帰らない工夫をしましょう．

6) **脳を休めてリラックスする時間を大切に**：考え続けると，脳が緊張状態から解放されません．心理的に仕事と離れる時間をうまくとり，リラックスできる時間を大切にしましょう．自分自身の喪失体験や死生観が，死や死別の支援の際に，自分に大きな影響を与えます．できれば折にふれ，自分の体験や死生観を振り返る機会を持ちましょう．

　自分の内面を振り返る自己覚知の作業は，看取りの現場の援助職には非常に大切です．特に子どもの看取りの後では，できる限りの医療を提供しても，すべての人に「もっと何かできたのではないか」という罪責感を残します．しかし，振り返りの作業を丁寧に行い，客観的に見つめ直すことで，自分たちが行った援助のプラスとマイナスの両面を整理しやすくなります．振り返りのタイミングやその方法には個人差があり，職場として行う場合は慎重にすべきですが，そのような機会をもつことが，結果的に援助職の無力感を軽減したり，その後の看取りの質の向上につながる場合があります．

　看取りの現場においては，患児や家族のストレス反応が死に直面したときの自然な反応であると同時に，援助職のストレス反応も自然なものです．重要な点は，そのストレス反応を人間的な成長と結びつけることです．トラウマの領域では，近年，外傷後成長（post-traumatic growth：PTG）が広く認識されるようになりました．人は深く傷ついても，それを人間的な成長に変えていく大きな力をもっています．終末期の支援によるストレスフルな体験は，必ずしも否定的な側面だけではなく，深い人間理解や人生の指針を得る機会につながり，それが看取りの仕事を続けていく原動力になることも多いのです．

●文　献●

1) Figley CR, ed：Compassion Fatigue：Coping with secondary traumatic stress disorder in those who treat the traumataized. Brunner-Routledge, pp248-254, 1995.
2) 瀬藤乃理子，丸山総一郎：バーンアウトと共感性疲労～対人援助スキルトレーニングの必要性～．産業ストレス研究 20：393-395，2013.
3) Wender E, THE COMMITTEE ON PSYCHOSOCIAL ASPECTS OF CHILD AND FAMILY HEALTH：Supporting the family after the death of a child Pediatrics 130：1164-1169. 2012.
4) 前田重治：図説　臨床精神分析学．誠信書房，p3，2002.
5) 瀬藤乃理子：終末期および死別の支援とストレス．丸山総一郎，編：ストレス学ハンドブック．創元社，pp394-404，2015.
6) ZV シーガル，JMG ウィリアムズ，JD ティーズデール，著，越川房子，監訳：マインドフルネス認知療法—うつを予防する新しいアプローチ．北大路書房，2007.

資　料

資料❶

厚生労働省・学会の決定プロセス・話し合いのガイドライン

・「終末期医療の決定プロセスに関するガイドライン」（厚生労働省，2007 年）
　HP：http://www.mhlw.go.jp/shingi/2007/05/dl/s0521-11a.pdf

・「人生の最終段階における決定プロセスに関するガイドライン」（厚生労働省，2015 年改正）
　HP：http://www.mhlw.go.jp/file/06-Seisakujouhou-10800000-Iseikyoku/0000078981.pdf

・重篤な疾患を持つ新生児の家族と医療スタッフの話し合いのガイドライン（成育医療研究班，2004
　年）HP：http://plaza.umin.ac.jp/~jspn/guideline.pdf

・重篤な疾患を持つ子どもの医療をめぐる話し合いのガイドライン（日本小児科学会倫理委員会，
　2012 年）HP：https://www.jpeds.or.jp/uploads/files/saisin_120808.pdf

・「高齢者の終末期の医療およびケアに関する日本老年医学会の立場表明」（日本老年医学会，2012
　年）HP：http://www.jpn-geriat-soc.or.jp/proposal/pdf/old_v_jgs-tachiba2001.pdf

・「慢性血液透析療法の導入と終末期患者に対する見合わせに関する提言（案）」（日本透析医学会，
　2013 年）HP：https://www.jstage.jst.go.jp/article/jsdt/45/12/45_1090/_pdf

・「救急・集中治療における終末期医療に関するガイドライン～3 学会からの提言～」（日本集中治療
　医学会・日本循環器学会・日本救急医学会，2014 年）
　HP：http://www.jaam.jp/html/info/2014/info-20141104_02.htm

資料❷

グリーフケア・全国のケアグループ，相談機関

グリーフケアサポート（一般）

【りんどうの会】〒248-0011 神奈川県鎌倉市扇ガ谷 3-5-1　日蓮宗大乗山　薬王寺

　・TEL：0467-22-3749・http://rindounokai.web.fc2.com

【生と死を考える会】〒160-0016　東京都新宿区信濃町 33-4 真生会館ビル 3 階

　・TEL：03-5361-8719/FAX：03-5361-8792・http://www.seitosi.org/index.html

【ひまわりの会（日本ホスピス・在宅ケア研究会関連団体）】〒662-0063　兵庫県神戸市兵庫区夢野
町 3 丁目 13-13-401　ひまわりの会代表：中村寿子

　・FAX：078-521-8260・http://www.hospice.jp/himawari/index.html

子どもを亡くした家族向け自助グループ

【ポコズママの会】〒162-0823　東京都新宿区神楽河岸 1-1　東京ボランティア・市民活動センター
メールボックス　No.37　流産・死産経験者で作るポコズママの会

　・http://pocosmama.babymilk.jp/【メールでのご連絡】pocosmama@hotmail.co.jp

　※必ず「メールボックス　No.37」までご記入ください.

　※受け入れは郵便物・メール便のみです. 宅配便や着払いなどでお送りする際はご一報ください.

　※私書箱ですので, 頻繁に郵便物の確認ができません. お急ぎの場合はメールにてご連絡ください.

【天使の保護者ルカの会】〒104-0045 東京都中央区築地 3-8-5　聖路加看護大学看護実践開発研究セ
ンター・TEL/FAX：03-6226-6387・http://www.kango-net.jp/event/angel/index.html

【天使のブティック】〒221-0835 横浜市神奈川区鶴屋町 2-24-2 神奈川県民活動サポートセンター内
レターケース NO.406「天使のブティック」・FAX：045-312-1862・http://www.baby-angel.org/

【星の会　―子どもを亡くした親と家族を支える会―】〒802-0803 福岡県北九州市小倉南区春ヶ丘
10 番 2 号　北九州市立総合療育センター歯科　・TEL：093-922-5596/FAX：093-952-2713

　・http://www7b.biglobe.ne.jp/hoshinotsudoi/

【大空の会】・TEL：042-562-6803（瀬野）・http://www.geocities.jp/cosmosinthesky/

【子供を亡くした親の会・たんぽぽの会】〒399-0033 長野県松本市笹賀 3118　松本短期大学
山下　恵子　・TEL：0263-58-4417/FAX：0263-58-3643・Email：tanpopo@anc-tv.ne.jp

資　料

資料❸

ご家族への確認に際して（参考資料）
終末期の迎え方についての確認（大阪発達総合療育センター例）

　　　　○○（本人）さまおよび保護者（養育責任者）さまへ

　当施設をご利用いただき，心より感謝申し上げます．職員一同，出来るだけの介護・医療を行うよう努力をしておりますが，本来の病気のために，次第に終末期をお迎えになることを考えておかねばなりません．また，突発的な合併症により，治療がかなわないこともありえます．その場合の侵襲的な対処法については，夫々お考えがあるものと思われます．私たち医療者にとっても，非常に幅広い考え方があり，また正解もありません．

　そこで，ご家族の方々と私たち医療者・介護者などで，ご本人にとっての最善と思われる介護・医療とは何かという立場で，遠慮なく話し合っておくことが大切かと思います．といっても皆様といつでも話し合えるとは限りませんし，担当医がいつもそばに居るとは限りませんので，現場に居る方々の誰にも分かるように，スタッフでいただいた情報を共有し，チームとしてご本人にとって最善の対応ができるようにしておきたいと思います．

　それを踏まえて，もし医療的には終末期と考えられる状況になった時，あるいは急変して回復が厳しくなった時の処置・対応などで，別紙の項目について説明をさせていただきます．疑問な点やもっと説明してほしいことは遠慮なくお聞きください．説明を聞かれた上で，現時点で最善であると考えておられる内容をチェックしていただければ幸いです．

　お別れは悲しいことではありますが，少しでも悔いのないご本人を大切にした尊厳のある終末期を迎えられないかと気持ちを整理することも大事なことではないかと思っています．私たちは考えられたご意向に沿ってできるだけ医療を進めていきたいと考えています．

　ただ，現実にその場になってみないと判断できないとか，気持ちが変化することもありえます．その場合はいつでも内容を変更することは可能ですので，遠慮なく担当医にそのご意思をお伝え下さい．その都度ご意見やご希望を伺いながらチームとしてご本人の最善を考えて対応したいと思います．

　大変ぶしつけなお願いかもしれませんが，基本的に今までの介護・医療が変わるわけではありません．お互いの意思疎通の一つとして捉えていただければと思います．ご協力のほど，どうぞ宜しくお願い申し上げます．

　　　年　　　月　　　日

大阪発達総合療育センター　　○○○　　　園長
　　　　　　　　　　　　　　　　　　　　担当医
　　　　　　　　　　　　　　　　　　　　担当師長

終末期の迎え方で，確認したいこと（確認書）：

（　○○　さまのために）

1）今までの治療以外の点滴，注射治療を含めたあらゆる侵襲的治療について
　（　）一切行わない
　（　）当施設で可能なことは実施　———＞（　）当院医師の判断に任せる
　（　）その都度ご家族と相談
2）栄養剤の注入について
　（　）可能な限り今までどおりに
　（　）その都度ご家族と相談
3）人工呼吸
　（　）行わない
　　　　＊ご家族が到着するまでの対応（バッグ人工換気は行う（可，否））
　　　　＊何も行わない時は，死亡確認は当方の判断で行う
　（　）当院医師の判断に任せる———＞来院されたらご相談
　　　　＊現状では人工呼吸器の中止は不可とされているが状況による
4）心臓マッサージ
　（　）行わない
　　　　＊死亡判断は当方の判断による
　（　）当院医師の判断に任せる———＞来院されたらご相談
5）他の医療施設への搬送
　（　）可能な限り搬送（元の病院とか救急病院など）を希望（病院名：　　　　）
　（　）出来るだけ当院で見てほしい（当院で管理困難な場合は搬送することもある）
　（　）出来れば当院で看取りたい（見取りの内容についてはご相談）
6）そのほかに希望されることがありましたらお教えください
　（　　　　　　　　　　　　　　　　　　　　　　　　　　　　　　　）
7）必要な連絡者，相談者があればお書きください．またご意見もお書きください．
　（　　　　　　　　　　　　　　　　　　　　　　　　　　　　　　　）

　　　年　　月　　日
大阪発達総合療育センター　○○○　　園長
　　　　　　　　　　　　　ご本人（名）
　　　　　　　　　　　　　養育責任者（法的代理者）

＊上記①〜⑦の内容については，いつでも変更が可能です．変更がない場合でも，万が一そのよう
　な状況になった場合は，もう一度その内容の再確認をさせていただきます．

資　料

資料❹

事前ケアプラン（advance care planning：ACP）の具体例①

超重症児（者）Hさんの事前ケアプラン（ACP）の内容（大阪発達総合療育センター）
1. 診断名：低酸素性虚血性脳症，脳内出血，重度脳幹障害（昏睡状態・呼吸不全・嚥下障害），超重症児（者），人工呼吸管理
2. 現在の状態
・入所時（H20年当初）に比べると，体調を崩しやすく呼吸状態が不安定で酸素の量を調整したりすることが増えました．排痰促進や呼吸管理が不可欠な状態です．
・注入食の消化・吸収力が低下し，栄養状態も低下しました．その為，るい痩が目立ちます．これ以上無理に栄養をアップしようとすると，吃逆が出現したりして呼吸に影響が見られます．そして苦しそうに見受けられ，体重も減少しました．
・緩やかに体調・病状の変化がみられ全身状態に影響が出ている様子があり，いつ体調が急変するか分からない状態です．
・主治医から今後の治療方針についてお話しがあった通り，ご本人とご家族にとって安らかな看取りの時間がもてるよう，スタッフ皆で可能な限りの支援をさせて頂きます．そのために，具体的な緩和ケア・プラン（支援計画）を考え，状況・状態の変化時は，随時，評価，追加していきます．
3. 目標
　1）毎日の生活をここちよく，穏やかに過ごせるように支援し，身体に苦痛を与えるような侵襲的な処置を出来るだけ避けます．
　2）ご本人とご家族が安楽で有意義な時間を過ごせるように支援します．
　3）ご家族の思いに沿った看取りの時間をもてるよう医療・療育チームで支援します．
3. ご家族から署名をいただいたACPの具体的内容
　1）毎日が快適に生活できるように，できるだけ頻度を増やしてリハビリテーションを実施し，全身のリラクゼーションを促していきます．
　2）運動会や感覚コミュニケーショングループで発揮できるようになったスイッチを使った応答やCD，ミラーボールの操作に取り組み，周囲の人と共感する場をもって日々の生活が楽しくなるように務めます．
　3）ご家族と事前に具体的な来園日時を相談し，ご希望に沿った計画（ケア・プラン）で支援し以後の面会日時の制限をなくします．
　・家族の希望される日は入浴介助を一緒に行う．・家族来園希望日に院外散歩を行う．・ご家族が来園されたら，ゆっくり過ごす時間が持てるよう環境を整える．
　・その他，ご家族が希望されたら可能な限りケアに参加していただく．
　4）病棟内での季節行事，グループ活動にも参加してもらいます．1月はご本人の成人式を実施する予定です．
　5）居室での生活を快適に過ごして頂くために，ご本人が好きなキャラクターグッズをあしらった部屋のディスプレイにする，好きな音楽を聞いて頂くなど居室環境を整えます．
　6）急変時・終末期の対応は，ご家族の希望に沿いながら症状の緩和を目的とした苦痛の少ない非侵襲的医療処置を選択します．

7）苦痛の緩和を目的とした薬剤の使用は必要に応じて行います．

（1）肺炎などの感染による発熱の場合

・経口（注入）の抗生剤投与，・ご家族に相談をして判断で点滴を考慮することもありうる，

・解熱剤の使用（アンヒバ坐 200 mg）

（2）呼吸状態の悪化の場合

・呼吸器設定の調整，・排痰援助（背部マッサージマット・IPV・カフアシスト）

・吃逆あればダイアップ 10mg 等の使用を考慮する．

・呼吸苦に対しては，モルヒネ末 10 mg またはアンペック坐薬 10 mg

・すぐに入手できない場合はモルヒネ 10 mg 皮下注

（3）心拍の低下・停止の場合

・心臓マッサージは原則行なわない

・ご家族が来園されるまで医師の判断でアンビューバックでの人工換気を行う．

8）最期の時が近づいてきた兆候が見られたらご家族で落ち着いた時間が過ごせるようファミリー・ルームなどの環境を整え，宿泊付き添いも可能とし，ケアにも参加できるように準備します．

9）最期はお母さまの胸に抱かれて看取っていただきます．

10）昇天後，ご希望があれば一緒にエンゼルケアを行っていただきます．

（処置後持参のスーツを着用していただく）

11）ご家族・スタッフでの居室内でお別れの時間をもち，ご希望があればスタッフ全員で正面入り口（玄関）よりお見送りします．

文　献

船戸正久，馬場　清，ほか：事前ケアプランに従って看取った超重症児（者）の 1 例．日児誌 2014；118：1502-1507.

資　料

資料❺

事前ケアプラン（advance care planning：ACP）の具体例②

無脳症Eちゃんの事前ケアプラン（ACP）の内容（大阪医科大学附属病院）

大阪，2014；p49-61＞

1. 現状説明と確認書

　1）現状説明と今後の目標

　（1）診断：完全無頭蓋症（無脳症）

　（2）予想される状態：救命困難で生後すぐに死亡する可能性があります．

　（3）ご家族の希望：赤ちゃんにはしんどい思いをさせたくないし，できる限り自然な状況ですごさせてあげたいです．

　（4）目標：

　　①お子様が，心地よく，穏やかに過ごせるように支援し，身体に苦痛を与えるような侵襲的な処置をできるだけ避けます．

　　②ご本人とご家族が安楽で有意義な時間を過ごせるように支援します．

　　③ご家族の思いに沿った看取りの時間をもてるよう医療チームで支援します．

　2）出産時の対応

　　・出産の時は，できる限りお母さまのご希望に添えるよう，陣痛促進剤を使用しない出産を心がけます．

　　・分娩室の照明は落とし，音楽を流しながらリラックスできるような環境づくりをいたします．

　　・出産に際しては，希望されるご家族の立ち会いをしていただき，幸せな雰囲気の中で赤ちゃんを迎えていただけるように致します．

　3）終末期の迎え方で，確認したいこと（ACP）

　（1）出生時，呼吸をしない，心臓がほとんど動いていないなど，そのままの状態では数分後には亡くなられると思われる状況の場合は，次のようにさせていただきます．

　●管蘇生・人工呼吸器の使用は特別な希望がない限り行いません．

　●臓マッサージ・蘇生薬剤の使用など侵襲的治療介入は行いません．

　●娩室で　お母さまに抱っこされた形で，ご家族で囲まれた安らかな看取りを支援します．

　（2）出生後しばらく状態は安定ましたが，その後次第に呼吸が弱くなったり，心臓の拍動が弱くなったりして，そのまま放置すると亡くなられると思われる場合次のようにさせていただきます．

　●上記の侵襲的蘇生処置は原則行いません．

　②分娩室または母児同室（個室）でお母さまに抱っこされた形で，ご家族で囲まれた安らかな看取りを支援します．

　（3）出生後に全身状態が安定している場合は，次のように対応させていただきます．

　①酸素の使用については，赤ちゃんの状況に応じて，相談させていただきます．

　●能であれば赤ちゃんに授乳していただきます．

　●滴での治療が必要な場合は，相談させていただきます．

　●育器は使用せず，お母様と一緒に母児同室で過ごしていただき，ご家族とも面会していただきます．

●態が悪化した場合には，お部屋でお母さまに抱っこされた形で，ご家族で囲まれた安らかな看取りを支援します．

4）その他の希望されるケア内容

"カンガルーケア"，"沐浴・清拭"，"写真撮影"，"手形・足形"，"臍帯"，"その他（遺髪・爪）"，"棺の準備（本学で準備・個人で用意）"，"納棺（看護師とともに実施）" などを，できる範囲で行います．

5）必要な連絡者，相談者：夫・姉

文　献

船戸正久，宮田　郁：周産期生命倫理における胎児緩和ケアの意味．窪田昭男，他（編著），メディカ出版．

PICK UP

一般社団法人 京都グリーフケア協会の活動

　一般社団法人京都グリーフケア協会は 2011 年 6 月，京都駅から程近い京町家を拠点として活動を開始しました．主な事業内容は，看護師・助産師・介護福祉従事者・葬儀従事者を対象とした少人数制グリーフケアスクールの運営，公開講座・公開セミナーの運営です．また，2015 年 6 月には看護師・介護福祉従事者を対象として第 1 回グリーフケアシンポジウムを京都大学芝蘭会館で実施しました．

設立の背景

　東日本大震災が起きた 2011 年，その数年前から当協会はグリーフケアへの思いを温め，人々のグリーフに真摯に向き合うためにどうすべきかを考え設立の準備を進めていました．

　日本は超高齢社会を迎え多死社会も目前に迫っていますが，地域の繋がり感の希薄化，夫婦のみ世帯の増加，生涯未婚者の増加など以前とは異なる社会状況が見え始めています．生活様式や家族・周囲との関わり方が多様となった結果，グリーフを抱え，誰にも話すことができず一人で悲しみ続ける人々が増えることは明らかです．

　そうした状況からグリーフケアを啓蒙し，人と人の繋がりを再認識できる社会作りが求められていると感じ当協会は設立されました．中でも特に注目したのが，大切な人と死別する，あるいは死別した方々と必ず接することになる専門職の働きです．ターミナル期にある患者とその家族への専門職の関わり＝患者・家族の体験が，遺族自身が行うグリーフワークに与える影響や，看取りを行ってすぐに対応する専門職の言動や所作が遺族のグリーフワークに与える影響は小さくありません．また，看取りの機会が増える今後，グリーフケアを考える専門職自身のグリーフも放置することはできません．このように専門職へのグリーフケア教育を通し社会にグリーフケアの精神を浸透させることが当協会の目標です．

グリーフケアスクール概要について

　グリーフケアスクールは，専門職を対象としたグリーフケア教育カリキュラムです．

　例えば看護師・助産師コースでは基礎級（6 日）・上級（6 日）・アドバンスドコース（2 日）と段階的に学ぶことができます．授業は 1 日あたり 6 時間で，講義による知識・技法の習得はもとより，ディスカッションやワークショップを通して受講生自らが気付くことを大切に考えています．また，受講する専門職種によってコースを分けています．設立当初は看護師・助産師コース，葬儀従事者コースを，看取りの場所が病院から地域へと変換される方針を踏まえ 2013 年 4 月からは介護・福祉従事者コースを開設しました．これは，各職種の専門性を保ちながら現場でどのようにグリーフケアを考えられるのか，話し合えるようにすることが目的です．

グリーフケアスクールの特徴について

　授業の最大の特徴は，少人数制の採用です．通常 2 名〜 8 名の間で講義を行います．これは，受講生と講師が膝と膝をつき合わせて，グリーフケアに絡む職場の課題を話し合うため

に採用されました．教室は京町家を改装した趣深い建物内の和室です．テーブル・椅子を利用し，講師と受講生が顔を見ながら話し合える距離感で行われます．川に面した家屋のため，窓から水面でたたずむ川鳥を見たり，四季がうつろう山々を望んだりすることができます．これは静かで落ち着いた風景を前に感性を高め，グリーフケアを学ぶ中で，揺らいだ自らの気持ちを落ち着かせるための装置としても機能します．大きなセミナールームにはない，学ぶ空間からの力動を感じられることも特徴の一つです．

また，授業自体が受講生自らのケアになる場合もあります．グリーフケアを学ぶということは，受講生が自分自身のグリーフに向き合ったり，価値観を見つめ直したりすることに他なりません．少人数制の授業は各自の語りを促し，互いの表情の機微を読み取り，感情を受け止め合うことを可能にします．そのため授業自体が専門職自身のサポートグループとして機能する場合も多く，コース修了後，受講生からは「学びにきていたが，いつの間にか癒されている自分がいた．」などの声も多数聞かれています．

豊富な講師陣による多面的な学習

講師は，各臨床現場でグリーフケアに携わってきた方々です．大阪発達総合療育センター副センター長の船戸正久氏，同センター訪問診療科部長の和田浩氏など医師の方々に加え，こども遺族の会 小さないのち代表の坂下裕子氏，NPO法人 SIDS家族の会 副理事長の田上克男氏など，遺族会代表の方々にも登壇をお願いし，ケアの双方向性を意識できる講師構成となっています．その他にも，医師（緩和ケア・ホスピス・在宅医療）や看護大教授（老年看護学・精神看護学），大学教授（臨床心理学・家族心理学・社会福祉学），カウンセラー・精神保健福祉士，臨床心理士など多彩な講師を擁し，幅広い視点でグリーフケアを考えられる専門職の養成を目指しています．

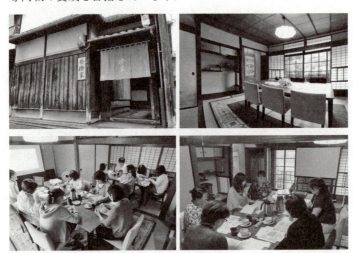

図　施設・講義風景

［連絡先］
〒600-8132 京都府京都市下京区下二之宮町420番地
一般社団法人 京都グリーフケア協会
電話 075-741-7114　FAX 075-741-7115
Website http://www.kyoto-griefcare.or.jp/

索　引

和　文

●あ
アーサー医師事件　53
愛という名の支配　70
アインベック勧告　54
アセント　60, 66
アドバンスケアプラン　124
アドバンスケアプランニング　80, 186
アドボケーター　165
安楽死等審査法　56

●い
医学的基準　56
意思確認　64, 65
意思決定　75
──支援　61, 72
──能力　49
──の援助　105
──プロセス　61, 71
──をサポートするための話し合い　75
医師の治療義務　55
意思表明権　18
遺族の会「小さないのち」　156
遺伝子検査　143
いのちの質　36
いのちの尊厳　176
違法性阻却（正当化）　58
医療型障がい児者入所施設　186
医療ケアチーム　63
医療者のストレスマネジメント　118
医療スタッフへのケア　156
医療選択　142
医療の不連続性　47
医療モデル　46
医療倫理　2
インフォームド・コンセント　37, 49, 81, 164

●え
英国一般医療審議会　54
英国小児科小児保健勅許学会（RCPCH）のガイドライン　53
英国のルール　53
永続的植物状態　53
エンド・オブ・ライフ　134
──ケア　179

●お
延命措置義務　55
延命治療中止　57, 58

●お
オステンブルク事件　55
親子分離　184
オランダ小児科学会　56
オランダのルール　55
お別れ会　149

●か
改定アインベック勧告　55
科学的あるいは理論的根拠　161
家族（親族）のケアの実際　139
家族ケア　110
家族と医療者のコミュニケーション　168
家族の QOL　103
家族の役割　51
ガダイク事件判決　56
カンガルーケア　184
関係する存在　37
患者や家族と医療者が話し合うプロセス　167
慣習的根拠　162
間主観性　38
緩和医療　190
緩和ケア　13, 47, 69
──の実践　104
──病棟　108
緩和的医療　3

●き
ギアチェンジ　134
キーワーカー　123
期待可能性　54, 58
希望する暮らしを支える　118
希望的観測　70
希望文書　7
虐待　51
共感性疲労　205
きょうだいの悲しみ　155
共通の価値観　61
協働意思決定　4, 5, 7, 15, 87, 177
共有　93
強力オピオイド　101
緊急避難　56

●く・け
具体的なコミュニケーション技術　117
苦痛緩和ケア　164

●
グリーフカード　132, 154
グリーフケア　4, 126, 129, 135, 153
グリーフワーク　142
ケア的対応　71
ケアの振り返り　97
ケアの連続性　47
刑事法の介入　58
けいれんへの対応　101
決定権者　57
原初的没頭　39

●こ
合意　62
後期妊娠中絶　55
後見裁判所　55
コーディネーターの役割　136
心のエネルギーレベル　208
心のケア　156
子どもの遺族　152
子どもの救命治療を差し控えることおよび中止すること　53
子どもの権利条約　51
子どもの権利保障　11
子どもの最善の利益　11, 73, 173
子どもの死　153
子どもの終末期医療　54
子どもの世話および監護　55
子どもの尊厳　136
子どもの疼痛　117
こどもホスピス　99, 134, 148
子ども療養支援士　16
コミュニケーション・スキル　101
コンセント　60, 66

●さ・し
罪責感　148
最善の利益　3, 6, 49, 52, 177
賛意能力　51
自己覚知　210
自己決定　3, 51
──権　37, 61, 87
自己調整鎮痛法　192
自助活動　156
事前ケアプラン　5, 7, 88
自然死　1
事前指示　124
児童（子ども）の権利条約　50
偲びのカンファレンス　166

221

自分のトラウマの再燃　206
周産期コーディネーター　179,
　　180
周産期のグリーフケア　141
重症心身障がい児者　187
重症の頭蓋内出血　8
重篤な疾患を持つ新生児の家族と
　　医療スタッフの話し合いのガイ
　　ドライン　40
重篤な疾患を持つ新生児の家族と
　　医療スタッフの話し合いのガイ
　　ドライン　57
重度障がい新生児　56
――の処置　49
重度の低酸素性虚血性脳症　8
終末期医療　49
終末期ケア　4
終末期の医療上の決定　56
縮命　69
出生前診断　179
症状コントロール　110
小児・新生児の終末期医療　51
小児医療と倫理　118
小児緩和ケア　14, 99, 109, 115,
　　117, 122
小児緩和ケア教育プログラム
　　116
小児緩和ケアのガイドライン
　　105
小児緩和ケアの原則　105
小児緩和ケアの今後の課題　106
小児のエンド・オブ・ライフケア
　　103
小児の看取り　57
情報共有―合意モデル　62
情報共有―合意モデル　65
処置時の苦痛緩和　117
人格的生命観　52
人工換気中止　53
深刻な告知　153
侵襲的治療介入　6, 49, 52, 57
新生児・小児の看取り　49
新生児の積極的生命終結　56
人生にとっての最善　66, 71
人生の物語り　59, 66, 68
心理的・社会的親　38
心理面接　142
●す・せ・そ
推定意思　64, 65
スピリチュアリティ　150
スピリチュアルケア　124, 147
スピリチュアルペイン　147

生活（生命）の質　49
生活モデル　46
制限的医療　3
成熟した子ども　51
生物学的生命　67
生命維持　69
――装置　54
――治療の差し控え　143
生命終結　56
生命倫理規範　49, 50
生命を脅かす疾患　112, 116
世界医師会オタワ宣言　50
セカンド・オピニオン　56
責任ある選択　66
責任ある判断・選択　65
積極的安楽死　69
積極的医療　3
積極的侵襲　54
積極的生命終結　58
説明―合意モデル　63
説明―同意モデル　61
セルフケア　126, 207
セルフチェック　207
全人的医療　18
全人的根拠　161
相当の注意　56
組織的根拠　161
●た
退院支援会議　190
胎児緩和ケア　9, 174
胎児治療　9
胎児の人権と尊厳　177
代諾　66
耐え難い苦痛　56
耐え難い状況　53
多職種　125
多職種協働　187
他職種連携　15, 110
地域連携支援　109
●ち
チーム医療　18
致死的な難病　100
チャイルドライフスペシャリスト
　　16
チャプレン　146, 147, 150
直接的育児　38
治療義務　54
治療選択の余地がある疾患　9
治療提供可能性　40
治療の差し控え・中止　8
治療を選択する権利　49

●つ・て・と
通常の医療の範疇　5, 6
ディブリーフ　126
テクスト　44
デシジョン・メイキング　40, 102
デベロップメンタルケア　96
ドイツ医事法学会　54
ドイツのルール　54
同意能力　51
●な・に
ナフィールド生命倫理審議会　54
ナラティヴ　40
日本子ども療養支援協会　18
乳幼児突然死症候群　129
ニュルンベルグ綱領　35
人間の尊厳　49, 51, 57
●の
脳幹部神経膠腫　113
脳死状態　53
脳の不可逆的機能停止　55
ノーマライゼーション思想　52
●は
パークス　134
パーソン論　52
パートナーシップ　76
バーンアウト　205
パターナリズム　51
話し合いのガイドライン　57, 73,
　　80
●ひ・ふ
皮下輸液　109
悲嘆　205
ヒューマンケアリング　162
評価の物差し　67
ビリーブメント・ケア　102
ファミリーセンタードケア　96
ファミリータイム　35
不穏への対応　101
フライブルク事件　54
プライマリ・ケア　50
プリンス事件判決　56
プレネイタルサポートチーム
　　179
フローニンゲン・プロトコール
　　56
プロセスガイドライン　59, 63, 65
プロット　44
プロライフ（生命尊重）派　52
●へ・ほ
米国医師会　49
米国のルール　52
ペリネイタル・ケア　176

ヘレンハウス　99
法的根拠　161
法的代理人　3, 51
訪問看護師　193
法理論的課題　57
ホームヘルパー　110
保健モデル　46
ホスピス　147, 148
ポッター症候群　8
母乳育児支援　184

● ま・み・む
マインドフルネス認知療法　209
見込みのない状況　53
看取り時のケア　138
看取りの育児　184
看取りの医療　3
ミュンヘン事件　54
無脳症　8, 175

● め・も
免責　58
目的のない状況　53
物語られるいのち　67
物語り　67

● や・ゆ・よ
安らぎのケア　89
優生思想の濫用　52
ユニークな体験　46
予期的悲嘆への配慮　135
予期悲嘆　70
予後の確実性　55

● り・れ
両親/配慮権限者　55
両親の決定　52
両親の権限　55

両親の判断　54
臨床心理士　141
臨床倫理　2, 18, 72
倫理委員会　125
倫理的基準　55
倫理的根拠　162
倫理的ジレンマ　42
レジリエンス　126
レスパイト　122

欧　文

● A B C
advance care planning：ACP　88,
　175, 183, 186
Baby Doe（ドゥ）事件　52
Baby Jane Doe（ジェイン・ドゥ）
　事件　52
biological life　67
B 事件　53
canon　166
care for life-threatening illness in
　childhood　116
comfort care　89
compassionate extubation　125
criterion　166
C 事件　53

● D E F G
debrief　126
E・キューブラー・ロス　137
EBM　40
fetal concerns program：FCP　93
Fetal Palliative Care　87
fetus as a patient　88, 174

fetus as a person　88, 174
General Medical Council：GMC
　54

● I L N O
intact survival　35
life-threateening condiction　100
life-threateening illness　100
narrative　40
NBM　41
NICU　152
Oxford Textbook of Palliative Care
　for Children　14

● P Q R
patient & family centered care　6, 7,
　14, 15
patient controlled analgesia：PCA
　192
QOL　69
ROL　165

● S W
shared decision making：SDM　175
SIDS 家族の会　133
soul（霊魂）のケア　164
Sudden Infant Death Syndrome：
　SIDS　129
WHO による疼痛に対する治療戦
　略　100

数　字

4 分割法　2
24 時間面会　184

223

- **JCOPY** 〈㈳出版者著作権管理機構 委託出版物〉
  本書の無断複写は著作権法上での例外を除き禁じられています.
  複写される場合は, そのつど事前に, ㈳出版者著作権管理機構
  （電話 03-3513-6969, FAX03-3513-6979, e-mail：info@jcopy.or.jp）
  の許諾を得てください.
- 本書を無断で複製（複写・スキャン・デジタルデータ化を含みます）する行為は, 著作権法上での限られた例外（「私的使用のための複製」など）を除き禁じられています. 大学・病院・企業などにおいて内部的に業務上使用する目的で上記行為を行うことも, 私的使用には該当せず違法です. また, 私的使用のためであっても, 代行業者等の第三者に依頼して上記行為を行うことは違法です.

新生児・小児医療にかかわる人のための
看取りの医療 改訂第2版 　ISBN978-4-7878-2204-8

2010 年 11 月 10 日　初版第 1 刷発行
2016 年 5 月 20 日　改訂第 2 版第 1 刷発行

編　　　者	船戸正久, 鍋谷まこと
発 行 者	藤実彰一
発 行 所	株式会社　診断と治療社

〒 100-0014　東京都千代田区永田町 2-14-2　山王グランドビル 4 階
TEL：03-3580-2750（編集）　03-3580-2770（営業）
FAX：03-3580-2776
E-mail：hen@shindan.co.jp（編集）
　　　　eigyobu@shindan.co.jp（営業）
URL：http://www.shindan.co.jp/

装　　　丁	株式会社ジェイアイ
印刷・製本	三報社印刷株式会社

©Masahisa FUNATO, Makoto NABETANI, 2016. Printed in Japan.　　　　［検印省略］
乱丁・落丁の場合はお取り替えいたします.